Prof. Dr. Andreas Michalsen, geboren 1961 in Bad Waldsee als Sohn eines Kneipp-Arztes, ist Chefarzt der Abteilung Naturheilkunde am Immanuel Krankenhaus Berlin und Professor für Klinische Naturheilkunde der Charité Berlin. Seine Schwerpunkte liegen im Bereich der Ernährungsmedizin, des Heilfastens und der Mind-Body-Medizin. Michalsen publiziert und referiert international im Bereich der Naturheilkunde und Komplementärmedizin. Sein Bestseller *Heilen mit der Kraft der Natur* erschien 2017 bei Insel.

Dr. Suzann Kirschner-Brouns, Ärztin, Medizinjournalistin, Chefredakteurin und Fachautorin, zahlreiche Publikationen auf dem Gebiet der Gesundheit und der Naturheilkunde.

Friedrich-Karl Sandmann veröffentlichte als Verleger zahlreiche nationale und internationale Bestseller. Seit 2016 ist er verlegerischer Herausgeber für den Insel Verlag. Dort erschien 2017 das Buch *Heilen mit der Kraft der Natur* von Prof. Dr. Andreas Michalsen und 2018 die Autobiografie von Dr. Hans-Wilhelm Müller-Wohlfahrt, *Mit den Händen sehen. Mein Leben und meine Medizin.*

5. Auflage 2020

Erste Auflage 2019

Redaktionelle Mitarbeit:
Sarah Majorczyk
Umschlagfoto: Prof. Dr. Andreas Michalsen, Berlin 2018 © Anja Lehmann
Gestaltung und Satz: Sofarobotnik, Augsburg und München
Druck: CPI – Ebner & Spiegel, Ulm

Printed in Germany
978-3-458-17790-6

PROF. DR.
ANDREAS MICHALSEN

MIT ERNÄHRUNG HEILEN

Besser essen. Einfach fasten. Länger leben.

Unter Mitarbeit von
Dr. Suzann Kirschner-Brouns

Herausgegeben von
Friedrich-Karl Sandmann

Insel Verlag

Inhalt

Diese kurze Übersicht zeigt den Inhalt des Buches; ein detailliertes Verzeichnis finden Sie jeweils zu Beginn der Kapitel.

Vorwort

Seit zehn Jahren bin ich als Chefarzt der Abteilung Naturheilkunde im Immanuel Krankenhaus Berlin und als Professor für klinische Naturheilkunde der Charité tätig – und Ernährung hat für mich heute, auch in der eigenen Familie, den höchsten Stellenwert. Das war aber nicht immer so. Obwohl ich durch mein Elternhaus und besonders durch meinen Vater, der selbst naturheilkundlich orientierter Arzt war, erfahren habe, dass gesunde Ernährung ein Teil der Medizin ist, ernährte ich mich in meiner Zeit als Assistenzarzt und während vieler Nächte im Schichtdienst auf der Intensivstation, in der Feuerwehrzentrale oder zwischen Einsätzen mit dem Notarztwagen bedenkenlos von Fast Food, viel Süßem – und ich rauchte. Gemüse oder Salat standen nur selten auf meinem Ernährungsplan, es musste immer schnell gehen und einfach nur satt machen. Die Quittung folgte, als mir mit Anfang 30 die betriebsärztliche Untersuchung erhöhten Blutdruck und deutlich erhöhte Blutfettwerte attestierte. Die Kollegin ermahnte mich damals, etwas an meinem Lebensstil zu ändern. Ich nahm mir das tatsächlich zu Herzen, sah ich doch bei meiner täglichen Arbeit mit vielen Patienten, die einen Herzinfarkt oder einen Schlaganfall erlitten, was die Folgen einer ungesunden Ernährung und eines ungesundes Lebensstils sein konnten und dass es eigentlich darum gehen müsste, zu erforschen und zu vermitteln, wie man sich mit der richtigen Ernährung früher vor Krankheiten schützen kann. Ich selbst begann, mich mediterran zu ernähren, gab das Rauchen auf – und ein halbes Jahr später waren meine Blutdruck-, Cholesterin- und Triglycerid-Werte wieder normal.

In meiner damaligen internistischen Abteilung richtete ich meinen klinischen und wissenschaftlichen Schwerpunkt danach aus und entwickelte spezielle Patientenprogramme für Lebensstil, um präventiv gegen Herz-Kreislauf-Erkrankungen vorzugehen. Schließlich wechselte ich in das Fach der Naturheilkunde und lernte staunend, was sich mit einer Ernährungsumstellung, aber auch durch das Heilfasten für beeindruckende gesundheitliche Resultate erzielen lassen. Ich untersuchte die Effekte des Fastens und von gesunder Ernährung in klinischen Studien und wollte die Ursachen ihrer gesunden Wirkung verstehen. Im Jahr 2008 gelangten die Alters- und Anti-Aging-Forscher der renommierten US-amerikanischen Universitäten zu der Erkenntnis, dass es kein einziges Medikament und keine einzelne medizinische Maßnahme gibt, die ein gesundes, langes Leben versprechen, sondern nur eine Möglichkeit: zu fasten! Ich nahm Kontakt mit diesen Wissenschaftlern und zu Fasten-Forschern weltweit auf. Es entwickelte sich ein fruchtbarer Austausch mit den Kollegen und eine intensive wissenschaftliche Beschäftigung rund um die Frage: Wie kommt es dazu, dass Fasten im Laborversuch auf so einzigartige Weise das Leben zu verlängern in der Lage ist?

Als ich die Fakten mit meinem Wissen und meiner Erfahrung zur gesunden Ernährung zusammenbrachte, erkannte ich, dass Fasten und Ernährung an den gleichen Schnittstellen im Körper arbeiten, dieselben Mechanismen bedienen und wie Schlüssel und Schloss zusammenpassen! Durch regelmäßiges Heilfasten, Intervallfasten und eine betont pflanzliche Ernährung mit wenig verarbeiteten Lebensmitteln können wir so tatsächlich den meisten chronischen Erkrankungen vorbeugen und gezielt gegensteuern. Fasten und Essen ergänzen sich ideal. Die beeindruckenden Erkenntnisse und die Heilungserfolge an Tausenden von Patienten der Fasten-Forschung legen nahe, dass die Kombination aus regelmäßigem Fasten und gesundem Essen das Beste ist, was wir unserem Körper geben können.

Es muss also darum gehen, das, was wir essen, wann und wie oft wir essen mit unserem biologischen Programm, unseren uralten Genen und unserem Stoffwechselprogramm wieder in Einklang zu bringen.

Die Idee hinter diesem Buch ist, Ihnen verständlich zu zeigen, wie Sie besser essen und einfach und richtig fasten können, um den

Jahren nicht nur mehr Leben(squalität) und Gesundheit zu geben, sondern womöglich auch dem Leben mehr Jahre. Ich möchte Ihren Blick schärfen für eine kluge und gesunde Ernährungsweise, die entscheidend ist für den Erhalt oder die Wiederherstellung der Gesundheit. Ich möchte aufklären, indem ich Sie mitnehme auf eine Reise zu unseren Ursprüngen, unseren uralten Genen, die uns bis heute ausmachen; ich stelle Ihnen die gesündesten Orte der Welt vor, an denen Menschen leben, die sich seit Generationen ursprünglich und traditionell ernähren und damit gesund älter werden als irgendwo sonst; ich erkläre unser Stoffwechselsystem und den Sitz des Immunsystems, das Mikrobiom (Darmflora), und zeige, wie entscheidend es für unsere Gesundheit ist und wie Sie es mit der richtigen Ernährung unterstützen können; ich stelle die großen Nährstoffgruppen und die Lebensmittel vor, die diese enthalten, und gehe den vielen Unsicherheiten und Missverständnissen nach, die sich um sie herum entsponnen haben: Fette, Proteine und Kohlenhydrate.

Im zweiten Teil des Buches erfahren Sie alles Wichtige zum großen Thema Fasten, die verschiedenen Methoden – Heilfasten, Scheinfasten, Intervallfasten – und bei welcher Erkrankung welches Fasten hilft. Welcher Fastentyp Sie sind und wie man seine Entlastungs- und Fastentage richtig gestaltet und eine Fastensuppe kocht, erfahren Sie im praktischen Teil. Im letzten Kapitel folgen meine zusammengefassten Empfehlungen und entwickelten Therapien für die häufigsten Erkrankungen, die sich mit der Kombination aus gesunder Ernährung und einfachem Fasten hochwirksam beeinflussen lassen.

Ich möchte Sie nicht nur davon überzeugen, sich mit Ihrer Ernährung und damit mit Ihrer Gesundheit zu beschäftigen, sondern Ihnen auch das Rüstzeug an die Hand geben, damit Sie sich aktiv selbst um Ihre Gesundheit kümmern können – denn Sie haben sie in der Hand!

Verlassen Sie sich nicht auf die Medizin, die Symptome bekämpft, sondern nehmen Sie sich selbst der Ursachen an. Denn: 70 Prozent der chronischen Erkrankungen, an denen wir mit zunehmendem

Alter leiden, haben ihre Ursache auch in falscher Ernährung. Die Langzeitstudie »Global Burden of Disease« hat inzwischen gezeigt, dass die Bedeutung der Gene und der medizinischen Versorgung für die Gesundheit weniger wichtig sind, als wir denken, und dass die Ernährung und der Lebensstil für die meisten chronischen Erkrankungen maßgeblich sind. Schon im alten Griechenland wurde von Hippokrates, dem Urvater der Medizin, und seiner Schule die Ernährung und die *díaita*, die Heilung durch die Lebensweise, ins Zentrum jedweder Therapie gestellt. Die heutige kostenintensive und medikamentöse Medizin weiß um diese Zusammenhänge, schenkt ihnen aber kaum Beachtung: Für Bluthochdruck werden Blutdrucksenker, für Diabetes Antidiabetika, für Entzündungen Entzündungshemmer und für erhöhte Blutfette Fettsenker verschrieben. Und starkes Übergewicht wird immer öfter mit einer operativen Magenverkleinerung angegangen.

Krankheiten dagegen mit Ernährung und Fasten gegenzusteuern und vorzubeugen kostet wenig – und ist hocheffektiv für Ihre Gesundheit. Das Fasten sollte wieder einen festen Platz in unserem Leben haben. Seit ich die Fasten-Forscher getroffen habe und in Indien auch die ethische Dimension von Ernährung kennengelernt habe, habe ich übrigens beschlossen, mich komplett vegetarisch zu ernähren – einerseits aus gesundheitlichen Gründen, aber auch, weil ich davon überzeugt bin, dass es die Ernährung der Zukunft für unseren Planeten ist.

Ernährung ist vieles: unsere körperliche Lebensgrundlage, Kultur, Genuss, aber auch Gewohnheit und unter Umständen Sucht. Sie kann im Körper so vieles bewirken, und wenn wir sie richtig zu nutzen wissen, ist sie reinste Medizin und Genuss zusammen – und damit das beste Mittel, um lange und gesund zu leben.

Andreas Michalsen

Prof. Dr. med. Andreas Michalsen

Die Evolution, der Darm und der Stoffwechsel

Die Erfolgsgeschichte des Menschen und der Irrweg unserer Ernährung

Den natürlichen und gesunden Rhythmus wiederentdecken

Bis vor etwa 10 000 Jahren zogen unsere Ahnen als Jäger und Sammler ohne festen Wohnsitz umher, sie sammelten Beeren, Samen, Wurzeln und Pilze, jagten Hasen oder Büffel. Dabei war die Sammlertätigkeit wichtiger als die der Jagd, denn die Früchte, Samen und Insekten deckten den größten Teil des täglichen Kalorienbedarfs und versorgten den Körper mit Vitaminen und Mineralstoffen. Man vermutet, dass der tägliche Bedarf an Nahrung drei bis sechs Stunden Arbeit in Anspruch nahm. War die Region fruchtbar, wurde man schneller satt.

Durch die Nutzung des Feuers wurden viele Pflanzenbestandteile zusätzlich essbar und erweiterten das Nahrungsspektrum enorm. Die Wissenschaft kann den Zeitraum, ab wann der Mensch in der Lage war, ein Feuer zu entzünden, also zwei bestimmte Steine aneinanderzuschlagen, bis ein Funke entsteht, nicht genau benennen. Wahrscheinlich konnten aber selbst Urmenschen wie der *Homo erectus* ein natürliches Feuer, das durch Blitzschlag entstanden war, vor rund einer Million Jahren nutzen. Schon damals spielten sie also mit dem Feuer. Durch ein Erhitzen der Pflanzen jedenfalls wurden die in ihnen enthaltenen faserigen Bestandteile aufgelöst, dazu viele Giftstoffe zerstört. Es erscheint daher plausibel, dass ein schonendes Erhitzen die meisten Nahrungsmittel bekömmlicher macht und dies der Gesundheit förderlich ist. Noch heute.

Rohkost

Unter Ernährungsexperten und Naturheilkundlern wird heftig diskutiert, ob Rohkost gesund ist, und wenn ja, in welcher Menge. Tatsache ist, dass das Erhitzen sowie Kauen und Einspeicheln der Nahrung dem Magen-Darm-Trakt einen guten

Teil Arbeit abnehmen. Sicherlich hat das Erhitzen vor allem vor Infektionen geschützt und sich daher evolutionär durchgesetzt. Ob wir in Anbetracht der optimalen Lagerungs- und Kühlungsmöglichkeiten, die wir haben, immer noch jedes Lebensmittel erhitzen müssen, ist zu bezweifeln. Interessant ist aber, dass wir für die Verdauung von Rohkost andere Bakterien im Darm benötigen als für gekochte Speisen (siehe Mikrobiom, S. 31 ff.). Was Rohkost betrifft, so bin ich der Meinung, dass jeder das individuell entscheiden sollte, abhängig von Konstitution, Gesundheit und Verträglichkeit. Wenn der Körper zum Beispiel durch eine Erkrankung geschwächt ist, dann ist meistens auch der Verdauungstrakt in Mitleidenschaft gezogen. In diesem Fall rate ich Ihnen unbedingt zu Gedünstetem oder Erwärmtem statt zu Rohkost, um Magen und Darm zu entlasten.

Lange Zeit wurde unumstritten angenommen, dass der Verzehr von Fleisch existenziell war für die Größenzunahme des Gehirns und damit entscheidend für die nächsten Schritte menschlicher Weiterentwicklung. Diesen Zusammenhang ließen archäologische Funde in Afrika vermuten. An ihnen konnte nachgewiesen werden, dass das Gehirn an Gewicht just in dem Moment zulegte, als Frühmenschen den afrikanischen Urwald hinter sich ließen und geografisch in steppenartige Regionen umsiedelten. Hatten sie sich zuvor vorwiegend von Pflanzlichem ernährt, mussten sie in ihrer neuen Umgebung auch ihren Speiseplan umstellen. Nun kamen Wüstenhasen oder andere Tiere »auf den Tisch«, denn es fehlten in den eher trockenen Gebieten Früchte tragende Bäume und Sträucher – das wurde lange Zeit gedacht, bis man begriff, dass man einen Denkfehler gemacht hatte: Denn die Regionen, in denen die Frühmenschen zuwanderten und die wir heute als Steppe oder gar Wüste einordnen, waren keineswegs nur karg, sondern zur damaligen Zeit auch von Wald bedeckt. Die Theorie mit dem Fleisch und dem Gehirn ist also nicht mehr ganz schlüssig. Wovon wir auf jeden Fall ausgehen können: Selbst wenn der Urmensch schon ein Allesfresser war, Fleisch stand nur äußerst selten auf seiner Speisekarte.

Die damalige Ernährungsform hat sich evolutionär als ideal erwiesen: Sie war vorwiegend pflanzlich und vor allem vielseitig. Ausgrabungen haben ergeben, dass die Sammler und Jäger der Steinzeit kaum unter einer Mangelernährung litten, größer im Wuchs waren und über eine bessere Gesundheit verfügten als ihre sesshaften Nachfahren. Der damalige *Homo sapiens* war außerdem höchst flexibel. Kam es zu einer Dürre in seinem Landstrich, zog er weiter; wurde ein Lebensmittel ungenießbar aufgrund eines Schädlingsbefalls, aß er eben etwas anderes. Steinzeitmenschen bildeten aus diesem Grund »die erste Wohlstandsgesellschaft«, wie es oft heißt, denn ihnen ging es erstaunlich gut. Neben ihrer ausgewogenen Nahrung lebten sie in Gemeinschaften ohne größeren Stress – zumindest arbeiteten sie nicht bis zum Burn-out. Außerdem waren sie den ganzen Tag an der frischen Luft und bewegten sich ausreichend.

Was aber nicht bedeutet, dass das Leben in vielerlei Hinsicht nicht beschwerlich genug war, von der medizinischen Versorgung ganz zu schweigen. Dennoch möchte ich den Blick noch einmal explizit auf die Ernährungsgewohnheiten der Sammler und Jäger lenken: zumeist pflanzlich und vielseitig. Das entspricht den traditionellen Ernährungsformen, wie wir sie heute noch in den Gegenden beobachten, in denen die Menschen besonders alt werden und dabei gesund bleiben (siehe *Blue Zones,* S. 44ff.).

Noch ein anderer Aspekt ist hier spannend, nämlich der natürliche Rhythmus, in dem in der Steinzeit die Nahrungsaufnahme stattfand. Die Natur gab vor, was und zu welcher Zeit gegessen wurde. Fand man einen Strauch voller Beeren, schlug man sich den Bauch voll; erlegte man ein Tier, wurde es direkt verzehrt, denn die Kühltruhe existierte noch nicht. Gab das Areal nichts mehr her, zog man weiter, und mitunter musste man tagelang ohne Nahrung auskommen. Mit Sonnenuntergang war sowieso Schluss mit Essen, bei Dunkelheit legte man sich schlafen. Nach Sonnenaufgang stand nicht gleich das Frühstück in Gestalt von Müsli parat, sondern man musste sich erst einmal aufraffen, um es sich zu beschaffen. Der Weg zur nächsten Nahrungsquelle war im Zweifel weit entfernt und beschwerlich. Wobei: Im Sommer dürften die Vorräte der Natur reichhaltiger gewesen sein als im kargen Winter.

Dem Verdauungssystem Erholung gönnen

Immer wieder wurde die Nahrungsaufnahme unterbrochen, es gab kürzere oder längere Phasen des Hungerns. Über Zehntausende von Jahren hatten die Menschen in diesen beiden Punkten (Flexibilität und Rhythmus) keine große Wahl. Für unseren Körper war das anscheinend auch kein Problem. Im Gegenteil: Heute wissen wir, dass sich unsere Zellen erholen und Reparaturmechanismen anwerfen, wenn der Körper längere Zeit nichts zu essen bekommt.

Doch als die Frühmenschen vorerst genug von ihrer Mobilität hatten und als Sammler und Jäger davon zu träumen begannen, Bauern zu werden, wurden sie sesshaft – mit Scholle, Ackerbau, Viehzucht, Vorratskammern für den Winter und allem Drum und Dran. Auf diese Weise setzte man der Unberechenbarkeit der Natur und den Gezeiten einen regelmäßigen Rhythmus entgegen. Fragen wie »Was essen wir?« und »Wann essen wir?« stellten sich nicht. Auch wenn immer wieder Hungersnöte durch Ernteausfälle die Menschen plagten und das Leben anstrengender wurde, weil von morgens bis abends auf den Feldern und in den Ställen geschuftet werden musste, so gab es nun öfter regelmäßige Mahlzeiten als früher. Allerdings ging durch den systematischen Anbau von Nutzpflanzen wie Getreide nach und nach die Nahrungsvielfalt verloren. Gleichzeitig wurde mehr tierisches Protein gegessen (Fleisch- und Milchprodukte). Nicht zu vergessen: Der Mensch wurde abhängiger von seiner Umgebung.

Dieser Prozess verlief kontinuierlich weiter, bis sich mit den industriellen Revolutionen unser Leben und unsere Ernährungsgewohnheiten noch einmal radikal veränderten. Und das in jeder Hinsicht. Durch Elektrizität, Kühlschränke und schnelle Transportmöglichkeiten erhielten Menschen auf einmal schier unbegrenzten Zugang zu Nahrungsmitteln. Heute können die meisten von uns das ganze Jahr über an sieben Tagen in der Woche vierundzwanzig Stunden am Tag (24/7 also) essen und arbeiten. Auf den ersten Blick war dies der Sieg über die unberechenbare Natur, auf den zweiten ein großes Problem für die Biologie des menschlichen Körpers – ein fragwürdiger Erfolg also.

Der moderne Fortschritt, vor allem in der Lebensmittelindustrie, hat unsere Gene und Zellen nämlich wenig beeindruckt – höchstens negativ. Das uralte Programm – Essen, gefolgt von Phasen des Hungerns, gefolgt von Nahrungsaufnahme – ist immer noch in ihnen verankert. Zwar gibt es schon einige »jüngere« genetische Anpassungen und Veränderungen in unserem Körper, doch die sind rar. So haben wir Europäer zum Beispiel in den letzten 10 000 Jahren aufgrund der Viehzucht eine Möglichkeit entwickelt, Kuhmilch zu vertragen. Das Milchzucker spaltende Enzym Laktase ermöglicht es, dass die meisten von uns keine Bauchkrämpfe mehr bekommen, wenn sie Kuhmilch trinken und Kuhmilchkäse essen (siehe auch S. 89f.). Das dürfte zu Beginn der Zuchtviehnutzung nicht der Fall gewesen sein und am Anfang bei den meisten sesshaft Gewordenen zu einigen Bauchschmerzen geführt haben.

Die Missachtung der Bedürfnisse des Stoffwechsels

Unser Verdauungs- und Stoffwechselsystem hat sich ansonsten seit 100 000 Jahren kaum verändert. Das war anscheinend auch nicht nötig. Der menschliche Organismus war im Lauf der Evolution stets klug. Fortwährend hat er versucht, den Königsweg zu finden, um sowohl in Phasen des Hungerns als auch des Überflusses gesund zu bleiben. So gut es ging. Darum kann unser Körper bis heute mit dem fragwürdigen Erfolg der Nahrungssuche bestens umgehen. Entweder es gibt etwas zu essen – oder eben nicht.

Da beginnt aber das Problem. Unser Körper ist mit den umfassenden Veränderungen der Lebensgewohnheiten vor allem der letzten 200 Jahre völlig überfordert. Moderne Transportmittel und Kühlsysteme ermöglichen die permanente Verfügbarkeit von Nahrung aus aller Welt. Zu jeder Jahreszeit. Dazu kommen industriell gefertigte Lebensmittel mit etlichen künstlichen Zusatzstoffen, mit zu viel Zucker, viel zu viel Salz. Auch tägliche Fleischgerichte sind moderne Errungenschaften, mit denen das uralte Stoffwechselsystem unseres Körpers nicht klarkommt.

Industrielle Lebensmittel

Das Angebot der Lebensmittelindustrie an Fertigprodukten, sogenannten Convenience-Erzeugnissen, wird immer größer: Tiefkühlkost, Konserven, Instant-Produkte, Produkte aus dem Kühlregal, aber auch ungekühlte Komplettmahlzeiten, Fertigprodukte in Bio-Qualität – und neu hinzu gekommen sind auch Fertigprodukte, die damit werben, vegan zu sein. Sie sollen uns bei der Zubereitung von Mahlzeiten Arbeitsschritte und Zeit ersparen. Gespart wird aber auch an gesunden Inhaltsstoffen, dafür beinhalten viele dieser Produkte zahlreiche schädliche Zusatz- und Aromastoffe, Geschmacksverstärker und zu viel Fett, Zucker und Salz. Mit den berühmt berüchtigten »Ravioli in der Dose« kam Ende der 1950er-Jahre das erste Fertigprodukt auf den deutschen Markt. Im Jahr 2018 wurde für Deutschland ein Umsatz mit Fertiggerichten von insgesamt 3,74 Milliarden Euro ermittelt – die Branche jubelt, da sich angeblich eine steigende Tendenz abzeichnet. Dem gilt es entgegenzuwirken! Gesund ist, was frisch auf den Tisch kommt und nicht industriell vorverarbeitet wurde.

Für uns Menschen ist aber nicht nur das Überangebot – laut dem Bundesministerium für Ernährung und Landwirtschaft standen 2016 rund 160 000 (!) verschiedene Lebensmittel in den Regalen hiesiger Supermärkte –, sondern ebenso die Zeitspanne, in der wir essen beziehungsweise nicht essen, problematisch. So wunderbar es natürlich ist, dass wir hierzulande keine Hungersnöte mehr kennen, so dramatisch ist es für den Körper, wenn wir unser Bedürfnis nach Essen beim geringsten Appetit augenblicklich stillen. Die meisten essen nämlich heute ohne Grund, ganz einfach, weil sie es können. Nahrung ist in unserer Wohlstandsgesellschaft ja pausenlos vorhanden: hier der kleine Vormittagssnack, dort der »Coffee to go«, auf dem Tresen im Büro die Glaskugel mit Süßigkeiten, nachmittags das Stück Kuchen in der Kantine oder der Smoothie, weil der so besonders gesund sein soll.

Das Verrückte ist, dass wir uns trotz dieser Menge an verfügbarer Nahrung nicht nur zu ungesund, sondern auch zu einseitig ernähren. Nämlich zu viele Kohlenhydrate, zu viele tierische Eiweiße, ungesunde Fette, zu viele Zusatzstoffe.

Die dramatische Zunahme chronischer Erkrankungen

Die Folgen sehen und spüren wir alle. Übergewicht und ernährungsbedingte Erkrankungen wie Bluthochdruck, Arthrose, Diabetes, Gefäßverkalkungen, Niereninsuffizienz oder Rückenschmerzen nehmen seit Jahren dramatisch zu.

Die häufigsten chronischen Erkrankungen der gesamten westlichen Welt insgesamt, zunehmend aber auch in Asien und Afrika, sind: Arthrose, Rheuma, Bluthochdruck, Diabetes, Herz-Kreislauf-Erkrankungen wie koronare Herzkrankheit und Schlaganfall, Atemwegserkrankungen sowie Krebserkrankungen. Eine Studie des Robert-Koch-Instituts hat ergeben, dass in Deutschland 43 Prozent der Frauen und 38 Prozent der Männer von mindestens einer chronischen Krankheit betroffen sind; mit steigendem Alter nimmt die Häufigkeit der Erkrankungen zu. Ab einem Alter von 65 Jahren treten, unabhängig vom Geschlecht, sogar mehrere chronische Erkrankungen auf, siehe auch Diagramm S. 18.

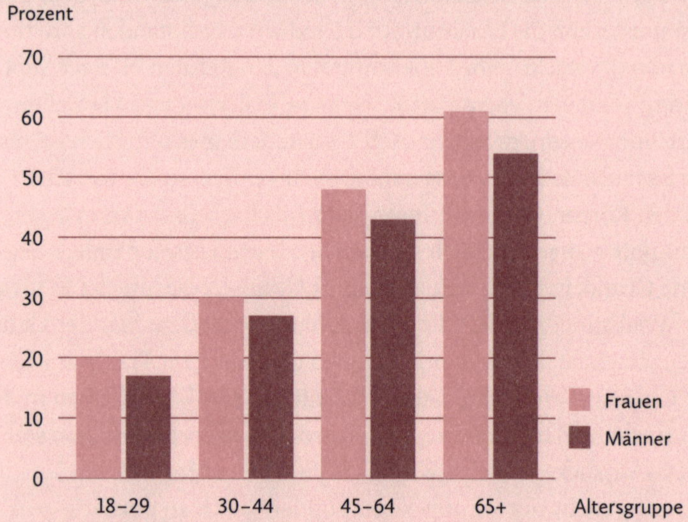

Anteil der Menschen mit mindestens einer chronischen Krankheit nach Geschlecht und Alter

Quelle: www.rki.de/geda/2014

Die ernährungsbedingten Erkrankungen sind jedoch kein biologisches Schicksal, sondern wurden erst mit unseren veränderten Lebens- und Ernährungsgewohnheiten zur Epidemie.

Chronische Erkrankungen – mit Ernährung heilen

Die Geschichte der Medizin der letzten 200 Jahre belegt zweifellos unglaublich große Erfolge. Durch Prävention, Hygiene, Impfungen und die effektive Behandlung von Infektionen und Verletzungen können heute akute und schwere Erkrankungen behandelt und auch geheilt werden. Die Säuglingssterblichkeit ist weltweit dramatisch gesunken, überhaupt leben wir heute medizinisch besser versorgt und länger. Andererseits fehlen der modernen Medizin nachhaltige Konzepte für die epidemisch auftretenden chronischen Erkrankungen, die durch eine ständige Nahrungsverfügbarkeit und der damit zusammenhängenden Überernährung bedingt sind. Es liegt nahe, die Folgen durch innovative Medikamente, die aktuell in Tausenden von pharmazeutischen Laboren entwickelt werden, zu bekämpfen. Aber Medikamente sind grundsätzlich nie so perfekt auf den Körper abgestimmt wie gesunde Ernährung und Bewegung. So haben Mediziner und Pharmakologen zwar Wege gefunden, ein zu hohes Cholesterin infolge falscher Ernährung mit modernen Medikamenten zu stoppen. Die Medikamentengruppe der Statine, die die Cholesterinsynthese blockiert, führt aber dazu, dass der Körper sich Alternativen sucht, um Cholesterin herzustellen. Mit Nebenwirkungen. Damit überwiegt nicht bei jedem, der sie einnimmt, der Nutzen.

Eine ideale Therapie sieht anders aus. Mit einer Ernährungsumstellung und regelmäßiger Bewegung ist viel gewonnen, nicht nur als Therapie einer Hypercholesterinämie, sondern auch als Prävention (siehe S. 311 ff.).

Es wäre gesünder für uns, wir wären schlechtere Futterverwerter geworden, aber die Evolution hat andere Gene gewinnen lassen. Sie hatte nicht mit Kühlschränken zu konkurrieren, ihr ging es einzig und allein ums Überleben – und das hieß in Urzeiten eine erfolgreiche Anpassung an eine oft widrige Umwelt. Da gab es die kargen Winter oder die Erfahrung, dass eine Dattelpalme nur jedes zweite Jahr Früchte trug – das erforderte kluges Handeln. Und so legte der Körper möglichst schnell und ergiebig Fettreserven für schlechte Zeiten an. Gute Futterverwerter, also *Homo sapiens* mit mehr Gewicht auf den Rippen, das ihnen über Notzeiten hinweghalf, waren die Gewinner bei der Fortpflanzung. Die Fähigkeit, ausreichend Fettreserven zu lagern, wurde dementsprechend an die Folgegeneration weitergegeben. Aber da Hungersnöte in der westlichen Zivilisation inzwischen selten sind, machen unsere Fettreserven wenig Sinn; sie werden kaum durch äußere Umstände aufgebraucht. Und längst ist das Übergewicht mit seinen Folgekrankheiten auf dem Vormarsch.

Wäre unser Körper ein Auto, könnten wir das Modell wechseln. Statt mit dem Geländewagen weiterhin durch die Landschaft zu brettern (und Mammuts zu jagen), könnten wir in ein kleines Stadtauto einsteigen. Aber da dies nicht möglich ist, weil die Evolution unseren Stoffwechsel vor hunderttausenden Jahren geprägt hat, besteht auf absehbare Zeit die Lösung ausschließlich darin, den Sprit zu wechseln. Und das betrifft nicht nur die Art, sondern auch die Menge des Treibstoffs, den unser Körper in der heutigen Zeit benötigt. Weniger, leichtere und gesündere Kost ist angesagt (und regelmäßig gar nichts), denn wir laufen nicht mehr täglich sechs Stunden durch die Landschaft. Stattdessen sitzen wir acht Stunden lang still. Die Umstellung des Treibstoffs, sprich: unserer Nahrung, ist die einzig wirklich sinnvolle Lösung.

Ernähren wir uns (wieder) gesünder und fasten (wieder) öfter, stehen die Chancen gut, gesund zu bleiben und sehr alt zu werden.

Schon im antiken Griechenland bildete bei Hippokrates (460–370 v. Chr.), dem Urvater der Medizin, die *díaita* (Ernährungs-, aber auch Lebensweise) das Zentrum jeder Therapie. Interessanterweise empfahl der Arzt zur Behandlung von Fettleibigkeit körperliche Bewegung und nur eine große Essensmahlzeit in 24 Stunden, also Intervallfasten pur!

Fasten ist fest in unserer Kultur verankert

Auch bei uns ist regelmäßige Nahrungskarenz seit Jahrhunderten traditionell verankert. In allen Weltreligionen wird gefastet. Fasten gilt als Zeit der Einkehr und Besinnung und ist durch den freiwilligen Verzicht ein Ausdruck von Glauben und Demut. Zudem werden die Sinne geschärft, der Körper wird in einen wachen, klaren und euphorischen Zustand versetzt. Das ist evolutionär bedeutungsvoll, denn so entgehen einem die unter dem Gras versteckten Pilze genauso wenig wie der Geruch des Wildes, das hinter einem Busch versteckt grast. Anders formuliert: Mit allen Sinnen lässt sich erfolgreicher Nahrung sammeln und erjagen.

Im Christentum wird 40 Tage ab Aschermittwoch bis Ostern gefastet, die Sonntage nicht mitgezählt. Jesus wurde am Ende seiner Fastenzeit in Versuchung geführt, ließ sich aber nicht beirren. Als der Teufel ihm zuraunte: »Bist du Gottes Sohn, so sprich, dass diese Steine Brot werden«, konterte er: »Der Mensch lebt nicht vom Brot allein, sondern von einem jeden Wort, das aus dem Mund Gottes geht.« (Matthäusevangelium). Griechisch-orthodoxe Christen fasten 180 bis 200 Tage im Jahr, zu unterschiedlichen Zeiten. Sie praktizieren ein Teilfasten, bei dem vor allem auf Fleisch verzichtet wird. Im Judentum wird je 25 Stunden vor den Feiertagen Purim und Pessach sowie an Jom Kippur gefastet. Auch der Prophet Mohammed fastete. Dazu und zur Meditation zog er sich regelmäßig auf den Berg Hira zurück, auf dem er 610 n. Chr. das erste Offenbarungserlebnis hatte. Im Monat Ramadan, dem neunten Monat des islamischen Mondkalenders, erhielt Mohammed dort den Koran. Viele der 1,6 Milliarden Muslime auf der Welt fasten darum heute im Ramadan und verzichten von Sonnenauf- bis Sonnenuntergang auf Essen und Trinken. Die Sadhus, hinduistische Gurus, sind lebenslang in Askese, und im Buddhismus fasten viele zu Vesakh, dem höchsten buddhistischen

Feiertag. In der Theravada-Tradition des Buddhismus ist Intervallfasten üblich, es wird dann nur einmal am Tag gegessen, und zwar in der späten Morgenzeit bis zum Mittag.

Effekte des Fastens wurden auch für kriegerische Zwecke genutzt. In der Antike hielten Spartaner und Perser ihre Soldaten dadurch wehrfähig. Im Alten Testament wird beschrieben, wie die Makkabäer, jüdische Aufständische, drei Tage lang hungerten, bevor sie gegen König Antiochus in den Kampf zogen. Und der deutsche Kaiser Otto I. verweigerte seinem Heer vor der entscheidenden Schlacht gegen die Ungarn das Essen.

Die heilsame Wirkung des Fastens – von der Antike bis heute

Der antike griechische Schriftsteller Plutarch (um 45 bis um 125 n. Chr.) war ebenfalls vom Fasten überzeugt. Er empfahl: »Statt Medizin zu nehmen, faste heute lieber.« Ähnliche Zitate sind von Platon und seinem Schüler Aristoteles überliefert. Grundsätzlich verwundert es nicht, dass das Fasten in seiner religiösen Tradition, aber auch in seinem philosophischen Kontext lobend und positiv erwähnt wird. Wie gesagt, der Verzicht auf Nahrung steigert die Wachheit, die Aufmerksamkeit und die Sinne.

Spätere Literaten machten sich auf ihre Weise Gedanken zum Fasten. Mark Twain formulierte: »Etwas Hunger kann für den Kranken tatsächlich mehr tun als die besten Arzneien und Ärzte.« Und für seinen amerikanischen Kollegen Upton Sinclair war das Fasten eine persönliche Rettung. Er widmete seinen positiven Fastenerfahrungen sogar ein ganzes Buch. Seine Gesundheit war durch den Stress einer jahrelangen intensiven Recherche und Arbeit an seinem Buch *Der Dschungel,* einem Enthüllungsbuch über die schrecklichen Zustände in den Schlachthöfen von Chicago, stark angeschlagen. Medizinische Behandlungen brachten keine Besserung, lange Fastenkuren hingegen schon. Im Jahr 1911 veröffentlichte er seine Fastenerfahrung in *The Fasting Cure.* Er blieb ein Fan des Fastens bis zu seinem Tod mit 90 Jahren. Zu dieser Zeit gab es bereits einige Fastenärzte, die als Pioniere viele Patienten behandelten und über ihre eindrucksvollen Erfolge berichteten. Der britische und in die Staaten übergesiedelte Arzt Henry S. Tanner (1831–1918) machte seine erste Fastenerfahrung 1877 (er fastete 40 Tage), etwa zur gleichen Zeit dokumentierte der US-amerikanische Fastenarzt Edward H. Dewey (1837–1904) seine Fastenheilerfolge.

Aber erst moderne Forschung und Molekularbiologie konnten die Effekte des Fastens wissenschaftlich nachweisen. In den folgenden Kapiteln werde ich die eindrucksvolle therapeutische Wirkung von Fasten und kalorischer Restriktion bei vielen chronischen Erkrankungen vorstellen. Das betrifft sowohl die Therapie als auch die Prävention. Die Forschungen auf diesem Gebiet haben dem Fasten inzwischen zu neuer Popularität verholfen. Laut einer Forsa-Umfrage von 2017 erfreut sich Fasten auch hierzulande wieder zunehmender Beliebtheit, innerhalb von fünf Jahren ist die Zahl derjenigen, die ab Aschermittwoch fasten, von 15 auf 59 Prozent gestiegen.

Der Gerontologe Valter Longo von der University of Southern California wurde 2018 vom *Time Magazine* aufgrund seiner Fastenforschungen unter die 50 einflussreichsten Menschen auf dem Gebiet der Gesundheitsvorsorge *(health care)* gewählt. Seine wissenschaftlichen Arbeiten zum Fasten sind bahnbrechend, und ich bin froh, dass wir inzwischen bei einigen wissenschaftlichen Projekten eng zusammenarbeiten.

Inzwischen geht es vor allem um die Frage, *wie* gefastet werden sollte und gar nicht mehr darum, ob Fasten gesund ist – das ist längst hinreichend erwiesen! In meinem großen Fasten-Kapitel erfahren Sie, wie und mit welchen Erfolgschancen mit dieser Therapiemethode Krankheiten zu bekämpfen oder vorzubeugen sind (siehe S. 168 ff.).

Natürlich wünsche ich niemandem, dass er unfreiwillig hungern muss, doch wir alle tun gut daran, uns aus gesundheitlichen Gründen das Hungergefühl regelmäßig aus eigener Entscheidung zurückzuholen.

Unsere heutigen Ernährungsgewohnheiten sind regelrecht entgleist. Studien zeigen, dass die meisten Menschen bis zu zehnmal am Tag etwas essen. Ein richtiges Hungergefühl kennt fast niemand mehr, Kalorien werden nicht nur zu den Mahlzeiten, sondern auch fortwährend zwischendurch eingenommen, kontinuierlich sozusagen.

Aber es geht nicht nur um die Menge. Wir Menschen genießen gern, und gab es noch vor Hunderten von Jahren nur die Süße der reifen Früchte oder selten einmal mit Honig Gesüßtes, so werden wir heute von der Lebensmittelindustrie mit Zucker überschüttet. Kaum ein Produkt enthält keinen Zucker.

Darum ist es neben dem Fleisch vor allem der Zucker, der unsere gesunden traditionellen Ernährungsformen mittlerweile konterkariert. Die »Kreta-Diät« war die Urform der gesunden Mittelmeerdiät (siehe S. 48ff.). 2017 war ich auf Kreta und konnte feststellen, dass es fast nirgendwo mehr das klassische Vollkornfladenbrot gibt, sondern nur noch leicht gesüßtes Weißbrot und enorme Mengen Süßes. Da wundert es nicht, dass in Griechenland heute mehr übergewichtige Menschen leben und die Herzinfarktraten höher sind als in anderen europäischen Ländern. Es ist das mediterrane Paradox: Die »Erfinder« der gesündesten Ernährungsform sind mittlerweile die Menschen, die übergewichtig und krank sind!

Noch nie standen uns frisches Obst, Gemüse und Gewürze in einer solchen Fülle zur Verfügung – und zwar das ganze Jahr über. Allerdings hat der Transport von Lebensmitteln rund um den Globus dazu geführt, dass wir nicht mehr saisonal und regional essen. Beides ist für unser Mikrobiom, unseren Darm wahrscheinlich von Nachteil (siehe S. 31ff.) und man nimmt an, auch für unsere Gene.

Abgesehen davon, dass wir instinktiv spüren, wie unnatürlich es ist, im Dezember Erdbeeren, Tomaten und Melonen im Supermarkt vorzufinden. Wirklich gut schmeckt die importierte Ware dann auch selten, und der Vitamin- und Nährstoffgehalt ist durch den abgebrochenen Reifungsprozess, wenn die Waren oft noch »grün« in die Container gelangen, sowieso fragwürdig.

Mein Tipp: Berücksichtigen Sie grundsätzlich, zu welcher Jahreszeit und zu welchem regionalen Gericht importiertes Gemüse oder Obst passen könnten. Ist das nicht der Fall, verzichten Sie besser auf das Überseeangebot!

Ein kluger Schutzmechanismus der Evolution

Übelkeit in der Schwangerschaft ist ein Mechanismus, der im Lauf der Evolution entstanden ist, um den Embryo vor Giften zu schützen. Schwangere reagieren stark auf Gerüche, auf einen bitteren Geschmack sowie auf tierische Produkte und treffen dadurch eine gesunde Nahrungsauswahl für ihr Ungeborenes. Oder verzichten »freiwillig« auf potenziell Schädigendes.

So erklärt man sich, dass Schwangere gerade auf Fleisch, Fisch und Eier mit Abneigung reagieren, denn tierische Produkte waren von jeher eine Parasitenquelle. Eine Untersuchung von 27 unterschiedlichen traditionellen Gemeinschaften weltweit zeigte, dass in 20 von ihnen Schwangerschaftsübelkeit auftrat, in sieben jedoch nicht. Deren Bewohner ernährten sich überwiegend vegetarisch, vor allem von Mais. Übelkeit ist also ein evolutionärer Schutzmechanismus, auch bei Nichtschwangeren.

Dieser Schutzmechanismus wird von modernen Lebensmitteln oft überdeckt durch Zusatzstoffe (Zucker oder auch Salz). Ohne diese »Vernebler« würden wir uns viele moderne Krankheiten und damit viel Leid ersparen. Limonade ohne Zucker aber würde niemand mehr trinken, Süßigkeiten ohne Zucker verlören ihren Reiz, Fertigsoßen ohne Geschmacksverstärker würden die Menschen nicht kaufen.

Interessanterweise sind fast alle Früchte von Natur aus ungiftig. Früchte sehen so leuchtend schön aus, damit sie von Tier und Mensch gegessen werden, denn nur dann wird ihr Samen in der Welt verteilt. Klar, dass deshalb Pflanzen ihre Früchte meist giftfrei halten. Sie hüllen sie oft lediglich in eine Schale, die mit natürlichen Abwehrstoffen gespickt ist. Die anderen Pflanzenteile werden von uns Menschen eher gemieden oder müssen speziell zubereitet werden, damit wir sie gut verdauen können. Alles ist perfekt durchdacht.

Zusammenfassung

- Nahrungsaufnahme und lange Phasen des Hungerns wechselten einander in der fast 100 000-jährigen Geschichte des *Homo sapiens* immer wieder ab. Eine variantenreiche, pflanzliche Ernährung war so lange die Basis.

- Erst vor rund 12 000 Jahren begann mit Ackerbau, Viehzucht und Vorratsspeicherung die Zeit der regelmäßigen, aber auch einseitigeren Nahrungsaufnahme. Eingang in die »moderne« Ernährungsweise fanden nun große Mengen an tierischem Protein.

- Vor allem seit Mitte des letzten Jahrhunderts haben die Menschen in den Industrienationen freien Zugang zu Nahrungsmitteln. Neue Nahrungsmittel, die reich an Zucker, Salz und Zusatzstoffen sind, haben zusammen mit der Möglichkeit, rund um die Uhr essen zu können, unsere Ernährungsgewohnheiten in einer nie da gewesenen Weise verändert.

- Gleichzeitig nehmen Übergewicht und chronische Krankheiten dramatisch zu. Das ist kein Wunder, denn im Großen und Ganzen haben sich unsere Gene und unser Stoffwechsel seit 100 000 Jahren kaum verändert. Darum ist für unseren Körper, der jahrtausendelang an Essenspausen ebenso gewöhnt war wie an eine abwechslungsreiche, vorwiegend pflanzliche Kost, die heutige Ernährungsweise Gift.

Darm und Stoffwechsel – wie die Nährstoffe in die Zellen kommen

Unsere Organe und Zellen können nur existieren, wenn sie regelmäßig mit Sauerstoff und Energie versorgt werden. Darum atmen wir und darum essen wir.

Damit die Nahrung dem Körper zugutekommt, muss sie zunächst in kleinere Bausteine, die Nährstoffe, zerlegt werden. Diesen Prozess der Zerkleinerung und Aufspaltung der Nahrung in Kohlenhydrate, Fette und Eiweiße bezeichnet man als Verdauung. Die dabei entstehenden verstoffwechselten Nährstoffe werden aus dem Darm ins Blut abgegeben und zu den Zellen transportiert. Mithilfe von Enzymen werden sie in den Kraftwerken der Zelle, den Mitochondrien, chemisch in Energie umgewandelt. Diese steht dem Körper dann für viele Prozesse zur Verfügung.

Es mag vielleicht überraschen, aber die Verdauung beginnt nicht erst im Magen, sondern schon in der Küche. Garen, Braten und Kochen sind erste, outgesourcte Schritte der Verdauung. Wenn wir Kartoffeln, Brokkoli und Möhren klein schneiden und erhitzen, werden dadurch schon deren Zellwände aufgebrochen und Mineralstoffe freigesetzt. Das erleichtert Verdauungsvorgänge im Magen-Darm-Trakt.

Ganz praktisch: Allein durch den Anblick der Nahrung und die wunderbaren Gerüche wird unsere Verdauung angeregt. Uns läuft sprichwörtlich das Wasser im Mund zusammen, wenn wir die in Olivenöl ausgelassenen Zwiebeln oder den Knoblauch riechen. In dieser »kephalen« Phase (»den Kopf betreffend«) werden durch Gedanken ans Essen oder den Geruch von Speisen im Gehirn entsprechende Signale freigesetzt – die Speichelproduktion setzt ein, Botenstoffe werden an die an der Verdauung beteiligten Organe gesandt.

Im Mund wird die Nahrung nämlich nicht nur zerkleinert, sondern auch angedaut, indem sie mit dem ersten Verdauungsenzym, der Speichel-Amylase, vermischt wird. Kohlenhydrate werden im Mund so schon zu 20 bis 30 Prozent aufgespalten. Je sorgfältiger das geschieht, je weniger Arbeit hat später der Darm. Darum bin ich ein so großer Befürworter für langes und intensives Kauen.

Reise der Nahrung durch den Körper

Ist die Nahrung gut mit Speichel durchmischt, beginnt ihre lange Reise durch den Körper. Von unserem Gehirn wurden längst weitere Signale und Hormone an die tiefer gelegenen Verdauungsorgane gesendet. Der Brei, der geschluckt wird und über die Speiseröhre in den Magen wandert, wird dort schon sehnlichst erwartet.

Durch den sehr sauren pH-Wert der Magensäure – nüchtern zwischen 1,5 und 2 – werden so gut wie alle Krankheitserreger, die mit der Nahrung in den Körper gelangen, eliminiert. Das ist allerdings ein zweischneidiges Schwert, denn einerseits schützt die Magensäure den Körper vor Bakterien, andererseits ist sie so aggressiv, dass sie außerhalb des Magens leicht Schaden anrichtet. Darum ist der Schließmuskel zwischen Magen und Speiseröhre so wichtig; er verhindert, dass der saure Magenbrei in die Speiseröhre zurückfließt und diese verätzt. Ist der Mechanismus gestört, tritt Sodbrennen auf. Man spricht von Refluxkrankheit, wenn dieser Zustand chronisch wird und außer Sodbrennen, einem Druckgefühl hinter dem Brustbein und einem Aufstoßen noch weitere Schmerzen verursacht. Die Refluxkrankheit ist die häufigste Erkrankung des Verdauungstrakts, hiervon sind zehn Prozent der Bevölkerung bundesweit betroffen.

Magensäure, Enzyme und Magenbewegungen zersetzen sehr wirksam den Großteil der Nahrung. Man spricht jetzt von der gastrischen Verdauungsphase (Gaster ist griechisch und meint »Magen«). Je nach Nahrungsmenge wird die Magenwand mehr oder weniger weit gedehnt, je nach Nahrungszutat – insbesondere durch Eiweiße und Gewürze – in Wallung gebracht. Durch die Magenperistaltik, wellenförmige Muskelkontraktionen, wird die Nahrung mit Säure und Enzymen vermischt.

Auch im nüchternen Zustand ist der Magen aktiv. Nach einer kurzen Ruhephase, wenn der Nahrungsbrei weiter in den Dünndarm gerutscht ist, beginnt er sich wieder zusammenzuziehen. Diese Kontraktionen können den gesamten Verdauungstrakt wie eine Welle durchströmen und sehr ausgeprägt sein. Als Folge der Turbulenzen kann ein Geräusch entstehen, wenn Luft durch den Magenausgang gepresst wird, das Magenknurren. Die Kontraktionen ohne Verdauungsfunktion werden in der Medizin als Putzwellen- oder Housekeeper-Reflex bezeichnet.

Der Magen steuert den gesamten Verdauungsprozess. Wurde die Nahrung im Mund schlecht gekaut oder ist das Essen sehr fettig, wird über die Magennerven der weitere Verdauungsvorgang gebremst. Darm und Verdauungssäfte aus Bauchspeicheldrüse und Galle müssen dann erst einmal warten, weil der Magen entsprechend länger mit seiner Verdauungsarbeit beschäftigt ist. Kohlenhydrate werden in ungefähr zwei Stunden vom Magen vorverarbeitet, Fleisch und Fett brauchen bis zu sechs Stunden.

Darm und Leber – das Zentrum des Stoffwechsels

Wurde der Nahrungsbrei aus dem Magen in den Dünndarm abgegeben, beginnt die intestinale Phase der Verdauung (lat. *intestina:* die »Eingeweide«). Der Dünndarm ist fünf bis sechs Meter lang und besteht aus drei Abschnitten: dem Zwölffingerdarm (Duodenum), dem Leerdarm (Jejunum) und dem Krummdarm (Ileum). In den Zwölffingerdarm werden die Verdauungssäfte aus Bauchspeicheldrüse und Gallenblase eingeleitet; sie neutralisieren die Säure des Magens und spalten Eiweiße, Zucker und Fett.

Die ausreichend zerkleinerten und vom Körper benötigten Nahrungsbestandteile werden über die Dünndarmschleimhaut in das Lymph- und Blutsystem aufgenommen. Durch Fortsätze (Zotten), Einsenkungen (Krypten) und einen Bürstensaum (Mikrovilli) ist die Dünndarmschleimhaut fast 400 Quadratmeter groß und bietet darum eine optimale Resorptionsfläche. Der Dünndarm ist also bestens gerüstet, damit hier die hauptsächliche Verdauung stattfinden kann.

Das mit Nährstoffen aufgetankte Blut fließt direkt zur Leber, dem Hauptumschlagplatz für den Stoffwechsel. Die Leber ist gleichzeitig der Ort, an dem Zucker gespeichert wird; der Speicherzucker wird als Glykogen bezeichnet. Eine gewisse Menge Glykogen bietet für zwölf bis 24 Stunden Reserveenergie. Diese ist für den Fastenstoffwechsel von zentraler Bedeutung, siehe S. 37f. Erst wenn das Glykogen in der Leber aufgebraucht ist, sendet sie Signale für den Fettabbau.

Weitere Aufgaben der Leber sind Cholesterin- und Fettsynthese, Proteinproduktion und Blutreinigung. Körpereigene (Hormone, rote Blutkörperchen) und körperfremde Stoffe (Alkohol, Medikamente etc.) werden hier abgebaut und für die Ausscheidung vorbereitet. So gelangt ein von allen Schadstoffen gereinigtes Blut zum Herzen und schließlich zu den Zellen, Muskeln, Organen und zum Bindegewebe.

Während Proteine und Kohlenhydrate in die Dünndarmblutgefäße aufgenommen werden, ist der Fettstoffwechsel ein wenig komplizierter. Nahrungsfette müssen, weil sie nicht wasserlöslich sind, zunächst transportfähig gemacht werden. Das beginnt zum Teil schon im Mund und im Magen. Im Dünndarm spalten spezielle Enzyme (Lipasen) Nahrungsfette in kleinere Bestandteile wie freie Fettsäuren, Glycerin, Mono- und Diglyceride. Diese werden von den Dünndarmzellen aufgenommen. Kurz- und mittelkettige Fettsäuren gelangen über die Pfortader in die Leber, längerkettige Fettsäuren gelangen über die Lymphe in den venösen Blutkreislauf und dann erst zur Leber.

Wasser wird ebenfalls über die Dünndarmschleimhaut resorbiert, und außerdem wird an der Darmschleimhaut auch aussortiert, welche Stoffe der Körper dringend benötigt oder welche ausgeschieden werden können oder müssen.

Aus dem Dünndarm gelangt das, was jetzt noch übrig bleibt, in den etwa ein bis anderthalb Meter langen Dickdarm (Colon). Anatomisch sieht er aus wie ein Rahmen, der sich um den Dünndarm legt, ohne dass der Rahmen allerdings unten geschlossen ist. Wie schon beim Übergang von der Speiseröhre in den Magen verhindert eine Klappe ein Zurückgleiten der Nahrungsreste vom Dick- in den Dünndarm. Ist diese Bauhin-Klappe durch eine Darmentzündung in Mitleidenschaft gezogen, können Blähungen, Schmerzen und Druckgefühl auftreten.

Im Dickdarm wird der allerletzte Rest verwertet, Mineralien wie Calcium werden hier resorbiert und noch einmal Flüssigkeit herausgefiltert. Bei Durchfall ist der Stuhl darum so flüssig, weil diese Funktion durch die Darmentzündung eingeschränkt ist und kein oder wenig Wasser entzogen werden kann. Unter normalen Umständen aber wird der eingedickte Stuhl mit Schleim überzogen, damit er gleitfähig ist, um zusammen mit abgeschilferten Darmzellen ausgeschieden zu werden. Schleim und Darmzellen sind übrigens der Grund, warum selbst nach mehrtägigem Fasten der Stuhlgang noch regelmäßig sein kann.

Das neu entdeckte Organ – das Mikrobiom

Im Dickdarm ist das Mikrobiom (Mikrobiota, Darmflora) zu Hause. Dieses besteht aus circa 100 Billionen Bakterien und Mikroben und wird mittlerweile wie ein eigenständiges Organ betrachtet. Dieses Bakterienorgan wiegt 1,5 bis 2 Kilogramm.

Lange Zeit konnte man nur einige wenige Keime beziehungsweise Bakterien mittels Stuhlproben im Labor anzüchten und nachweisen. Durch neue Analysemethoden ist es möglich geworden, alle Keime auf der menschlichen Haut und im Körper zu untersuchen. Man bedient sich hierfür genetischer Entschlüsselungsmethoden. Im Jahr 2012 hatte man zum ersten Mal sämtliche menschlichen Keime genetisch entschlüsselt und dabei festgestellt, dass 99 Prozent der 100 Billionen Keime rund 1000 Bakterienarten zugeordnet werden können. Da es sich in der Tat fast ausschließlich um Bakterien handelt, bezeichnet man die Gesamtheit der Gene aller Keime im menschlichen Körper als Mikrobiom (griechisch: »kleine Leben«). Diese tummeln sich fast ausschließlich im Darm, darum benutzt man das Wort »Mikrobiom« heute synonym für die Darmflora.

Weltweit werden aktuell Tausende Studien zum Mikrobiom durchgeführt. Ich übertreibe wirklich nicht: Es ist *das* heiße Thema in der Forschung, und schon jetzt hat es unser Verständnis von Gesundheit und der Entstehung von Krankheiten revolutioniert.

Es wundert erst einmal nicht, dass Darmerkrankungen mit dem Mikrobiom zusammenhängen, dass aber auch Rheuma, Schlaganfall, Morbus Parkinson oder die Depression vom Mikrobiom beeinflusst werden, kann man kaum glauben. Wir wissen aber inzwischen, dass das Mikrobiom an fast jeder Entstehung und Vermeidung von Krankheit beteiligt zu sein scheint. Es spielt für unser Immunsystem eine entscheidende Rolle und beeinflusst auch unsere Psyche als »Bauchgehirn« in größerem Maße, als wir wahrhaben wollen.

An sich ist die Sache mit unseren kleinen Bakterien-Mitbewohnern ziemlich einfach: Sie bekommen von uns Kost und Logis gratis und helfen dafür uns, aus der Nahrung das zu gewinnen, was uns zugutekommt. Die Darmbakterien spalten Zuckermoleküle, produzieren für den Darm gesunde kurzkettige Fettsäuren, sogar einige Vitamine und Aminosäuren, aus denen wiederum wichtige Proteine zusammengesetzt werden. Unsere kleinen Darmhelfer beseitigen aber auch Giftstoffe, wie sie etwa beim Gallensäureabbau entstehen. Darüber hinaus sorgen sie für einen sauren pH-Wert im Darm als Schutz vor Durchfallerregern und weiteren schädichen Keimen. Vor allem aber beeinflussen sie das Immunsystem in entscheidender Weise.

Ein Neugeborenes besitzt übrigens so gut wie kein Mikrobiom, erst mit Durchgang durch den Geburtskanal erhält es einige wenige Keime aus der mütterlichen Scheide. Beim Stillen gelangen weitere Bakterien von der Haut der mütterlichen Brust und mit der Zeit Mikroben aus seiner Umwelt in den Säugling. Mit ungefähr zwei Jahren ähnelt das kindliche Mikrobiom dem eines Erwachsenen. Und selbst dann bleibt unsere Darmflora ein dynamischer Ort, der sich bis ins hohe Alter durch Umwelteinflüsse, Klima, Wohnort, Ernährung und Medikamenteneinnahme immer wieder verändert und anpasst. Man kann heute in etwa klassifizieren, welche Bakterienarten für einen gesunden Stoffwechsel von Vorteil und welche eher unerwünscht sind. Eine gesunde Darmflora wirkt übrigens bildhaft gesprochen wie ein Staubsauger, sie hält die schlechten Keime in Schach oder vernichtet sie, damit diese keinen Schaden anrichten können.

Die Zusammensetzung des Mikrobioms ist nicht nur im Lauf des Lebens, sondern auch individuell unterschiedlich. So besitzen eineiige Zwillinge, bei denen alle Gene im Körper vollkommen gleich sind, eine unterschiedliche Darmflora. Interessanterweise stimmen aber viele der im Enddarm lebenden Bakterienarten bei den meisten Menschen überein. Das spricht für eine genetisch gemeinsame Herkunft. Bei Ureinwohnern im Amazonasgebiet und anderen indigenen Stämmen enthält das Mikrobiom doppelt so viele »gute« Bakterienarten wie die Darmflora westlich-industrialisiert lebender Menschen. Ob dies genetisch bedingt ist oder, wie ich im Ernährungskapitel auf meiner kleinen Reise zu den *Blue Zones* (S. 44 ff.) zeige, durch die traditionelle, darmflorafreundliche Ernährung gefördert wird, muss sich noch erweisen.

Artenvielfalt ist in jedem Fall eine Voraussetzung für ein gesundes Ökosystem. Wenn Tiere, Pflanzen, Insekten und Mikroben zusammenleben, ergänzen sie sich und profitieren sie voneinander.

Die einen leben vom Abfall oder den Ausscheidungen der anderen und umgekehrt. Genauso funktioniert auch die Symbiose, das für beide Seiten vorteilhafte Zusammenspiel von Mikrobiom und Mensch. Je artenreicher das Mikrobiom, desto stabiler ist unsere Gesundheit und desto mehr sind wir vor Krankheiten geschützt. Anders formuliert: Je gesünder wir uns ernähren, desto artenreicher ist das Mikrobiom und umso besser arbeitet es in unserem Sinne. Klar ist: Ohne ein ausgewogenes Mikrobiom läuft im Körper nichts. Eine gesunde Ernährung ist auch hier das A und O, denn die Bakterien brauchen das richtige Futter. Sie fördert die Vermehrung der »guten« Bakterien, darum empfehle ich im Ernährungskapitel immer wieder Vollkornprodukte, frisches Gemüse und andere Präbiotika (Bakterienfutter), die sehr ballaststoffreich sind.

Viele Medikamente, darunter Antibiotika, Säureblocker, weiterhin Nahrungszusatzstoffe, Süßstoffe oder auch Alkohol können das Gleichgewicht der Darmflora stören. Andere Medikamente wie das Antidiabetikum Metformin können sich aber auch positiv auswirken. Das beste Darmbakterienfutter ist jedoch kein Medikament: Es sind die Ballaststoffe.

Diese Ernährung unterstützt Ihr Mikrobiom (Darmflora)

- Verwenden Sie möglichst unverarbeitete Lebensmittel, Vollkornprodukte, Vollkornreis, Vollkornpasta
- Kaufen Sie Brot aus Roggenvollkornschrot- und -mehl, Weizenvollkornschrot- und -mehl, Dinkel, Grünkern, Hafer
- Viele Ballaststoffe sind in diesem Gemüse: Brokkoli, Topinambur, Spinat, Weißkohl, Spargel, Schwarzwurzel, Artischocke, Wirsing, Fenchel, Süßkartoffel, Stockrübe, Rote Bete, Kürbis, Knoblauch u.v.m.

- Kartoffeln sind darmgesund, wenn sie gekocht werden, erkalten und dann so oder wiedererwärmt gegessen werden. Es entsteht eine »resistente« Stärke, die gut für das Mikrobiom ist.
- Hülsenfrüchte wie Erbsen, Kichererbsen, Bohnen, Sojabohnen, Linsen
- Verwenden Sie wenig Salz
- Obst wie Beeren (Blaubeeren, Johannisbeeren, Brombeeren), Kirschen, Ananas, Kumquat, Avocado, Zitrusfrüchte
- Probiotische, fermentierte Lebensmittel wie Sauerkraut, Kimchi, Joghurt, Kefir oder Kombucha, Tempeh, Miso, Tofu
- Omega-3-Fettsäuren (pflanzlich, vor allem in Leinöl, grünem Blattgemüse, Walnüssen)
- Mandeln, Walnuss, Haselnuss, Pistazien, Sesam

Eine Ernährungsumstellung schlägt sich ziemlich schnell in der Zusammensetzung des Mikrobioms nieder, wie Wissenschaftler der Harvard University zeigen konnten. Stellt man seine Ernährung von fleischreich auf vegetarisch um, kann man nach 24 Stunden eine andere Zusammensetzung des Mikrobioms beobachten. Kurzkettige Fettsäuren produzierende, entzündungshemmende Bakterienarten nehmen dann zu. Und inzwischen zeigen mehr und mehr Studien, dass das Fasten die Bakterienvielfalt des Darms beziehungsweise des Mikrobioms erhöht und damit vermutlich auch ein Teil der positiven Fasteneffekte zustande kommt.

Aufsehenerregende Erkenntnisse der Mikrobiom-Forschung

Es war spektakulär, als in einem Versuch nachgewiesen werden konnte, dass Nachkommen von Mäusen, deren Darmbakterienvielfalt durch ungünstiges Futter reduziert wurde, übergewichtig wurden und gesundheitliche Probleme hatten. Mit einer ungesunden Ernährungsweise schaden wir also nicht nur uns selbst, sondern womöglich auch unseren Kindern!

Die Mikrobiom-Forschung hat auch ein ehernes Gesetz der Ernährungswissenschaft zunichtegemacht. Für die Entstehung von Übergewicht galt einst die simple Formel: Eine Kalorie ist eine Kalorie, und wenn ich mehr Kalorien esse, als ich verbrauche, werde ich dick. Aber jahrelang wurde dabei die Bedeutung des Mikrobioms außer Acht gelassen. Inzwischen weiß man, dass übergewichtige Menschen ein andersartiges Mikrobiom besitzen. Dessen Bakterien verwerten die Nahrung besser, ziehen aus ihr mehr Kalorien als die Bakterien bei schlanken Menschen und lagern diese dann in den Fettspeichern ab. Schwer übergewichtige Patienten mit einer niedrigen Darmbakterienvielfalt sprechen auch deutlich schlechter auf kalorienreduzierte Diäten an.

Forscher am Weizmann-Institut für Wissenschaften im israelischen Rehovot gelang der Nachweis, dass das Mikrobiom sogar einen eigenen Biorhythmus besitzt. Ihr Tag-Nacht-Rhythmus wird durch den Zeitpunkt der Nahrungsaufnahme bestimmt. Das bedeutet: Unregelmäßige Essenszeiten, bedingt durch Schichtarbeit oder Jetlag, bringen nicht nur uns, sondern auch unsere kleinen Mitbewohner durcheinander. Das kann sich ungünstig auf das Gewicht auswirken. Hier kommt das Intervallfasten ins Spiel, das Fasten über eine bestimmte Anzahl von Stunden. Ich gehe davon aus, dass dessen positive Wirkungen auf das Gewicht teilweise auf die Stabilisierung der inneren Uhr zurückzuführen sind.

Weiter spielt das Mikrobiom bei Nahrungsmittelunverträglichkeiten eine Rolle. Ist der Dünndarm nicht in der Lage, Nährstoffe ausreichend zu verdauen, beispielsweise Milchzucker bei

Laktoseintoleranz oder Fruchtzucker bei Fruktoseunverträglichkeit, gelangen die nicht vollständig verdauten Zucker bis in den Dickdarm. Dort entstehen durch die bakterielle Zersetzung, durch – ein unschönes Wort – Fäulnisbakterien Bauchkrämpfe, Blähungen und Durchfall. Der gleiche Prozess kann bei Darminfekten zu entsprechenden Symptomen führen.

Schlimmer als unangenehme Darmbeschwerden sind aber die ungünstigen Wirkungen auf das körpereigene Immunsystem, wenn das ökologische Gleichgewicht der Darmbakterien stark gestört ist. Man vermutet heute, dass die rheumatoide Arthritis, Morbus Bechterew, Morbus Parkinson, Multiple Sklerose und andere chronische Krankheiten durch eine aus der Balance geratene Darmflora »getriggert«, das heißt, ausgelöst werden. Es wird noch eine Weile dauern, bis man herausgefunden hat, wie durch gezielte Bakteriengaben Krankheiten nachhaltig behandelt werden können und ihnen auch vorgebeugt werden kann. Zwar gibt es schon eine Reihe lebender Darmbakterienkulturen (Probiotika) in den Apotheken. Sie zeigen bei bestimmten Erkrankungen auch gewisse Effekte, aber meistens sind die Wirkungen schwach und bislang nicht von Dauer. Ähnlich ist es mit den aufsehenerregenden Stuhltransplantationen, dabei wird der Stuhl einer gesunden Person in den Darm einer erkrankten übertragen). Diese werden aber nur bei sehr schweren Fällen von akuten Darminfekten oder chronisch entzündlichen Darmerkrankungen angewandt.

Bis auf Weiteres sollten wir uns darum auf Fasten und Ernährung als beste Unterstützung für ein ausgewogenes, artenreiches Mikrobiom konzentrieren.

Wo unsere Energie herkommt

Der Körper speist seine Energie aus den drei Quellen: Fette, Proteine (Eiweiße) unf Kohlenhydrate. Wir besitzen als Energiereservoir einen Kurzzeit-Akku und einen Vorratsspeicher. Der Speicherzucker Glykogen in der Leber ist die Kurzzeitvariante, das Körperfett der Langzeitvorrat. Protein kann von unserem Körper nicht eingelagert werden. Das ist auch mit der Grund, warum es ungünstig ist, zu viel Protein zu sich zu nehmen. Es wird nicht in einem Speicher für schlechte Zeiten gelagert, sondern löst im Übereifer (ungutes) Wachstum und Entzündungen aus, siehe S. 40 f.

Der kanadische Nephrologe Jason Fung vergleicht die Speicher in unserem Körper mit den Kühltruhen in unserem Zuhause. Glykogen entspricht dem Kühlschrank in der Küche, die Fettreserven der Tiefkühltruhe im Keller. Auf Glykogen können wir schnell zugreifen, der Kühlschrank steht ja in Reichweite, für die Fettreserven müssen wir allerdings in den Keller gehen. Diese Mühsal nehmen wir für gewöhnlich erst auf uns, wenn wirklich nichts mehr im Kühlschrank vorhanden ist. Führt man sich dieses Prinzip vor Augen, versteht man, warum es so schwer ist, Fett aus den Fettspeichern am Bauch wieder loszuwerden.

Insulin – das Hormon mit dem Schlüssel

Das Hormon Insulin spielt eine wichtige Rolle im Kohlenhydrat- und Fettstoffwechsel. Um Fett abbauen zu können, müssen zwei Voraussetzungen erfüllt sein: So muss der Großteil des Glykogens in der Leber verbrannt und der Insulinspiegel im Blut ausreichend niedrig sein, um die Fettspeicher freizugeben. Keine dieser Bedingungen ist leicht zu erfüllen. Gehen die Glykogenspeicher in der Leber zur Neige, sendet der Körper nämlich Hungersignale aus. Essen wir dann, wird wieder Zucker als Glykogen in der Leber eingelagert, also erneut kein Fett verbrannt. Im Gegenteil: Zu viele Kohlenhydrate werden bei hohen Insulinspiegeln in Fett umgewandelt und gespeichert.

Denn Insulin wird in den Bauchspeicheldrüsenzellen produziert und mit der Mahlzeit ins Blut abgegeben. Der aus der Nahrung verstoffwechselte Zucker muss aber irgendwie in die Zelle gelangen. Das ist nun der große Moment von Insulin: Es schließt die

Zelle sozusagen auf; ohne diesen »Schlüssel«, der ins Schloss passt, schafft der Zucker es nicht in die Zelle.

Essen wir dauerhaft zu viel, zu süß und zu viel tierisches Protein, schüttet die Bauchspeicheldrüse vermehrt Insulin aus, um die Zellen aufzuschließen. Die Zellen sind aber schon längst satt. Was nun? Weil sie nicht noch mehr Zucker und Energie brauchen, ergreifen sie eine Schutzmaßnahme. Sie blockieren die Rezeptoren an ihrer Zellwand für den Schlüssel Insulin – man spricht in dem Fall von Insulinresistenz.

In der Folge steigt der Blutzuckerspiegel, denn das Insulin kann ja nichts machen und aus diesem Grund auch den Zucker nicht wegräumen. Die Bauchspeicheldrüse verkennt die Situation, läuft auf Hochtouren und schüttet noch mehr von dem Hormon aus; die Krankheit Diabetes beginnt, der Insulinspiegel steigt und steigt. Irgendwann kapituliert auch die Bauchspeicheldrüse und ist erschöpft – von diesem Moment an ist ein Diabetes nur noch sehr schwer heilbar.

Übergewicht und Diabetes Typ 2 gehen Hand in Hand. Ein hoher Insulinspiegel verhindert den Fettabbau. Die Zellen glauben nämlich, dass genug Zucker, also Energie, im Umlauf ist. Erinnern Sie sich an das Bild von Kühlschrank und Tiefkühltruhe: Der Kühlschrank ist ja voll, darum müssen die Fettreserven nicht angegangen werden. Deshalb wird es bei einem fortgeschrittenen Diabetes äußerst schwer, durch eine Diät dauerhaft Gewicht zu verlieren. Übergewicht, ein hoher Insulinspiegel und Diabetes sind ein Teufelskreis.

Hinzu kommt, dass jede übliche Diät die Situation noch verschlimmert. Im Rahmen einer solchen werden die Glykogenspeicher als Erstes geleert, der Körper baut aber aufgrund des chronisch hohen Insulinspiegels kein oder nur schwer Fett ab. Nun macht der Körper, was er immer macht, wenn er denkt, dass die Energie knapp wird: Er verlangsamt den Grundumsatz, damit er weniger Energie verbrennt. Und et voilà: Es kommt zur weiteren Gewichtszunahme, zum Jo-Jo-Effekt. Genau darum bin ich ein entschiedener Gegner herkömmlicher Diäten.

Bei Diabetes Typ 1 ist es übrigens genau umgekehrt. Die meist jungen Patienten sind oft untergewichtig. Ihre Bauchspeicheldrüse kann kein Insulin produzieren, ohne Insulin können sich keine Fettpolster bilden.

Fasten kann die »Abnehmbremse« Insulin herunterregeln

Insulin signalisiert den Fettzellen, fest verschlossen zu bleiben, da genügend schnell verfügbare Energie durch den Zucker vorhanden ist. Ein Fettabbau ist somit für den Körper nicht wirklich erreichbar. Nach diesem Kenntnisstand ist Fasten die beste und idealste Methode, um diesen Teufelskreis zu durchbrechen. Es ist also keinesfalls notwendig, bei der Diagnose Diabetes sofort auf eine medikamentöse Therapie zu zielen oder früh mit Insulin zu behandeln. Der Düsseldorfer Diabetologe Stephan Martin spricht in diesem Zusammenhang sogar von einem »Insulingeschäft«. Da die Therapie mit Insulin für Ärzte und Krankenkassen finanzielle Vorteile hat, besteht wenig Interesse, alle Möglichkeiten der Ernährung und des Fastens auszuschöpfen. Insulin wird nämlich außerhalb des ärztlichen Budgets abgerechnet, die Krankenkassen erhalten für jeden mit Insulin behandelten Patienten eine extra Vergütung von bis zu 2000 Euro.

Unser Stoffwechsel wird außer von Insulin noch von vielen weiteren Steuermolekülen und Regelkreisläufen gelenkt. Im Kapitel Ernährung wird öfter von IGF-1 und mTOR die Rede sein. Das Protein mTOR und das Peptidhormon IGF-1 spielen als Wachstumsfaktoren beim Zellwachstum eine entscheidende Rolle und agieren ungut, wenn wir zu viel Süßes und zu viel Eiweiß essen. Andere Moleküle wie die AMP-aktivierte Proteinkinase (AMPK) sind in der Zelle

Energiesensoren, quasi die Tankanzeige im Auto. Sie steuern Stoffwechselprozesse, etwa die Cholesterinproduktion.

Das Grundprinzip all dieser Steuerungen und Regelkreise ist faszinierend einfach. Essen wir zu viel Süßes und tierisches Eiweiß, heißt es im Körper: »Achtung, Überfluss wegräumen!« Das geschieht durch Fettanbau, Entzündung und (Zell-)Wachstum. Zu viel Wachstum bedeutet letztlich ein erhöhtes Krebsrisiko, denn das ist das Wesen der Krebszelle: Sie wächst ungehemmt. Auch darum plädiere ich immer wieder für Heil- und Intervallfasten!

Besser essen, gesünder leben

Neues Bewusstsein für die Ernährung

Die gesündesten Orte der Welt

Die wissenschaftlichen Ernährungsempfehlungen der letzten Jahre wie auch die »Trends«, was als gesunde Ernährung gilt, sind allesamt gescheitert. Keine dieser Empfehlungen hat zu wesentlichen Verbesserungen der Gesundheit oder Veränderungen im Essverhalten und des Lebensstils geführt. Im Gegenteil, die 2018 veröffentlichte »Global Burden of Disease«-Studie, die die Gesundheit und Sterberate von 195 Ländern weltweit der Jahre 1950 bis 2017 ausgewertet hat, macht deutlich, wie dramatisch die Lage ist: Die Deutschen bilden das Schlusslicht Westeuropas, haben die geringste Lebenswartung, was auf steigendes Übergewicht, die Zunahme chronischer Erkrankungen, schlechte Ernährung, Bewegungsmangel, Tabak- und Alkoholkonsum zurückzuführen ist.

Zugegeben: Beschäftigt man sich mit den Ernährungstrends der letzten zehn Jahre, kann das schon für ziemliche Verwirrung sorgen: Da ist dann von Low-Carb und Atkins (Reduzierung der Kohlenhydrate) die Rede, von Low-Fat (wenig Fett), dann wird die »Steinzeiternährung« Paleo (viel Fleisch, keine Milchprodukte, kein Getreide oder Brot, kein Zucker, kein Alkohol) propagiert oder es wird über Fruchtzucker statt Zucker hin und her diskutiert. Hinzu kommen noch Zeitgeistmoden wie »Coffee to go« und das überall verfügbare Fast Food, die Einfluss auf unsere Ernährungsgewohnheiten nehmen und jeden Ratschlag obsolet zu machen scheinen.

Um Ihr Bewusstsein für eine kluge und gesunde Ernährung zu schärfen, mit der sich zahlreiche Krankheiten behandeln lassen, möchte ich Ihnen im Folgenden einige zentrale Studien aus der aktuellen Forschung sowie die gesündesten Ernährungsformen vorstellen und in Beziehung setzen mit den Erkenntnissen aus meiner jahrzehntelangen klinischen Erfahrung. Entscheidend ist dabei, was Ernährung für unsere Gesundheit leisten kann! Um das zu zeigen, möchte ich Sie mitnehmen auf eine kleine Weltreise zu den Orten gesunder Ernährung.

Gianni Pes, italienischer Mediziner und Altersforscher, und Michel Poulain, belgischer Astrophysiker und Demograf, hatten die kluge Idee, die Sache mit der Ernährung und der Gesundheit einmal von der anderen Seite her anzuschauen. Statt im Labor Mäuse mit einer Diät zu füttern, die eventuell zu Langlebigkeit führt, und abzuwarten, was das bringen würde, führten Pes und Poulain eine demografische Erhebung durch, für die sie die Regionen unseres Planeten ausfindig machten, in denen die gesündesten und ältesten Menschen leben. Sie markierten die Orte auf der Landkarte mit einem blauen Stift, daher bezeichnet man diese Gegenden seitdem als *Blue Zones.* Der US-amerikanische Wissenschaftsjournalist Dan Buettner hörte von diesen Orten und weitete zusammen mit dem National Institute on Aging in Bethesda, Maryland, das *Blue-Zones*-Konzept aus. Er identifizierte mit seinem Team, dazu holte er Pes und Poulain mit ins Boot, sechs Zonen (zuvor waren es fünf gewesen), in denen die meisten Hundertjährigen (Centenarians) und Hundertzehnjährigen (Super Centenarians) leben. Herausgefunden werden sollte, warum die Menschen in den *Blue Zones* so alt werden, wie sie leben und welche Rolle dabei die Ernährung spielt, neben Nikotinverzicht, einem aktiven Familienleben und sozialem Engagement sowie viel körperlicher Bewegung. Das Resultat: Die Ernährung stellte sich als ein entscheidender Faktor für ein langes, gesundes Leben heraus – und dabei spielte vor allem traditionelle Ernährung eine große Rolle; gemeint ist, was also in den jeweiligen Regionen üblich und über viele Jahrzehnte traditionell gegessen wurde. Selbstverständlich ist es begrüßenswert, dass wir in Deutschland jederzeit Knoblauch, Avocados, Reis, Tofu und Ingwer essen und feinen grünen Tee trinken können. Insofern ist die Globalisierung, zumindest in dieser Hinsicht, ein Gewinn. Dennoch scheint es so zu sein, dass die Industrialisierung hinsichtlich unseres Ernährungsstils für uns insgesamt mehr Nachteile als Vorteile birgt. Anders lässt es sich kaum erklären, warum offensichtlich die traditionelle Ernährung in den *Blue Zones* zu einem hohen Alter bei guter Gesundheit führt. Nun aber zu den Regionen, in denen die Menschen wahrlich alt werden.

Die Insel Okinawa, Japan

Okinawa wird auch als »Insel der Unsterblichkeit« bezeichnet, denn dreistelliges Lebensalter ist hier, statistisch gesehen, deutlich häufiger als anderswo. Woran liegt das? Was ist das Besonderes an diesen Menschen? Okinawa liegt im Ostchinesischen Meer, etwa 1500 Kilometer von Tokio entfernt. Und obwohl die Menschen auf dieser Insel viel Leid im Zweiten Weltkrieg erlebten, sind über 900 der 1,3 Millionen Menschen dort hundert Jahre alt und älter. Die meisten von ihnen leben eigenständig und sind körperlich immer noch sehr aktiv. Vielleicht ist das der Grund, warum es bei ihnen kein Wort für »Ruhestand« gibt.

Fast alle Familien, gerade jene auf dem Land, bauen ihre eigenen Lebensmittel an, alles andere besorgen sie sich auf lokalen Märkten – also regionale Produkte – und nicht in großen Supermarktketten – also keine Importwaren. Hauptnahrungsmittel in Okinawa war über Jahrzehnte hinweg die Süßkartoffel (Imo). Zum Frühstück gibt es Miso-Suppe mit Gemüse, zu den weiteren Mahlzeiten kommen Algen, Tofu, Natto (fermentierte Sojabohnen) und mit Zwiebeln, Pfeffer und Kurkuma gewürzter Reis hinzu. Zwei für unseren europäischen Gaumen etwas gewöhnungsbedürftige Nahrungsmittel, Bittergurke (Goya) und Gewürzbeifuß, werden häufig gereicht. Grüner Tee wird den ganzen Tag über getrunken. Tierisches Protein in Form von Fisch kommt selten auf den Tisch, und lediglich an Festtagen wird Fleisch, meistens Schweinefleisch, gegessen.

Noch etwas fällt auf, wenn man die Ernährungsgewohnheiten auf Okinawa betrachtet: Es wird »Hara hachi bun me« praktiziert, eine konfuzianische Essensanweisung: Man isst sich nur zu 80 Prozent satt. Einfacher kann keine Diät sein. Kalorische Restriktion ist somit fester Bestandteil dieser japanischen Insel-Esskultur.

Leider verschwinden seit einiger Zeit auch auf Okinawa die Hundertjährigen. Das hat damit zu tun, dass der Lebensstandard inzwischen westlich geworden ist, was auch eine Vorliebe für Fast Food einschließt. Damit stieg der sehr geringe Nahrungsfettanteil von zehn Prozent in den Sechzigerjahren auf heute rund 30 Prozent, also auf das Niveau in der westlichen Welt. Fast jeder zweite Insulaner im Alter zwischen 20 und 69 Jahren ist mittlerweile übergewichtig.

Der geringe Fettanteil in der Nahrung hatte einst mit der Süßkartoffel zu tun – sie gilt als wahres Geheimnis für die Langlebigkeit in dieser Region. Studien jedenfalls zeigen ihre hervorragende Wirkung auf die Durchblutung der Gefäße. Ich bin daher froh, dass wir sie seit einiger Zeit auch bei uns vermehrt angeboten bekommen. Leider sind viele Japaner der Süßkartoffel überdrüssig. Sie war das Hauptnahrungsmittel zu Kriegszeiten und ist deshalb mit keinen guten Erinnerungen verknüpft.

Probieren Sie mal Süßkartoffeln! Dazu eine dicke Kartoffel in Scheiben schneiden und diese in eine Auflaufform geben. Salzen, pfeffern und 15 Minuten bei 200 Grad im Ofen lassen.

Die Ernährung auf Okinawa ist aber auch sehr algenreich. Selbst wenn die Diskussionen um Omega-3-Fettsäuren immer noch im Gange sind (siehe S. 71 ff.), so halte ich Algen aufgrund ihres hohen Gehalts an ungesättigten Omega-3-Fettsäuren und zusätzlichen sekundären Pflanzenstoffen für einen weiteren Hauptgrund für Langlebigkeit.

Die dritte Wunderwaffe für ein hohes und gesundes Alter ist vermutlich das grünblättrige Gemüse, das in Asien besonders häufig verzehrt wird: Garland-Chrysantheme (Kronenwucherblume), Ta cai, Chin-gin cai, Osaka Shirona oder Nozawana. Ihr hoher Nitratgehalt schützt Gefäße und Stoffwechsel, man kann sie als Superfoods bezeichnen.

Doch nicht allein Okinawa, sondern ganz Japan ist nach den neuesten Daten einer OECD-Studie (Organisation für wirtschaftliche Zusammenarbeit und Entwicklung) das Land mit der höchsten durchschnittlichen Lebenserwartung (83,9 Jahre). Der Club der über Hundertjährigen steigt stetig. Derzeit leben in Japan knapp 70 000 Menschen, die über hundert sind – das ist einsame Weltspitze. Zum Vergleich: In Deutschland sind es laut dem Statistischen Bundesamt derzeit 16 500 Menschen.

Die Gesundheitseffekte der japanischen Küche können wir auch bei uns mit heimischem, grünblättrigem Gemüse erzielen, etwa mit Spinat, Rucola, Mangold oder Roter Bete. Es ist vor allem der hohe Nitratgehalt, der den Schutz für Gefäße und Herz bewirkt. Auch Fenchelsamen wirkt auf diese Weise schützend vor Gefäßverkalkung, hält also unsere Gefäße geschmeidig.

Fenchelsamen

In den meisten indischen Restaurants gibt es nach dem Essen bunte, gesüßte Fenchelsamen zu knabbern, damit der Atem schön frisch wird. Abgesehen vom Zucker ist das eine hervorragende Idee. Man kann sie aber auch mit Gemüse anbraten oder zusammen mit Reis kochen. Die Inhaltsstoffe (darunter ätherische Öle) haben es in sich, sie sind kleine Powerpakete.

Die griechische Insel Ikaria und die italienische Provinz Nuoro auf Sardinien

Nicht nur in Asien, auch in Europa kann man gesund alt werden. So auf der griechischen Ägäis-Insel Ikaria und im Mittelmeer auf Sardinien. Auf der teils recht kargen Insel Ikaria leben rund 8500 Bewohner, der Anteil der Neunzigjährigen ist hier zehnmal so hoch wie im europäischen Durchschnitt. Auch hier zeigte sich, dass die Insulaner viele Hülsenfrüchte, Wildgemüse, Kräuter und Oliven essen. Mit 224 Gramm pro Tag essen sie doppelt so viel Gemüse wie wir Deutschen.

Auf Sardinien leben die meisten Hundertjährigen in kleinen Dörfern in der Bergregion Barbagia. Hier werden neben einer gemüse- und obstreichen Ernährung auch ordentliche Mengen an Milch und Käse von Ziegen und Schafen genossen. Interessant ist auch, dass in dieser gebirgigen Welt die Lebenserwartung von Männern und Frauen annähernd gleich hoch ist. Das ist erstaunlich, denn normalerweise leben Frauen überall auf der Welt zwei bis fünf Jahre länger als Männer. Eine Ausnahme bilden übrigens Mönche und Nonnen. Vielleicht liegt es daran, dass Männer in klösterlichen Gemeinschaften weniger Stress ausgesetzt sind und sich gesünder ernähren.

Auf Sardinien jedenfalls fördern auch körperliche Arbeit und Bewegung die Langlebigkeit. Darüber hinaus konnten Beobachtungsstudien belegen, dass die berühmte Siesta, die längere Pause mitten am Tag, von Vorteil ist. Einerseits entgeht man der anstrengenden Mittagshitze, andererseits entstresst die Ruhephase.

Beiden Ländern, Italien und Griechenland, ist die mediterrane Ernährung gemeinsam, auch bekannt als Mittelmeer-Diät. Und weil ich diese für so wichtig halte, möchte ich etwas ausführlicher auf sie eingehen.

Die mediterrane Ernährung

Was versteht man unter mediterraner Diät? Ist damit die traditionelle Ernährung in Marokko, der Türkei, in Griechenland, Italien, Portugal oder Kroatien gemeint? Jeder, der mehrere dieser Länder bereist hat, weiß: Hier gibt es erhebliche Unterschiede beim Essen. Der Erfolg der mediterranen Ernährung hat mit Sicherheit auch etwas mit dem positiven Image des Mittelmeers und mit schönen Urlaubserinnerungen zu tun. Mediterrane Ernährung hört sich womöglich erst einmal besser an als zum Beispiel norddeutsche Ernährung. Doch leider hat die traditionelle mediterrane Ernährung eher wenig mit dem gemein, was heute überwiegend in den touristisch erschlossen Regionen serviert wird. Es geht nicht um Souflaki-Spieße, Gyros, Serrano-Schinken, Mozzarella und viel Rotwein, sondern vor allem um viel Gemüse und Salat, Obst, Nüsse, Hülsenfrüchte, Gewürze, vollwertige Kohlenhydrate und gesunde Öle.

Die berühmteste aller traditionellen Ernährungsformen hat es inzwischen sogar zum UNESCO-Weltkulturerbe gebracht. Das klingt schon etwas verwunderlich, denn bei dem Wort »Weltkulturerbe« denkt man gemeinhin eher an den Kölner Dom oder die Akropolis, weniger an gesundes Essen. Tatsächlich aber wurde einem Antrag Italiens und anderer Mittelmeerländer 2013 stattgegeben, die traditionelle Mittelmeerkost als Weltkulturerbe anzuerkennen.

Einigkeit, die sonst eher selten ist, herrscht unter Ernährungsmedizinern oder Demografen hinsichtlich der »mediterranen Diät«: Sie wird für sehr gesund gehalten. Jeder, der jemals ein Mittelmeerland bereist hat, kennt dessen kulinarische Vielfalt. Ich erinnere mich auch gut. Bei meiner ersten Begegnung mit ihr war ich 19 Jahre alt und mit meiner damaligen Freundin nach einer langen Bahnfahrt endlich im sommerlichen Nordspanien angekommen. Obwohl der Ort nicht sehr touristisch war, fanden wir nur noch ein Zimmer in einer kleinen Pension am Stadtrand. Alle größeren Hotels waren ausgebucht. Mehrere ältere spanische Herrschaften speisten in der Pension zu Abend. Auf der Speisekarte stand nur ein einziges Menü – das nach Art des Hauses. Ich war begeistert und stellte mir vor, dass es nun leckeren Tintenfisch, Manchego-Käse und Paella geben würde, so wie ich mir eben mediterranes Essen in Spanien damals vorstellte. Doch zu meinem Erstaunen gab es nichts von alledem, sondern stattdessen folgende vier Gänge: eine Gemüsesuppe, Salat, zwei gefüllte Teller mit Gemüse – Aubergine, Zucchini, Artischocke, weiße Bohnen, grüner Spargel, gebratene Paprika und Spinat mit reichlich Zwiebeln und Knoblauch – sowie einen süßen Nachtisch aus Pistazien, Honig und Mandeln. Zum Hauptgang wurden frisch gebackenes Brot und Oliven gereicht. Damals war ich ziemlich enttäuscht über dieses »karge« Essen. Heute weiß ich, dass ich ein wirklich traditionell mediterranes und supergesundes Essen serviert bekam.

Unter traditionell mediterraner Ernährung wird nämlich vor allem das verstanden: Gemüse, Salat, Obst, Nüsse, Hülsenfrüchte, Gewürze, vollwertige Kohlenhydrate und gesunde Öle.

Ancel Keys entdeckte die überragende Wirkung der mediterranen Ernährung

Es war vor allem der US-amerikanische Wissenschaftler Ancel Benjamin Keys, der auf die gesundheitlichen Vorteile der mediterranen Ernährung aufmerksam machte. Seine wissenschaftlichen Publikationen wurden lange Zeit missverstanden und teilweise sogar entsprechend diskreditiert. Erst viele Jahre später betitelte das *Time Magazine* Keys als »Mr. Cholesterin«, obwohl er sich gar nicht hauptsächlich mit dem Cholesterinwert beschäftigt hatte. Am Anfang seiner Forschung interessierte ihn etwas ganz anderes.

Keys war Biologe und Physiologe. Zur Zeit des Zweiten Weltkriegs untersuchte er, wie der Mensch auf außergewöhnliche Lebensbedingungen reagiert, beschäftige sich mit dem Hunger und der physiologischen Wirkung von Nahrungsfetten. Er wollte herausfinden, wie ein Mensch in extremer Kälte überlebt, in Gebirgsregionen mit mehreren tausend Metern Höhe. Da das US-amerikanische Verteidigungsministerium sich um seine Soldaten im Krieg sorgte, wurde man auf Keys aufmerksam. Auf Grundlage seiner Forschungen entwickelte er Lebensmittelpakete für die GI's, die berühmten »K-Rationen«. Jede der wasserdichten K-Boxen enthielt 3200 kcal konzentrierte Nahrung aus Käse, Schokolade, Keksen, Zitronenpulver sowie Kaugummis und Zigaretten. Letztere dienten dazu, die Moral der Truppe zu steigern.

Regelrecht berühmt wurde Keys dann aber durch sein »Minnesota Starvation Experiment«, eine Studie über massive, also dauerhafte Hungerzustände. Um gesunde Männer zu einer freiwilligen Teilnahme zu bewegen, ließ er einen neugierig machenden Aushang anfertigen: »Will you starve, that they be better fed?« (Möchten Sie hungern, damit unsere Soldaten besser ernährt werden?) Die meisten der 32 Teilnehmer, die für die Studie ausgewählt wurden, stammten aus einem christlich-pazifistischen Milieu. Ich denke, diese innere Einstellung war wirklich wichtig gewesen, um sich auf das Experiment einzulassen.

Die Teilnehmer bekamen mehrere Monate lang nur 1000 kcal zu essen, mussten aber trotz dieser knappen Versorgung täglich 20- bis 30-Kilometer-Fußmärsche zurücklegen. Keys konnte mit dieser sicher extremen Studie nicht nur nachweisen, welche enormen negativen Auswirkungen großer Hunger auf Körper und Psyche hat, sondern auch, wie immens wichtig es ist, im Anschluss an eine solche entbehrungsreiche Zeit sorgfältig und langsam wieder zu essen, um Organschäden zu vermeiden. Später wurden Keys' Forschungsergebnisse immer wieder als Beleg für die gefährlichen Folgen des Heilfastens herangezogen. Seine Studie hatte aber überhaupt nichts mit medizinischem Fasten zu tun. Es ging darum, möglichst effektive Gegenmaßnahmen gegen die Auswirkungen des Hungerns zu entwickeln.

Nach 1945 hatte der Physiologe Zugang zu vielen Bevölkerungsdaten in Europa. Er beobachtete, dass die Mangelernährung in der

Nachkriegszeit in einigen Ländern mit einer sehr geringen Rate an Herzerkrankungen einherging, andererseits aber Schlaganfälle und Herzinfarkte mit dem aufkommenden Wohlstand stark anstiegen. Auch bemerkte er, dass im südlichen Italien die Herzinfarktsterblichkeit verschwindend gering blieb.

Er reiste daraufhin nach Italien und baute in Neapel ein Labor auf, um vor Ort Blutfett-Messungen durchführen zu können. In der Folge wollte er einen Zusammenhang zwischen tierischem Fett im Essen, dem Cholesterinspiegel im Blut und dem Risiko von Herzinfarkt zu erforschen. So begann er 1958 mit der ersten systematischen internationalen Bevölkerungsstudie, der berühmt gewordenen Sieben-Länder-Studie. Trotz bescheidener finanzieller Mittel gelang es ihm, 12 000 Menschen ausführlich zu untersuchen, wozu er sich gezielt sieben Länder ausgesucht hatte, darunter Japan, Finnland, Griechenland und die USA. Es wurden Labor- und EKG-Werte dokumentiert und Lebensgewohnheiten erfragt. Nach fünf und dann zehn Jahren wurden in der Zwischenzeit erlittene Erkrankungen aufgezeichnet.

Die Ergebnisse brachten Erstaunliches zutage: Herzinfarkte und Herzattacken traten bei nur 0,1 Prozent der Menschen auf Kreta auf und nur bei 1 Prozent in Japan, hingegen bei 5,7 Prozent in den USA und bei satten 9,5 Prozent in Finnland. Ein erhöhter Blutcholesterinwert fand sich bei 77 Prozent der untersuchten Finnen, aber nur bei drei Prozent der Japaner. Kein Wunder: Erwartungsgemäß unterschieden sich die Ernährungsformen in diesen Ländern extrem voneinander.

Es war auch Keys, der als Erster erkannte, dass nicht jede Sorte Fett gesundheitsschädlich ist. Auf Kreta wird traditionell reichlich Olivenöl verwendet, das klingt erst einmal nicht nach einer fettarmen Ernährung. Trotzdem war die Herzinfarkt-Rate im Gegensatz zu Ländern und Regionen, in denen sehr viel tierisches Fett auf dem Speiseplan stand, sehr niedrig. Es ist Keys' Verdienst, den überragenden Schutzmechanismus des Olivenöls auf die Gefäße erkannt und die Wirkung von Fetten differenziert zu haben. Er war zudem der

Erste, der die mediterrane Ernährung als rundum gesund einstufte. Darüber hinaus schlussfolgerte er, dass das gesunde Geheimnis von Kreta und Süditalien im Verzehr von reichlich Gemüse, Salat, Obst und »komplexen«, also vollwertigen Kohlenhydraten besteht.

Seine wissenschaftlichen Daten prägten auch Keys' persönliches Leben. Er setzte seine Ernährungsempfehlungen konsequent für sich selbst um: Im 101. Lebensjahr starb er in seiner Wahlheimat Neapel. Auch wenn seine Arbeiten zu Lebzeiten immer wieder kritisiert und seine »Diet-heart«-Hypothese in Zweifel gezogen wurden – heute wagt das niemand mehr.

Alle Daten aus aufwendigen klinischen Studien, die medizinische Beweiskraft haben, sind eindeutig. In ihnen zeigte sich, dass Menschen nach einer Umstellung auf eine mediterrane Ernährung weniger Herzinfarkte und Schlaganfälle erlitten und seltener an Diabetes und Bluthochdruck erkrankten. Auch Rheumabeschwerden besserten sich und bei vielen Älteren Vorstufen einer Demenz.

Selbst für Brust- und Darmkrebs scheint die mediterrane Diät einen vorbeugenden Effekt zu haben.

Für keine andere Ernährungsform gibt es einen solchen gesundheitlichen Effekt – weder in dieser Deutlichkeit noch in seinem Ausmaß. Die mediterrane Diät ist in ihrer traditionell pflanzlichen Form ohne jede Frage eine der gesündesten Ernährungsformen!

Mediterrane Ernährung in der Praxis

Im renommierten Fachblatt *BMC Medicine* wurden 2016 die führenden Forscher der mediterranen Ernährung, Wissenschaftler (Ernährungsforscher, Kardiologen) aus Spanien, Griechenland, Frankreich, den USA und England, zu ihrer Einschätzung der mediterranen Ernährung interviewt. Demnach soll sie folgende 10 Punkte erfüllen:

Diese Lebensmittel reichlich verwenden

- Olivenöl als vorwiegendes Speisefett (mindestens vier Teelöffel am Tag)
- Nüsse und Mandeln (mindestens dreimal pro Woche, am besten 30g täglich, das ist eine Handvoll)
- Reichlich frisches Obst (am besten dreimal täglich, bevorzugt Beeren, Trauben)
- Reichlich frisches Gemüse (am besten zwei- bis dreimal täglich)
- Hülsenfrüchte (mehrmals pro Woche, am besten täglich)
- Gewürze, Zwiebeln, Knoblauch (bei jeder Gelegenheit)
- Vollkorngetreide mit viel Ballaststoffen (Brot, Pasta, Reis)

Diese Lebensmittel äußerst sparsam bis gar nicht verwenden

- Süßigkeiten, gezuckerte Getränke
- Fleisch, Wurst
- Milchprodukte

Milch in der mediterranen Ernährung

Wenn Sie Milchprodukte verwenden, dann nicht industriell in großem Stil hergestellte Produkte, sondern Schafs- oder Ziegenkäse bevorzugen. Und machen Sie es wie die Südländer: Verwenden Sie Feta, Pecorino und Parmesan als geschmackliches i-Tüpfelchen und nicht daumendick geschnitten aufs Brot. Joghurt und fermentierte

Getränke wie Kefir oder Ayran werden in vielen mediterranen Ländern regelmäßig verzehrt und enthalten gesunde probiotische Bakterien. Aber die Gesamtmenge an verzehrten Milchprodukten ist insgesamt sehr gering.

Fisch in der mediterranen Ernährung

Ich bin kein Befürworter von Fisch, weder aus gesundheitlicher Hinsicht noch aus ökologischen Gründen (siehe S. 73 ff.). Aber natürlich verkörpert Fisch mehr als alles andere die mediterrane Ernährung, vor allem in Küstenregionen. Abseits der Hafenstädte sieht es jedoch anders aus, da steht er nicht unbedingt auf der Speisekarte. Im direkten Vergleich sollte man sich lieber für Fisch statt für Fleisch entscheiden: Fisch ist sozusagen das kleinere Übel. Es geht weniger um den Nutzen von Fisch alleine, vielmehr ist die Gesamtheit aller vorhandenen Lebensmittel in einer Region entscheidend – und in den *Blue Zones* spielt er keine Rolle. Und da zeichnet sich die mediterrane Ernährung vor allem durch viel Gemüse sowie pflanzliche Öle aus – nicht durch den Verzehr von Fisch.

Fett in der mediterranen Ernährung

Antonia Trichopoulou von der Universität Athen und Präsidentin der Hellenic Health Foundation hat die großen modernen Bevölkerungsstudien zur mediterranen Ernährung auf den Weg gebracht. Sie bezeichnet die mediterrane Ernährung als eine im Kern pflanzenbasierte, vegane Ernährung, die erstaunlicherweise nicht fettarm ist. Hierbei weist sie beim Thema Olivenöl auch gerne darauf hin, dass das Öl eigentlich ein Fruchtsaft ist. So kann man das natürlich auch sehen, zweifellos. Da kann man sich aber auch fragen, ob die Olive als ganze Frucht vielleicht nicht gesünder ist. Die ehrliche Antwort: Bislang ist dies noch nicht untersucht worden. Selbstverständlich sind Oliven als ganze Frucht aber immer gesund.

Immer wieder ist zu hören, dass man Olivenöl nicht erhitzen soll und es sich aus diesem Grund nicht zum Braten und Kochen eignet, aber das stimmt nicht. Im Gegenteil. Aktuelle Studien zeigen, dass Olivenöl auch bei hohen Temperaturen in seiner chemischen Zusammensetzung stabil bleibt und man es darum gut und lange erhitzen kann, ohne dass gesundheitsschädliche Stoffe entstehen.

Ich werde noch darauf eingehen, aber eine Sache möchte ich hier schon erwähnen: Keys hat sich beim Thema Cholesterin ein wenig geirrt. Die mediterrane Ernährung schützt vor Herzinfarkt und Schlaganfall, ohne dass der Cholesterinspiegel abgesenkt wird. Neueste Daten zeigen: Je mehr gutes Fett aus gesunden Ölen und Nüssen wir anstelle von schlechtem Fett aus tierischen Produkten essen, desto herzgesünder ist es, ganz unabhängig vom Cholesterinspiegel.

Alkohol in der mediterranen Ernährung

An einem warmen Sommerabend auf der Terrasse am Meer eine Scheibe Brot, Olivenöl, Meersalz und Pimentos – was braucht es mehr? Vielleicht ein Glas Rotwein? Zweifellos gehört im Süden der Wein zum Essen dazu. Allerdings – und das verkennen die meisten – in bescheidenen Mengen. Die fröhliche Stimmung ist meist dem Zusammenkommen der Großfamilie geschuldet, weniger dem Alkohol. In den *Blue Zones* spielt er keine Rolle.

Heutzutage empfehlen viele Wissenschaftler und Ärzte, den Wein- und Alkoholkonsum grundsätzlich einzuschränken. Ich schließe mich dem an. Galt ein Schluck Rotwein lange Zeit als gesundheitsförderlich, so muss seit 2018 diese Auffassung ad acta gelegt werden. Bei den bisher veröffentlichten Daten stand meist die Untersuchung der Herz-Kreislauf-Erkrankungen im Vordergrund. Die neuesten Erhebungen legen aber nahe, dass vermutlich schon kleine Mengen Alkohol gesundheitsschädlicher sind, als man lange dachte. Zwar gibt es bei insgesamt regelmäßigem, moderatem Verzehr nach wie vor einen kleinen Vorteil für Herz-Kreislauf-Erkrankungen, doch was man weniger im Blick hatte: Alkohol fördert die Entstehung von Krebserkrankungen.

Wer auf Wein beim Essen nicht verzichten möchte, sollte an die mediterrane Tradition denken: Wein trinkt man zum Essen und nicht als »Selbstzweck«. Auch nicht ganz unwichtig: Alkohol begünstigt die bessere Verstoffwechselung von Nahrungsfett, das dann gerne zu einem Bäuchlein führt.

Mediterrane Ernährung in Deutschland

Jedes Jahr veröffentlicht die OECD die Verzehrgewohnheiten einiger Länder. Wir Deutschen schneiden jedes Mal im Vergleich zu Spanien, Italien, Griechenland, Frankreich, Portugal und der Schweiz schlechter ab, wenn es um unseren Gemüseverzehr geht. Woanders wird deutlich mehr Gemüse gegessen, und in diesem Woanders haben die Menschen immer noch eine durchschnittlich höhere Lebenserwartung. Also: Umdenken.

Inzwischen ist zu beobachten, ähnlich wie auf Okinawa, dass sich die jüngeren Generationen in Griechenland und Italien immer weniger traditionell mediterran ernähren. Mit der Folge, dass in diesen Ländern Stoffwechselerkrankungen zunehmen.

Während meines letzten Urlaubs auf Kreta 2018 schien die Welt aber noch in Ordnung zu sein. Als ich in einem Tante-Emma-Laden grüne Bohnen, Bohnenkraut und ein Glas Oliven neben die Kasse legte, wurde ich von der Besitzerin gelobt: »Sie werden wohl langsam ein Kreter ...«

Die Ernährungsform »MediterrAsian«

So gesund die mediterrane Ernährung ist, so heißt das noch längst nicht, dass andere Ernährungsformen es nicht sind. Zunehmend gibt es wissenschaftliche Hinweise für gute gesundheitliche Wirkungen der asiatischen Küche. Einige Ernährungswissenschaftler rufen schon die MediterrAsian-Diät als ideale Ernährungsform aus.

Die Basis der japanischen Küche bilden – gemäß dem veröffentlichten vierstufigen »Nahrungskreisel« – Kohlenhydrate wie Getreide, Nudeln und Reis. Auf der zweiten Stufe stehen Gemüsegerichte. Die dritte Stufe – Fisch, Eier, Soja und Fleisch – essen

Japaner schon seltener, während Milchprodukte und interessanterweise Obst als vierte Stufe ganz selten auf den Tisch kommen. Eine 2016 in der renommierten Fachzeitschrift *British Medical Journal* veröffentlichte Studie zeigte einen Zusammenhang zwischen dieser Art der Ernährung, der Lebenserwartung und Herz-Kreislauf-Erkrankungen. Je stärker traditionell japanisch gegessen wird, desto gesünder und langlebiger sind die Menschen.

Die »China Study« untersuchte die Gesundheit der Bewohner Zentralchinas, geleitet wurde sie von dem US-amerikanischen Biochemiker T. Colin Campbell, im Auftrag der chinesischen Regierung. Die Ernährung in den ländlichen chinesischen Regionen bestand hauptsächlich aus Getreide und Gemüse, wenig Fleisch und Süßwasserfische. Dadurch lag der Anteil an tierischem Protein in der Nahrung bei nur zehn Prozent. Auch der Fettanteil in der Nahrung war niedrig, und der Ballaststoffanteil hoch. Übergewicht, Bluthochdruck, hohe Cholesterinspiegel und Herz-Kreislauf-Erkrankungen traten bei den untersuchten Menschen in 130 zentralchinesischen Dörfern ebenso wie Brust- und Darmkrebs, Autoimmunerkrankungen wie Multiple Sklerose oder Diabetes Typ 1 nur sehr selten auf. Im Vergleich: US-amerikanische Männer starben 16-mal häufiger an einem Herzinfarkt als chinesische Männer.

Weiterreise zu den *Blue Zones* in Kalifornien und Costa Rica

Die Weltreise zu den gesündesten Orten der Welt geht weiter, von Japan über Europa an die Westküste der USA – nach Loma Linda, einer Ortschaft in unmittelbarer Nähe von Los Angeles. Nicht alle Bewohner in dieser kalifornischen Stadt gehören zu den Langlebigen, sondern nur die Siebenten-Tags-Adventisten. Für die Anhänger dieser protestantischen Freikirche ist der menschliche Körper ein Haus Gottes. Ihre gesunde und pflanzenbasierte Ernährungsweise – die meisten sind Vegetarier oder Veganer – ist entsprechend religiös begründet. Sie legen daher großen Wert auf eine gesunde Lebensführung. Dazu gehört der Verzicht auf Nikotin, Alkohol und Fleisch. Stattdessen stehen vorwiegend Nüsse, Gemüse, Hülsenfrüchte und Obst auf dem Speiseplan, einige essen Fisch und wenige Fleisch. Wissenschaftler der Loma Linda University hatten hier eine ideale Forschungssituation, weil sich eine große Gruppe von Menschen sehr einheitlich ernährte und sich durch die gemeinsame Religion in Alltag und Lebensstil nur wenig unterschied. Dadurch gab es nur eine geringe Verfälschungsgefahr der Daten, mit der Studien normalerweise zu kämpfen haben. Die Adventisten-Gesundheitsstudie (Adventist Health Study) startete vor mehr als zwei Jahrzehnten; bei je 60 000 und 97 000 Teilnehmern wurden umfangreiche Langzeitanalysen erarbeitet. Am meisten beeindruckte, dass Adventisten im Durchschnitt sechs Jahre, unter optimalen Bedingungen zehn Jahre länger leben als der durchschnittliche US-amerikanische Bürger; »Ten years more of life«, titelte die Studie. Fünf Faktoren waren dafür entscheidend: Nikotinverzicht, vegetarische Ernährung, Nüsse, regelmäßige Bewegung und intensive soziale Kontakte.

Weitere interessante Ergebnisse neben der Schutzwirkung der vegetarischen Ernährung in dieser Studie waren: Der Verzehr von Tomaten schützt vor Eierstock- und Prostatakrebs. Fünf Gläser Wasser täglich schützen das Herz.

Im mittelamerikanischen Costa Rica befindet sich eine weitere *Blue Zone* mit überdurchschnittlich vielen vitalen 100-Jährigen auf der Halbinsel Nicoya. Auch hier haben sich, ähnlich wie auf Sardinien, Kreta und Ikaria, aufgrund der abgeschiedenen Lage traditionelle Lebens- und Ernährungsgewohnheiten konserviert. Das Ernährungsmuster ist das gleiche wie in den anderen *Blue Zones:* viel Gemüse (hier vor allem Bohnen) und sehr viel Obst. Kohlenhydrate liefert das Grundnahrungsmittel der Region, der Mais. Ein zusätzlicher Faktor für die Langlebigkeit der Nicoyaner ist eine Art tägliches Intervallfasten. Am Abend wird traditionell sehr wenig gegessen, Dinner-Cancelling »light« ist hier quasi gang und gäbe.

Die Gesundheitsvorteile des Intervallfastens und Dinner-Cancelling beschreibe ich im Kapitel »Fasten«, S. 168 ff.

Weitere Entdeckungen traditioneller Ernährungsformen

Unabhängig vom *Blue-Zones*-Projekt wurden noch andere Bevölkerungsgruppen auf der Welt untersucht, die äußerst gesund leben und sehr alt werden. Beim detaillierten Blick in die medizinischen Datenbanken finden sich weitere interessante Daten aus Studien, die traditionelle Ernährungsformen in Afrika untersuchten. 1959 berichteten Epidemiologen Erstaunliches aus Uganda. Die Wissenschaftler verglichen Obduktionsbefunde am Herzen von je über 600 gleichaltrigen Menschen in den USA und Uganda. Bei den Amerikanern wurden 136 Herzinfarkte als Todesursache identifiziert, bei den Ugandern ein einziger. Diese Entdeckung wurde in weiteren Untersuchen bestätigt. Auf der Suche nach der Ursache stieß man unter anderem auf die unterschiedliche Ernährungsweise. Ugander aßen im Vergleich zu den US-Amerikanern viel Gemüse, Hülsenfrüchte, vollwertiges Getreide, nur sehr wenig Fleisch und keine lebensmitteltechnisch verarbeiteten Produkte.

Ähnliche historisch frühe Beobachtungen machte man in Kenia. Schon in den Zwanzigerjahren erfassten Wissenschaftler die Blutdruckwerte von rund 1000 Kenianern, die sich ebenfalls überwiegend pflanzlich und vollwertig ernährten. Sie zeigten im Gegensatz zu US-Amerikanern und Europäern keine erhöhten Blutdruckwerte mit zunehmendem Lebensalter. Bei den über Sechzigjährigen konnte man sogar niedrigere Blutdruckwerte (im Durchschnitt 110/70 mmHg) messen, während diese bei Menschen aus dem Westen erhöht waren (über 140/90 mmHg). In einer weiteren Studie untersuchte man die Krankheitsursachen von 1800 Kenianern, die stationär in Krankenhäusern behandelt wurden. Es gab keinen einzigen Fall von Bluthochdruck und Herzinfarkt!

Es ist zwar keine *Blue Zone*, aber die Untersuchung eines sehr abgelegenen Gebietes in der bolivianischen Amazonasregion unterstreicht die Ergebnisse der Forschung in den *Blue Zones*; hier leben etwa 10 000 Tsimane, Angehörige eines indigenen Stammes, in etwa 80 Dörfern. 2001 begannen Anthropologen, die Lebensweise der Tsimane im Rahmen des »Tsimane Health and Life History Project« genauer zu untersuchen. Das Leben im Dschungel ist einfach und hart; es gibt weder elektrischen Strom noch Leitungswasser. Viele Stunden am Tag sind die Bewohner auf den Beinen und mit dem Sammeln von Früchten und Wurzeln, dem Anbau von Getreide und Maniok, einer stärkehaltigen Wurzelknolle, beschäftigt. Aufgrund der vielen Insekten und Parasiten sind bei ihnen Infektionen, die zu Entzündungen im Körper und auf der Haut führen, sehr verbreitet. Medizinische Versorgung fehlt. Trotzdem ist die durchschnittliche Lebenserwartung mit 72 Jahren dafür relativ hoch.

Einer der Forschungsschwerpunkte des Tsimane-Projektes beschäftigte sich mit den Entzündungen und ihren Auswirkungen auf Herz-Kreislauf-Erkrankungen (Herzinfarkte, Schlaganfälle). Seit Längerem ist nämlich bekannt, dass Gefäßverkalkungen auch eine Folge von Entzündungsprozessen sind. Die Forscher wollten aus diesem Grund wissen, wie es um die Herz- und Gefäßgesundheit der Tsimane stand. Sie unterzogen 705 Mitglieder dieses Stamms im Alter von 40 bis 94 Jahren in der nächstgrößeren Amazonas-Stadt einer kardiologischen Untersuchung einschließlich Computertomografie der Herzkranzgefäße.

Die Ergebnisse waren eine derartige Sensation, dass die Tsimane bei der Präsentation der Studienergebnisse im Jahr 2017 zum herzgesündesten Volk der Welt erklärt wurden.

Bei 85 Prozent der Untersuchten lag das Herzinfarktrisiko bis ins hohe Alter bei null (!).

Die durchschnittliche Gefäßverkalkung eines achtzigjährigen Tsimane entsprach der eines Anfang fünfzigjährigen US-Amerikaners. Zwar hatten die Tsimane tatsächlich hohe Entzündungswerte im

Blut, aber dies schien für die Herzgesundheit unbedeutend. Dafür fanden sich bis ins hohe Alter weder Anstiege des Gewichts noch des Cholesterins, des Blutzuckers oder des Blutdrucks – alles fast zwangsläufige »Alterserscheinungen« von Menschen in den USA und in Europa. Wie ernähren sich die Tsimane? Definitiv »High-carb«: 72 Prozent der Kalorien kommen aus Kohlenhydraten, vor allem aus Mais, Reis, Maniok oder Kochbananen. Sie nehmen sehr wenig Fett zu sich (14 Prozent der Gesamtenergie) und wenig Protein (14 Prozent; vor allem aus Hülsenfrüchten, Samen und etwas Fisch). Natürlich essen sie alles frisch und nicht lebensmitteltechnisch behandelt.

In den vergangenen Jahren kamen die Tsimane vermehrt mit der Zivilisation in Kontakt. Durch den Bau von Straßen und den Einsatz von motorisierten Booten gelangen westliche Produkte in die abgeschiedenen Regionen. Das verändert auch hier die Ernährungsgewohnheiten. Industriezucker hält leider ebenso Einzug in die Dörfer wie industriell produzierte Fette. Andererseits verbessert sich auf diese Weise auch die medizinische Versorgung. Ob das eine das andere aufwiegt, bleibt abzuwarten.

Fazit der Weltreise zu den *Blue Zones*

Die Ergebnisse über die Gesundheit der Ugander und Kenianer sind bemerkenswert. Das Leben der Tsimane im Amazonasgebiet ist ursprünglich und hart. Dennoch sind Menschen, die bei ihren traditionellen Ernährungsgewohnheiten bleiben und sich von ihren Produkten aus der Region ernähren, gesund und robust. Dan Buettner fiel auch auf, wie zufrieden die Menschen in den *Blue Zones* waren. Dieser Umstand basiert sicherlich auf vielen Faktoren, aber zumindest für die Gesundheit ist in jedem Fall die traditionelle Ernährung der jeweiligen Region der wichtigste Faktor.

Die langlebigsten und gesündesten Menschen auf der Welt essen:

- Überwiegend naturbelassene Produkte, keine industriell verarbeitete Nahrung
- Viel Gemüse und/oder Obst
- Nüsse
- Wenig oder kein Fleisch, wenig Fisch
- Wenige oder keine Milchprodukte
- Viel Getreide und komplexe Kohlenhydrate
- Keinen oder nur wenig Zucker
- Überwiegend fettarm
- Im mediterranen Raum pflanzlich-fettreich (Nüsse, Olivenöl)
- Viele Ballaststoffe (Gemüse, Obst, Vollkorngetreide)

Außerdem:

- Die langlebigsten Menschen essen meist wenig, also kalorisch restriktiv
- Sie bewegen sich viel
- Sie leben überwiegend sozial gut eingebunden

Die großen Nährstoffgruppen und ihre Lebensmittel

Die großen Nährstoffgruppen – Fette, Proteine/Eiweiße und Kohlenhydrate – werden im Fachjargon als Makronährstoffe bezeichnet. Lange habe ich überlegt, ob ich diese Einteilung übernehmen soll. Grundsätzlich halte ich es für eine der größten Sünden der modernen Ernährungswissenschaft, viel zu viel über einzelne Nährstoffe zu sprechen. Denn wenn wir nämlich immer nur über Fett anstatt über die Lebensmittel sprechen, die diese enthalten, also über gesättigte Fettsäuren anstatt über das Schweineschnitzel oder über Butter, verlieren wir den Bezug zu den realen Nahrungsmitteln – und machen uns dann ein völlig falsches Bild.

Fett wurde doch jahrelang mit einem Generalverbot belegt. Damit ist aber niemandem gedient, denn pflanzliche Fette schützen das Herz. Und zudem steigen die Gesundheitsrisiken, wenn man statt Fett verstärkt zu Zucker greift. Es müssen also schon die richtigen Lebensmittel (zuckerarm oder zuckerfrei) auf den Tisch kommen, damit Fettverzicht einen Sinn ergeben kann. Auch »gesunde« fettarme Produkte sind keine Lösung, denn sie machen wirklich nicht satt. Niemandem ist es zu verdenken, wenn er sich aus Heißhunger auf das nächste Stück Torte stürzt. Im Folgenden möchte ich die wichtigsten Nährstoffe und die dazugehörigen Lebensmittel differenzierter betrachten.

Welche Fette gesund sind

Mittlerweile ist die Tatsache wohl weithin bekannt: Fett ist nicht so schlecht wie sein Ruf, und Fett an sich macht auch nicht dick. Trotzdem hat dieser Nährstoff nach wie vor ein Imageproblem. Unglücklicherweise ist das Wort auch nicht gerade sehr attraktiv. Fett oder »fett sein« ist nicht nett, ich würde hier von einem schlechten Marketing sprechen. Fett als Makronährstoff hat nämlich durchaus einige positive Eigenschaften:

So lieben wir Fett, weil es ein wunderbarer Geschmacksträger ist. Das Butterflöckchen auf der Kartoffel ist ebenso unschlagbar köstlich wie ein Stück Baguette in gutes Olivenöl eingetaucht. Darüber hinaus sättigt nichts so gut wie Fett. Wenn wir richtig hungrig sind, lockt uns der Geruch von Frittiertem magisch an. Und Fett ist auch für die Aufnahme der Vitamine A, D, E und K unverzichtbar. Das Vitamin A (zum Beispiel enthalten in der Karotte) kann erst im Körper verstoffwechselt werden, wenn wir Fett hinzugeben.

Eine zwiespältige Angelegenheit ist die einzigartige Speicherfähigkeit von Fett. Der Körper kann – ich habe es schon erwähnt – keine Proteine speichern und nur wenig Kohlenhydrate, aber zum Leidwesen vieler Menschen ohne weiteres Fett. Über Jahrtausende war es ein klarer Vorteil, ein paar Speckröllchen zu besitzen; sie waren quasi die biologische Lebensversicherung für schlechte Zeiten. Noch heute ist es von Vorteil, bei schweren, langwierigen und zehrenden Erkrankungen, etwa Krebs, auf ein paar Fettreserven zurückgreifen zu können.

So gut diese für harte Zeiten auch sind, so fatal sind sie in gesundheitlicher Hinsicht in Zeiten des Überflusses. Die wichtige biologische Fähigkeit, dass der Körper sogar ohne regelmäßige Nahrungszufuhr länger überleben kann, ist in unseren Genen und Zellen verankert. Heute ist sie zu einem weltweiten Problem geworden. Die hitzige Diskussion, ob einige Kilo Übergewicht einen gewissen gesundheitlichen Vorteil bedeuten, ist unter unseren jetzigen

Lebensbedingungen eindeutig zu verneinen. Übergewicht ist nicht gesund. Punkt.

Die Hauptbotschaft der Wissenschaft zu Fett kann somit in einem Satz zusammengefasst werden. Nicht unbedingt muss insgesamt weniger Fett gegessen werden (obwohl man das auch kann, vor allem bei Herzerkrankungen und Diabetes), sondern von den guten Fetten sollte man mehr – und von den ungesunden, schlechten Fetten – weniger essen. Das Fett einer Salami-Pizza hat nicht viel mit Gesundheit zu tun, während eine Avocado mit gehackten Tomaten und Zwiebeln und dazu reichlich Olivenöl mit Walnüssen nur so vor gesunden Fetten strotzt.

Gesättigte Fettsäuren so weit wie möglich reduzieren

Fleisch und Milchprodukte (Butter, Milch, Käse, Quark) enthalten große Mengen an gesättigten Fettsäuren. Auch einige Pflanzenfette wie Palmöl und Kakaoöl gehören in diese Kategorie. Nach derzeitiger Studienlage sind diese Fette mit einem erhöhten Risiko für Herzinfarkt oder Schlaganfall verbunden.

Man muss nicht zwingend auf gesättigte Fettsäuren verzichten, aber sie tun uns nicht gut. Immer dann, wenn gesättigte Fette durch pflanzliche Fette oder Vollkorn-Kohlenhydrate ersetzt werden, zeigen sich nachweislich gesundheitsfördernde Effekte!

Ernährungsexperten versuchen immer wieder, die Warnungen vor gesättigten Fetten abzumildern oder zurückzunehmen. Auch wenn gesättigte Fettsäuren nicht ganz so ungesund sind, wie man jahrzehntelang annahm, gesund sind sie darum noch lange nicht! Die überwiegende Mehrzahl der Studien zeigt, dass vor allem Herz-Kreislauf-Erkrankungen durch den Verzehr größerer Mengen an gesättigten Fetten zunehmen. In meiner ärztlichen Tätigkeit sehe ich die ungünstigen Auswirkungen tagtäglich. Stellen Patienten ihre Ernährung dann um, sodass sie weniger gesättigte, tierische Fette essen und stattdessen mehr pflanzliche, zeigt sich schon nach wenigen Wochen eine beeindruckende Wirkung: der erhöhte Blutdruck sinkt, die Haut beruhigt sich, Entzündungen im Körper (auch an den Gelenken) lassen nach, die Verdauung normalisiert sich. Kurz: Die Menschen sind gesünder und sehen auch so aus, jünger, erholter, frischer!

Es gibt Studien, die gesättigte Fette gut dastehen lassen. Ein berühmtes, aktuelles – und ich sage es deutlich, ärgerliches – Beispiel ist die internationale PURE-Studie (Prospective Urban Rural Epidemiology), die hohe Wellen schlug. Bei 135 000 Teilnehmern aus 18 Ländern und fünf Kontinenten dokumentierte man die Ernährungsgewohnheiten und beobachtete über sieben Jahre hinweg den Gesundheitszustand der Probanden. Das Ergebnis: Menschen, die täglich große Mengen gesättigte Fettsäuren aßen, verstarben etwas weniger häufig als diejenigen, die sich eher kohlenhydratreich ernährten. Bei näherer Prüfung wurde allerdings deutlich, dass die meisten Teilnehmer aus Asien kamen, vor allem aus China und Bangladesch. In diesen Ländern ist jedoch die Frage, ob man gesättigte Fette oder Kohlenhydrate isst, keine Frage der Vorliebe, oft nicht einmal die der Wahl, sondern vor allem des Wohlstands. Es wurden also Gruppen, die es sich leisten konnten, Fleisch und Milchprodukte zu kaufen, mit solchen verglichen, die sich nur weißen Reis und billige Fertigprodukte leisten konnten. Unverständlicherweise wurde in der Studie auch nicht die Art der Kohlenhydrataufnahme weiter differenziert: Ob Vollkornprodukte oder Junkfood den Großteil der täglichen Ernährung ausmachten, interessierte nicht. So wurde die ungesunde Lebensweise (Kohlenhydrate aus Junkfood, Süßigkeiten, weißem Reis) aufgrund von existenzieller Armut mit dem Lebensstil von wohlhabenderen Menschen verglichen, die neben reichlich tierischem Fett auch hochwertige Ballaststoffe aus Getreide und Gemüse aßen. Eine ungenaue und fahrlässige Vorgehensweise. Das Ergebnis der PURE-Studie lässt sich auch nicht auf deutsche Verhältnisse übertragen. Hierzulande haben die meisten Menschen Zugang zu gesunden Kohlenhydraten aus Vollkornbrot und Getreide.

In einer großen Anzahl von Laborversuchen ergab sich – wenig überraschend – ein ganz anderes Bild: Die ungünstige Wirkung von gesättigten Fettsäuren auf Gefäße, Herz und Gehirn konnte eindeutig bestätigt werden. Noch eindeutiger zeigen klinische Studien mit zufälliger Gruppeneinteilung, dass Ernährungsarten mit sehr wenig gesättigten Fetten vor Herzinfarkt, Schlaganfall, Diabetes, Brustkrebs und einigen anderen Krebsformen schützen. Und wenn wir uns die langlebigen Menschen in den *Blue Zones* anschauen – keiner von ihnen nimmt in großem Stil gesättigte Fette zu sich. Nur sehr wenige Studien kommen zu einem anderen Ergebnis. Diese sind dann vielfach – kein Scherz! – von der US-amerikanischen Fleischindustrie finanziert.

Es ist ratsam und gesund, gesättigte Fette so weit wie möglich zu reduzieren – von Fleisch und Wurst rate ich generell ab. Nichts einzuwenden ist gegen geringe Mengen von Bio-Butter und Bio-Milchprodukten, am besten von Alm- oder Weidevieh. Sie sind auch Bestandteil vieler traditioneller Ernährungsformen.

Pflanzliche gesättigte Fette

Neben den tierischen, gibt es auch pflanzliche gesättigte Fette. Hierzu gehören Kokos- und Palmöl.

Auf Palmöl sollten Sie ganz verzichten, es ist nicht gesund und außerdem verschuldet die Herstellung die Abholzung des Regenwalds. Oft ist Palmöl Lebensmitteln zugesetzt, sogar bei vielen als gesund deklarierten Bio-Produkten. Lesen Sie aufmerksam die Etiketten. Nicht selten wird Palmöl zusammen mit Agavensirup als »Fruchtsüße« beigegeben. Solche Produkte sollten besser nicht in Ihrem Einkaufswagen landen.

Kokosöl enthält reichlich gesättigte Fette und ist Gegenstand fast schon absurder wissenschaftlicher Streitigkeiten: Die einen verherrlichen es als Allheilmittel, für andere ist es reines Gift. Auch hier hilft die genauere Betrachtung. Kokosöl enthält ohne Zweifel eine hohe Menge an gesättigten Fetten (bis zu 90 Prozent), aber auch sogenannte mittelkettige Fettsäuren; diese sollen nach neueren

Erkenntnissen sehr gut für die Darmgesundheit sein. Neuere Studien bescheinigen den Kokosfetten eine Art neutrale Position, sie sind nicht so ungesund wie andere gesättigte Fette. Ob sie überdies besonders gesund sind, müssen zukünftige Studien untersuchen.

Einfach ungesättigte Fettsäuren sind sehr gesund

Die berühmteste Quelle von einfachen ungesättigten Fettsäuren ist Olivenöl, Inbegriff der mediterranen Ernährung schlechthin. Schon in der Antike bezeichnete man es als »flüssiges Gold«. Die größte Studie zur mediterranen Ernährung und ihren bevorzugten Fetten ist die in Spanien durchgeführte PREDIMED-Studie. Ihre Ergebnisse erlangten in der Medizin Berühmtheit. Verglichen wurde dabei eine Gruppe mit mediterraner Ernährung – mit sehr viel Olivenöl oder vielen Nüssen – und eine sich herkömmlich ernährende Gruppe. Nach 5 Jahren zeigten sich sowohl für die Olivenöl- als auch für die Nuss-Gruppe erhebliche gesundheitliche Vorteile – von weniger Herzinfarkten, Schlaganfällen und Diabetes bis zu weniger Brustkrebs bei den teilnehmenden Frauen. Die Teilnehmer der Olivenölgruppe, denen sehr gute Gesundheitswerte attestiert wurden, verzehrten täglich 50 Gramm (fünf Esslöffel) Olivenöl. Das ist nicht wenig, in zehn Tagen kommt man so auf einen halben Liter. Diese Menge muss nicht unbedingt sein, aber ich kann Ihnen nur raten: Verwenden Sie Olivenöl im Salat, für Rohkost oder zur Zubereitung von Gemüse großzügig. Ich stelle als kleine Vorspeise öfter einen Teller mit Olivenöl, der arabischen Gewürzmischung Zatar (darunter Wilder Thymian), fein gehackten Tomaten, roten Zwiebeln sowie Oliven zusammen. Dazu frisches Vollkornbaguette – köstlich!

Weitere gute Quellen für einfache ungesättigte Fettsäuren sind Rapsöl, Erdnussbutter oder Avocado. Am gesündesten ist Nussmus, wahlweise aus Mandeln, Hasel- oder Cashewnüssen, Para- oder Pecannüssen. Ich habe immer eine Nussmischung auf dem Esstisch oder in der Schublade, natürlich ungesalzen.

Kleine Olivenölkunde

Die Qualität von Olivenöl erkennt man oft nicht auf den ersten Blick. Die Wahl ist letztendlich auch Geschmackssache. Achten Sie vor allem auf Bio-Qualität. Und wenn es möglich ist, probieren Sie das Öl vor dem Kauf. Schmeckt es fruchtig oder hat es eine bitterscharfe Note, ist seine Konsistenz klar, trüb oder leicht flockig? Bedenken Sie auch: Öl, das hervorragenden Qualitätskriterien entspricht, gibt es nicht für drei Euro im Supermarkt.

Olivenöl ist für mich ein Genuss, wenn es scharf und bitter ist. Das ist vor allem dann der Fall, wenn es reichlich sekundäre Pflanzenstoffe enthält, also Polyphenole und Oleocanthal. Zu Hause haben wir ein Olivenöl für Erwachsene und eine mildere Sorte für die Kinder, die das Bittere nicht so gerne mögen. Schärfe und Bitterkeit des Olivenöls können so stark sein, dass sie einen Hustenreflex auslösen. Das ist nicht besorgniserregend, sondern ein Zeichen der Güte. Erwischen Sie Olivenöl, das quasi geschmacksneutral ist, können Sie relativ sicher sein, dass Sie kein besonders gutes und gesundes Öl gekauft haben.

Olivenöl kann man entgegen landläufiger Meinung lange bei hoher Temperatur erhitzen, ohne dass ungünstige Folgestoffe entstehen. Dies gilt sogar für das an Polyphenolen reiche »Extra Virgin Oil«, das von einer nahezu »jungfräulichen« Olivenqualität ist, wie man in Italien sagt. Überraschenderweise scheinen Polyphenole das Öl beim Erhitzen zu stabilisieren. Nehmen Sie zum Kochen aber kein besonders edles Öl, das ist herausgeworfenes Geld – der Geschmack leidet durch das Erhitzen. Achten Sie auf den Rauchpunkt: Wenn Sie mit Olivenöl (oder einem anderen Öl) braten und sich Rauch in der Pfanne entwickelt, verringern Sie die Temperatur. Dieser Rauchpunkt wird bei Extra Nativen Ölen meist bei 180 Grad, manchmal aber auch erst bei 230 Grad erreicht. Eine Ausnahme bilden die ungefiltert abgefüllten Olivenöle, die »Flor de Aceite«. Der Rauchpunkt liegt hier bei 130 Grad. Diese edlen Öle sollten Sie nicht zum Braten verwenden, sondern nur kalt genießen. Kaufen Sie am besten zwei Olivenölsorten, eines zum Braten und Backen, das andere für Salat und Antipasti. Für alle Speiseöle gilt: Lagern Sie diese kühl und dunkel.

Mehrfach ungesättigte Fettsäuren

Mehrfach ungesättigte Fettsäuren schützen besonders gut Herz und Gefäße. Die bekanntesten Vertreter sind die Omega-3- und Omega-6-Fettsäuren. Name und Zahl beziehen sich auf die Position ihrer Doppelbindung in der chemischen Struktur.

Omega-3-Fettsäuren

Mittellange Omega-3-Fettsäuren wie die Alpha-Linolensäure sind in Leinsamen und Leinöl, Rapsöl, Walnüssen, Sojaöl, Weizenkeimöl, grünem Blattgemüse, Pflanzen und Gräsern enthalten. Längere Omega-3-Fettsäuren wie die Eicosapentaensäure (EPA) und die Docosahexaensäure (DHA) werden auch als »marine« Omega-Fettsäuren oder »Fischöl« bezeichnet. Fette Fische wie Makrele und Hering haben einen besonders hohen Anteil an Omega-3-Fettsäuren; Ursprungsquelle der Fettsäure ist letztlich die Alge, die der Fisch frisst.

Was die wenigsten wissen: Milchprodukte und das Fleisch von artgerecht gehaltenem Weide- und Almvieh, das sich vorwiegend von Gräsern und Heu ernährt, sind ebenfalls reich an Omega-3-Fettsäuren.

Die längere Omega-3-Fettsäure EPA senkt das Herzinfarktrisiko und den Bluthochdruck und wirkt entzündungshemmend (z. B. bei

Rheuma). Es gibt zudem Hinweise für eine Schutzwirkung von DHA für das Gehirn, etwa vor Demenz. Außerdem soll es in kindlichen und jugendlichen Wachstumsphasen die optimale Gehirnleistung unterstützen. Schwangere in den USA nehmen nicht selten Omega-3-Fettsäuren als Nahrungsergänzungsmittel zu sich.

Immer wieder ist zu lesen, dass man den Bedarf an längerkettigen Omega-3-Fettsäuren nicht über eine rein pflanzliche Ernährung decken kann. Das stimmt nicht. Unser Körper kann EPA auch aus der pflanzlichen Alpha-Linolensäure selbst bilden, allerdings nicht 1:1. Es braucht im Verhältnis eine deutlich größere Menge an Alpha-Linolensäure, um die entsprechende Menge an EPA herzustellen. Das zeigte die auch »Muffin-Studie« genannte Untersuchung von Delfin Rodriguez aus dem kubanischen Universitätskrankenhaus Holguin. 30 Gramm Leinsamen wurden in einem Muffinteig »versteckt«, ohne dass diese Menge auffiel. Die eine Gruppe der Teilnehmer aß täglich einen Leinsamen-Muffin, die andere Gruppe einen herkömmlichen Muffin. Beide Teilnehmergruppen wussten nicht, welche Inhaltsstoffe in den Muffins enthalten waren – so etwas bezeichnet man als »blindes Studiendesign«. Nach mehreren Wochen war bei den Teilnehmern der Leinsamen-Gruppe der Blutdruck im Vergleich zur anderen Gruppe um fast 10 mmHg systolisch gefallen. Darüber hinaus gab es noch eine zweite Überraschung: Im Blut der Leinsamenesser konnte ein deutlicher Anstieg von EPA gemessen werden. Die in Leinsamen enthaltene Alpha-Linolensäure wurde also in erheblichem Maße in die »marine« Omega-3-Fettsäure (»Fischöl«) umgewandelt. Damit war der Nachweis erbracht, dass man EPA auch durch eine rein pflanzliche Ernährung zuführen kann.

In zwei anderen Studien konnte gezeigt werden, dass unser Körper aus Alpha-Linolensäure auch DHA herzustellen in der Lage ist, wenn man etwas Kurkuma, also Gelbwurz, ins Essen gibt, siehe S. 134 ff.

Man kann Omega-3-Fettsäuren übrigens auch über Algen aufnehmen. Der Konsum von Algen ist ja mit ein Grund, warum die Bewohner auf Okinawa und generell die Japaner so gesund sind. Dort gibt es schon morgens eine heiße Miso-Suppe mit Wakame-Algen oder in Nori-Algen eingewickelten Reis. Algen werden als »Salat des Meeres« für uns alle noch eine große Bedeutung in unserer zukünftigen Ernährung bekommen. Vielleicht kann ich Sie auch überzeugen, einmal Algen als Nahrungsmittel auszuprobieren und den Fisch im Meer schwimmen zu lassen!

Wie gesund ist Fisch wirklich?

Fisch hat den Ruf, gesund zu sein. Stimmt das? Tatsächlich zeigten die ersten größeren Studien zu Fischölextrakten positive Resultate für die Möglichkeit, das Herzinfarktrisiko sowie das Risiko von Herzrhythmusstörungen zu mindern. Auch schien die Theorie der Schutzwirkung der Fischöle schlüssig. Alle Fischöle konnten im Laborversuch besonders eindrucksvoll die Produktion von Entzündungsstoffen im Körper, sogenannte Eicosanoide, drosseln. Nach vielen weiteren Studien, die in großen Übersichtsanalysen gebündelt wurden, blieb dann aber nicht mehr viel übrig von der segensreichen Wirkung der Fischöle.

Erst vor wenigen Jahren haben Forscher der Harvard Universität auch zeigen können, dass die Proteine im Fisch zwar gesünder sind als die im Fleisch, aber immer noch ungesünder als pflanzliche Eiweiße. Werden etwa drei Prozent der gesamten Eiweiß-Kalorienzufuhr aus Fisch durch pflanzliches Eiweiß ersetzt, reduziert sich das Risiko für Herzerkrankungen um zwölf Prozent. Damit ist Fischeiweiß zwar nicht so schädlich wie Wursteiweiß (Risikoerhöhung um 39 Prozent!), aber es ist auch kein Schutz.

Am Anfang der Fisch-Hypothese stand die »Eskimolegende«. Die ersten Berichte der dänischen Forscher Hans Olaf Bang und Jørn Dyerberg, die zu den Eskimos gereist und die beeindruckende Herzgesundheit dokumentiert hatten, stellten die gesamte bisherige Ernährungsforschung auf den Kopf, denn Eskimos essen fast kein Gemüse und Obst – also das Gegenteil einer herzgesunden Nahrung. Aber es sollte durch die vielen Omega-3 Fettsäuren verursacht sein. Tatsache war aber, dass die Forscher gar nicht die Herzgesundheit und Gefäßverkalkung von Inuit untersuchten, sondern lediglich ihren Fettsäurespiegel im Blut analysierten. Aus Daten von öffentlichen Sterberegistern mutmaßten sie dann, dass relativ wenige Eskimos an Herzinfarkt starben. Was allerdings bei näherer Betrachtung daran lag, dass die Lebenserwartung der Eskimos mit etwas über 50 Jahren so niedrig war, dass das typische Herzinfarktalter gar nicht erreicht wurde. Spätere Studien zeigten dann, dass die altersbezogene Rate an Herzinfarkten bei Eskimos auch nicht geringer als bei Festland-Dänen war. Interessanterweise nimmt die Lebenserwartung der Inuit inzwischen zu, seitdem sie sich typisch nach »westlicher Art« ernähren. Inuit sind somit wahrscheinlich das einzige Volk auf der Welt, das seine Gesundheit durch westliche Ernährung verbessert!

In der Folge gab es weitere Forschungsprojekte in Dänemark, bei denen die gesundheitsfördernde Wirkung von Fisch untersucht wurde. In der DART-1-Studie (Diet and Reinfarction Trial) empfahl man der einen Hälfte der 2033 Patienten, die einen Herzinfarkt erlitten hatten, mindestens zweimal pro Woche fetten Seefisch zu essen oder alternativ Fischölkapseln einzunehmen. Nach der ersten Auswertung waren die Resultate vielversprechend, eine 30-prozentige Reduktion des Sterblichkeitsrisikos wurde nach mehrmonatiger Einnahme registriert. Aber das Ergebnis kippte drei Jahre später ins Gegenteil. Die Fischesser hatten auf einmal ein 30-prozentig erhöhtes Risiko. Noch schlechter war das Ergebnis für die Fischesser in einer Anschlussstudie, der DART-2-Studie. Diese wurde mit 3314 Patienten durchgeführt, die unter Herzerkrankungen und Herzbeschwerden (Angina pectoris) litten. Es ergab sich kein positiver Effekt für die Fischesser; ein Teil der Patienten, die Fischölkapseln einnahmen, hatten sogar ein erhöhtes Sterberisiko. Andererseits haben einige Beobachtungsstudien (die wenig beweisenden Charakter haben) bei zwei bis drei Portionen fettem Seefisch pro Woche ein leicht reduziertes Risiko für Herzinfarkt, Diabetes und Herz-Kreislauf-Erkrankungen beschrieben. Berücksichtigen muss man allerdings, was hier miteinander verglichen wurde. Fisch ist im Vergleich zu Fleisch oder Wurst die gesündere Alternative, es ist quasi ein Tauschgeschäft, aber nicht so, dass Fisch aus sich heraus gesund wäre. Ich bleibe dabei: Fisch bietet keinen Vorteil für Omega-3-Fettsäuren – für sie sind pflanzliche Quellen ausreichend.

Und was dabei nicht vergessen werden darf: Die Probleme unserer Ozeane verschlechtern auch die Qualität des Fischfleisches. Das Meer schluckt seit Jahrhunderten viele Abfälle, aber auch der (Plastik-)Müll wird zum immer größeren ökologischen Problem. Die Belastung von Speisefisch mit giftigen Substanzen ist hoch; »Biomagnifikation« nennt man die potenzierte Ansammlung von Stoffen wie Dioxin, PCB (giftige und krebserregende Chlorverbindungen), DDT (Insektizid) und anderen Pestiziden, aber auch Schwermetallen wie Quecksilber, Cadmium und Blei. Gerade die oft empfohlenen fetten Kaltwasserfische wie Lachs oder Makrele oder der beliebte Pangasius-Fisch aus Vietnam sind davon betroffen. Es lassen sich inzwischen auch erhöhte Konzentrationen dieser Schwermetalle bei Menschen nachweisen, die häufig Fisch essen. Außerdem wird auch immer häufiger Mikroplastik in Fischfleisch nachgewiesen. Bei Nordseefischen findet man es in fünf von sieben Tieren. Mikroplastik ist darüber hinaus ein Magnet für andere Schadstoffe (Dioxin, PCB), quasi eine Art trojanisches Pferd, das mit dem Fischfilet zusammen serviert wird. Noch relevanter erscheint mir, dass die Fischerei nicht mehr nachhaltig ist. Nach Berechnungen des Bundesamts für Naturschutz sind knapp 60 Prozent der Fischbestände bis an die Grenzen ihrer biologischen Kapazität ausgeschöpft. Bei weiteren 30 Prozent wird bereits mehr gefangen als Nachwuchs produziert. Die FAO, die Ernährungs- und Landwirtschaftsorganisation der Vereinten Nationen, stellte schon vor Jahren fest, dass nur 13 Prozent der Fischbestände noch groß genug sind, um sich problemlos zu regenerieren. Fast alle Berechnungen zeigen, dass Ende dieses Jahrhunderts keine Fische mehr im Meer schwimmen werden, wenn sich die Fangbestimmungen nicht gravierend ändern. Fangfisch hat als Nahrungsmittel also wenig Zukunft. Auch die Aquakultur halte ich für eine schlechte

Lösung. Es ist, man muss es sagen, schlimmste Massentierhaltung. In norwegischen Aquakulturen werden bis zu 200 000 Lachse in großmaschigen Gehegen gehalten. Wie bei jeder Massentierhaltung gibt es das Problem eines viel zu begrenzten Lebensraums. Es breiten sich Parasiten aus, die wiederum mit Pestiziden bekämpft werden. Die Pestizide landen im Lachsfleisch und im norwegischen Fjord. Noch schlimmer geht es in den Zuchtanlagen für Scampi, Garnelen und Co. in Thailand und Vietnam zu. Daher stammen die meisten Meeresfrüchte, die im Supermarkt tiefgefroren verkauft werden. Möchten Sie Omega-3-Fettsäuren zu sich nehmen, dann essen Sie verstärkt die pflanzlichen Quellen.

Fisch zu essen ist nicht nachhaltig, und mit der leider zunehmenden Verschmutzung der Meere steigt das Risiko, dass Fisch sogar gesundheitsschädlich ist. Wenn Sie nicht auf Fisch verzichten wollen, achten Sie auf Bio-Qualität, auch wenn diese leider teuer ist. Definitiv abraten möchte ich Ihnen von Lachs, Makrele, Kabeljau, Seelachs und Thunfisch. Für diese Fischsorten sieht es ökologisch nicht gut aus. Verzichten Sie vor allem auf Meeresfrüchte, die ihren schönen Namen leider schon lange nicht mehr verdienen.

Omega-6-Fettsäuren

Diese Fettsäure finden Sie vor allem in den heimischen Speiseölen, in Sonnenblumen-, Maiskeim- und Distelöl. Reich an diesen mehrfach ungesättigten Fettsäuren ist auch das Sesamöl. Es enthält viele Antioxidantien, und Studien belegen, dass sie die Blutfette senken. Diese Öle eignen sich zudem gut zum Braten. Fast alle asiatischen Gerichte bereite ich mit Sesamöl zu und gebe am Schluss noch geröstete Sesamsamen über das Gericht.

Transfette oder trans-Fettsäuren

Ungesättigte Fettsäuren können eine spezielle chemische Konfiguration aufweisen: Die freien Stellen für Wasserstoffatome befinden sich dann im Fettsäuremolekül über Kreuz. Transfette entstehen auf natürliche Weise oder durch lebensmitteltechnische Prozesse.

Aus flüssigen Ölen werden dann streichfähige, härtere Fette wie Margarine – darum werden sie auch als gehärtete Fette bezeichnet. Transfette sind die *bad boys* unter den Fetten. Sie erhöhen massiv das LDL-Cholesterin und die Triglyceride. Sie verstärken Entzündungsprozesse im Körper, führen zur Insulinresistenz und sind verknüpft mit einem erhöhten Risiko für Herz- und Gefäßerkrankungen sowie bestimmte Krebsarten. Für Transfette gibt es in Dänemark, Österreich, Lettland und Ungarn eine festgesetzte Obergrenze. In den USA wurden sie seit Kurzem verboten, die Hersteller haben drei Jahre Zeit, um ihre Produktlinien umzustellen. In Deutschland gibt es weder ein Verbot noch einen Grenzwert. Der Verbraucher muss selbst nachlesen, ob das Produkt gehärtete Fette enthält. Doch die Fleisch- und Milchlobby hierzulande hat dafür gesorgt, dass die natürlichen und durch industrielle Verarbeitung in Fleisch, Wurst- und Milchprodukten enthaltenen Transfette nicht deklariert werden müssen. Machen Sie in jedem Fall einen großen Bogen um Kartoffelchips, Krapfen, Donuts und die berüchtigten »fetten« Teilchen auf den Jahrmärkten und in den Bäckereien.

Fast fettfrei – die Ornish-Diät

Einer der Pioniere der pflanzlichen Ernährung ist der US-amerikanische Kardiologe Dean Ornish. In mehreren Studien konnte er bei Patienten, die schwer herzkrank und nicht mehr mit den Mitteln der modernen Kardiologie heilbar waren, relativ sensationelle Erfolge durch eine pflanzliche, also vegane und streng fettarme Ernährung erzielen. Die Erfolge von Ornish konnten auch von anderen Kardiologen bestätigt werden. Die Ornish-Ernährung erfordert am Anfang einen starken Willen. Aufgrund des geringen Fettanteils ist man anfänglich hungrig, und die meisten Patienten, die ich kenne und die der Ornish-Diät folgen, haben oft Tupperdosen mit Gemüse und Salat dabei, um ihren Hunger zu stillen.

Zweifelsohne aber ist die Ornish-Ernährung ein Heilmittel für Herzkranzgefäßverkalkungen. Das bestätigt sich immer wieder in meinen Sprechstunden. Nicht nur Gewicht und LDL-Cholesterin sinken, sondern sie führt auch schnell zur Stabilisierung der Herzerkrankung und Herzkranzgefäßverengungen bilden sich tatsächlich leicht zurück. Von Bedeutung scheint mir, dass mit der Ornish-Ernährung der LDL-Cholesterinwert in Bereiche sinkt, die man sonst nur mit hohen Dosen von Statinen oder anderen neuen Cholesterinmedikamenten erreicht. In der Regel liegen die LDL-Werte unter 100 mg/dl, bei Patienten auf Ornish-Diät oft noch niedriger (50–70 mg/dl). Diese Werte sehen wir sonst auf natürliche Art und Weise bei Neugeborenen oder indigenen Bevölkerungsgruppen, die kaum an Herzerkrankungen leiden.

Die Entscheidung für eine solche drastische Ernährungsform ist immer eine persönliche. Wem die Ornish-Ernährung zu extrem ist, der ist vielleicht mit einer vegetarischen Predimed-Ernährung, also einer gemüse- und obstreichen mediterranen Ernährung mit viel Olivenöl und Nüssen, besser bedient.

Fazit zum Thema Fette

- Auf gesättigte Fette sollte man weitestgehend verzichten, am besten kein Fleisch und keine Wurst. Wenn Sie tierisches Fett in Form von Butter und Milchprodukten zu sich nehmen, dann essen Sie davon wenig und achten Sie auf Bio-Qualität.
- Mehrfach ungesättigte Fettsäuren sind besser als gesättigte Fettsäuren, aber in einigen Studien konnten leichte, entzündungsfördernde Effekte nachgewiesen werden, darum empfehle ich, auf Sonnenblumen- und Maisöl zu verzichten. Insbesondere dann, wenn Sie unter entzündlichen beziehungsweise rheumatischen Erkrankungen leiden.

- Einfach ungesättigte Fettsäuren sind gesund: Olivenöl, Rapsöl, Nussmus, wahlweise aus Mandeln, Hasel- oder Cashewnüssen, Para- oder Pecannüssen.

- Omega-3-Fettsäure sollten reichlich zugeführt werden, aber nicht als Fischöl. Eine neue Studie zeigt, dass Herzpatienten mit hohen Blutfetten von hochdosierter Eicosapentaensäure (EPA), die eben auch aus pflanzlicher Alpha-Linolensäure gebildet wird, profitieren können. Die Hauptquelle von Omega-3-Fettsäuren sollten Leinsamen, Leinöl, Walnüsse und grünes Blattgemüse sein.

Fett einmal anders – Ölziehen

Die morgendliche Mundspülung mit Speiseöl stammt aus dem Ayurveda. Sie sorgt zwar nicht dafür, dass der Körper Schlacken absondert, wie oft behauptet wird, doch die Spülung kann die Verdauung über den Speichel schon früh am Tag in Gang setzen. Studien haben gezeigt, dass das Ölziehen eine wirksame Therapie gegen Parodontose ist, Krankheitserreger im Mund bekämpft und vorbeugt gegen Mundgeruch. Dabei hat es weniger unerwünschte Wirkungen als chemisches Mundwasser.

So geht Ölziehen:

- Nehmen Sie jeden Morgen einen Teelöffel mit Speiseöl, zum Beispiel ein Bio-Sonnenblumenöl in den Mund.
- Bewegen Sie das Öl etwa 3 bis 5 Minuten lang im Mund – auch zwischen den Zähnen, indem Sie es durch die Zwischenräume hindurchpressen.
- Spucken Sie das Öl aus und spülen Sie den Mund mit Wasser.
- Putzen Sie sich die Zähne.

Wie viele Proteine gesund sind

Proteine (Eiweiße) haben einen guten Ruf in der so schwierigen Ernährungsdiskussion. Zweifellos besitzen sie eine sehr große Bedeutung für unsere Körperzellen. Für Organsysteme wie Herz, Gehirn, Muskeln, Haut und Haare bilden sie den wichtigsten Baustoff. Darüber hinaus sind auch Enzyme, Hormone und Antikörper letztlich Proteine. Dieser Makronährstoff ist also viel komplexer, als es Kohlenhydrate oder Fette sind. Vereinfacht könnte man sagen, dass Kohlenhydrate und Fette vorwiegend als Energielieferanten dienen, während Proteine kompliziertere Aufgaben erfüllen.

Proteine bestehen aus kleinen Bausteinen, den Aminosäuren. Davon gibt es zwanzig, die zu komplexen Aminosäureketten zusammengebaut werden. Ein Protein kann aus bis zu mehr als 1000 Aminosäuren bestehen. Acht Aminosäuren (Valin, Isoleucin, Leucin, Lysin, Methionin, Phenylalanin, Threonin, Tryptophan) werden als essentiell eingestuft, weil wir sie ausschließlich mit der Nahrung aufnehmen können. Allerdings lassen neueste Studien vermuten, dass der Körper doch in der Lage ist, sie selbst herzustellen.

Der Mensch kann Protein im Gegensatz zu Fett und Kohlenhydraten (in Form von Fett) nicht speichern. Im Notfall, in langen Hungerperioden werden Proteine allerdings aus den Muskeln als Reserveenergiestoff abgegeben. Muskelprotein wird dann zur Bildung von Zucker für unser Gehirn genutzt. Ein Muskelabbau ist aber nie sinnvoll oder gesund. Beim längeren Heilfasten wird darum eine Mindestmenge an Kalorien über Säfte oder Gemüsebrühe zugeführt, um einen Proteinabbau aus den Muskeln zu vermeiden. Eiweißmangel gibt es in Europa fast gar nicht mehr, außer bei extremer Fehlernährung sowie einigen schweren Erkrankungen. Anders ist die Situation in Entwicklungsländern, wo die Proteinmangelernährung Kwashiorkor zu einem Hungerödem mit dem typisch aufgeblähten Bauch führt und für die Betroffenen bedrohlich ist. Noch immer sind sehr viele Kinder von dem Hungerödem betroffen.

Ebenso wie ein Mangel ist auch ein Überfluss an Nahrungseiweiß nicht gesund. Nierenprobleme, Verdauungsstörungen, vor allem aber die Förderung von Entzündungsprozessen im Körper können die Folge sein. Darum Hände weg von Proteinshakes in den coolen Flaschen im Fitnessstudio, wo Protein quasi als eigene Trainingseinheit verkauft wird. Hüten Sie sich auch vor eiweißreichen Diätpulvern; sie sind eine ungesunde Geldverschwendung. Essen Sie stattdessen reichlich pflanzliche Proteine am besten pur, also nicht als Dosen-, Tiefkühlkost oder Fertiggericht, sondern so natürlich wie möglich (Nüsse, Hülsenfrüchte, Vollkorngetreide, Blattgemüse, Saaten).

Protein besitzt drei wichtige Eigenschaften

Protein macht satt

Protein sättigt viel besser als Kohlenhydrate und Fett. Auch wenn es zunächst so aussieht, als wäre Fett bei mehr Kalorien (1g Protein hat 4kcal, 1g Fett etwas über 9kcal) der bessere Sattmacher, so zeigen Studien, dass das nicht stimmt. Nimmt man die gleiche Kalorienzahl an Protein und Fett zu sich, hält das Eiweiß länger vor. Evolutionsbiologisch macht das Sinn. Da Protein nicht gespeichert werden kann, aber für so viele Abläufe in unserem Körper so überaus wichtig ist (wichtiger als Fett), ist es eine »kluge« Sache, hier zwei Fliegen mit einer Klappe zu schlagen. Denn wenn ich die Wahl habe, bevorzuge ich natürlich immer den Nahrungsstoff, der mich länger sättigt.

Protein macht nur kurzfristig schlank

Eiweiß lässt den Blutzuckerspiegel nicht ansteigen, aus diesem Grund muss für Protein alleine kein Insulin ausgeschüttet werden. Bei einem niedrigen Insulinspiegel wird Fett verbrannt, auch über Nacht. Gestaltet man seine Abendmahlzeit also protein- statt fett- oder kohlenhydratreich, kann Protein in der Tat eine Gewichtsabnahme unterstützen.

Immer wieder ist zu lesen, dass ein 30-prozentiger oder höherer Proteinanteil bei Diäten Wunder wirkt. Tatsächlich kann man damit kurzfristig zügig Gewicht reduzieren. Auch zur Behandlung einer Fettleber kann eine zeitlich begrenzte Proteindiät günstig sein. Langfristig jedoch tun Sie sich und Ihrer Gesundheit mit einer proteinreichen Ernährung keinen Gefallen.

Protein fördert Wachstum, aber auch die Alterung

Der renommierte Italo-US-amerikanische Altersforscher Valter Longo sagte in einem *Spiegel*-Interview 2018: »Ich kenne keine Bevölkerungsgruppe mit langer Lebensdauer, die auf hohe Protein- und Fettzufuhr gesetzt hat.« Seine Kritik am Protein fußt auf den Ergebnissen langjähriger Forschungen, in denen er dem Geheimnis der Zellalterung nachging. In Zusammenarbeit mit anderen Forschern wurde ihm dabei zunächst klar, dass mit Anti-Aging-Medikamenten und -Vitaminen nichts zu holen war. Stattdessen zeigte sich, dass durch eine Reduzierung der Kalorienzufuhr oder wiederholtes Fasten bei allen Lebewesen, von der Hefe bis zur Maus, das Altern hinausgezögert werden konnte. Und das um spektakuläre 20 bis 40 Prozent.

Longo ging dann systematisch der Frage nach, ob dieser tatsächliche Anti-Aging-Effekt – das übliche Anti-Aging in der Medizin versucht ja eher die Spuren des Alters zu verdecken – nur durch Reduzierung der Gesamtenergiezufuhr oder auch durch Weglassen einzelner Nahrungsbestandteile erreicht werden kann. Und tatsächlich, es waren vor allem die Aminosäuren, insbesondere die Aminosäuren tierischer Herkunft, die den Alterungsprozess beschleunigten. Das Ergebnis verwunderte: Genau das Protein, das so unerlässlich für das Wachstum und den Körperbau ist, soll uns schneller altern lassen?

Für dieses »Paradoxon« (Wachstum, aber Alterung) sind zwei Protein-Akteure wesentlich, die das Körperzellwachstum steuern und an der Alterungsuhr drehen: das Protein mTOR und das Peptidhormon IGF-1. mTOR ist eine Art Steuerzentrale für Wachstumsaufgaben, es reguliert die Proliferation, die Differenzierung und Vermehrung von

Zellen. Bodybuilder setzen entsprechend Proteindrinks ein, um ihren Muskelaufbau anzufeuern. IGF-1 ist ein (Muskel-)Wachstumsfaktor, der vor allem von tierischem Protein getriggert und vermehrt in der Leber produziert wird. Es überrascht nicht, dass der insulinähnliche Wachstumsfaktor als unerlaubtes Dopingmittel verwendet wird.

Wachstum ist im Kindesalter erwünscht, aber irgendwann sind wir alle ausgewachsen. Werden Proteine in konzentrierten Mengen und als entsprechende Substanzen wie in Fitnessdrinks oder als Doping einem Erwachsenen zugeführt, fördern diese auch das Wachstum von Krebszellen. In Laborexperimenten ist dieser Zusammenhang von mTOR und IGF-1 mit Krebszellwachstum eindeutig. Werden Versuchstiere mit Krebserkrankungen proteinreich ernährt, sterben sie um ein Vielfaches häufiger als Tiere unter proteinarmer Kost.

So wichtig Wachstum in jungen Jahren ist, so gefährlich sind zu starke Wachstumssignale für ältere Organismen. Krebs zeichnet sich ja vor allem durch unkontrolliertes Wachstum aus. Interessanterweise haben größere Menschen generell ein leicht erhöhtes Krebsrisiko.

Eine sehr proteinreiche und noch dazu hochkalorische Nahrung ist also ein guter Nährboden für Krebswachstum. Aber auch Gefäßverkalkungen und Entzündungen wie Arteriosklerose werden durch zu viel tierisches Protein angefeuert. Entzündungen auf Zellebene sind wahrscheinlich eine der Hauptursachen für vorzeitiges Altern. Man spricht in diesem Zusammenhang von »Inflammaging«.

Wie viel Protein ist gesund?

Wie viel Eiweiß ist gerade noch gesund, um satt zu werden und den Körper mit allen wichtigen Aminosäuren in ausreichender Menge zu versorgen, und wie viel ist schädlich? Die Antwort ist relativ einfach: Der Körper sollte reichlich mit pflanzlichem Protein, aber keinesfalls mit großen Mengen an tierischem Protein ernährt werden, denn tierisches und pflanzliches Protein hat offensichtlich unterschiedliche Wirkung auf unsere Gesundheit.

Wissenschaftler berechnen hierbei gerne den Anteil des Proteins an der gesamten Energieaufnahme durch die Nahrung. Bei den *Blue Zones* und den gesündesten weltweiten Ernährungsformen beträgt er meist 14 bis 17 Prozent. Bei den Bewohnern auf Okinawa betrug er 1950, als die Forscher die beeindruckende Langlebigkeit der Menschen dort erstmals notierten, gerade einmal neun Prozent!

Finger weg von einer eiweißreichen Diät

Tierisches Eiweiß ist nach wie vor die Hauptproteinquelle der westlichen Welt, wir essen viel Fleisch, Wurst, Milch, Käse, Butter, Quark und Fisch. Ich halte das für eine Katastrophe. Bei Menschen, die sich zu proteinreich ernähren, wie zum Beispiel mit der fettreichen Atkins-Diät, lassen sich gesundheitlich bedenkliche Folgen beobachten.

Robert Atkins war ein US-amerikanischer Kardiologe und Ernährungswissenschaftler, der im letzten Jahrhundert eine fett-und proteinreiche Ernährung propagierte. Er begann diese lautstark zu vermarkten, nachdem er mit seiner Diät bei übergewichtigen Patienten sehr gute Gewichtsabnahmen erzielen konnte. Was er nicht wusste oder nicht wissen wollte: Trotz Gewichtsverlusts kommt es unter seiner Diät meist schon nach wenigen Monaten zu einer bedeutenden Verschlechterung der Stoffwechsel- und Kreislaufsituation sowie zu Bluthochdruck. In einer klinischen Studie von Shane A. Phillips, Professor an der University of Illinois in Chicago, zeigten sich sogar schon nach sechs Wochen Atkins-Diät massive Beeinträchtigungen der Blutgefäßwände.

Robert Atkins selbst verstarb mit 72 Jahren und litt – das versuchten seine Anhänger lange zu verheimlichen – an Herzkranzgefäßverkalkungen, schwerer Herzschwäche und Fettleibigkeit.

Glykoproteine

Ein Spezialfall bilden die Glykoproteine, die sogenannten AGEs (Advanced Glycation Endproducts). Dabei handelt es sich um verzuckerte oder karamellisierte Proteine. Diese entstehen vor allem, wenn Proteine stark erhitzt werden in Kombination mit Zucker oder Kohlenhydraten wie zum Beispiel paniertes Hühnerfleisch in der Fritteuse. Sie scheinen eine Rolle zu spielen bei altersbedingten chronischen Erkrankungen wie Diabetes Typ 2, Nierenschäden und Gefäßverkalkung. Auch auf die Knochendichte sollen sie sich negativ auswirken. In die Schlagzeilen geriet vor Jahren das Glykoprotein Acrylamid, das unter anderem in Pommes frites und Chips enthalten ist und potenziell das Krebsrisiko erhöht.

Diabetiker messen ihre Blutzuckereinstellung, indem sie ein mit Zucker verbundenes Hämoglobin im Blut messen, den sogenannten HbA1c-Wert. Dieser gibt an, wie die Blutzuckereinstellung der vergangenen Wochen war. Denn zu viel Zucker im Blut verbindet sich mit Protein auf eine Weise, die der Körper nicht mehr über die Leber oder Niere ausscheiden kann.

Die AGEs sind im mikroskopischen Sinne übrigens tatsächlich »Schlacken«. Beim Fasten werden vermutlich AGEs mobilisiert und abgebaut, das ist mit einer der Gründe, warum Fasten für den Körper so gesund ist.

Proteinbedarf im Alter

Etwa ab dem 40. Lebensjahr verliert unser Körper Muskelmasse. Wir müssen uns dann mehr anstrengen, um diesen Muskelverlust, der im Medizinerjargon Sarkopenie genannt wird, zu vermeiden. Daher empfehle ich spätestens ab dem 50. Lebensjahr ein gezieltes Krafttraining, es ist die beste Möglichkeit, den Muskelverlust abzufangen. Ab dem 65. Lebensjahr brauchen die Muskeln aber auch mehr Eiweiß als in den Jahren zuvor.

Wir müssen deshalb die Proteinzufuhr unseren Lebensphasen anpassen. Kinder und Jugendliche benötigen in den Wachstumsphasen etwas mehr, Erwachsene benötigen weniger Protein. Erst mit fortschreitendem Lebensalter wird es wieder wichtiger. Vielbeachtet waren hierzu die Ergebnisse einer US-amerikanischen Beobachtungsstudie, bei der auch Valter Longo mitwirkte. Untersucht wurden über 6000 Amerikaner im Alter Ü50, die in der Folge über achtzehn Jahre beobachtet wurden.

Diejenigen Teilnehmer, die zwischen ihrem 50. und 65. Lebensjahr viel tierisches Protein aßen, hatten ein vierfach erhöhtes Krebsrisiko und ein 75-prozentig erhöhtes Sterberisiko. Bei den Studienteilnehmern, die sich ausschließlich mit pflanzlichem Protein ernährten, zeigten sich keinerlei ungünstige Auswirkungen auf Krebsrisiko und Sterberate.

Nach dem 65. Lebensjahr änderte sich die Lage. Nun waren die Teilnehmer auf einmal im Vorteil, deren Nahrung proteinreicher war, egal ob tierischer oder pflanzlicher Herkunft. Nur für Diabetes blieb in allen Altersgruppen Protein, das tierische, ein ungünstiger Faktor.

Vermutlich schützt die basische Eigenschaft von Gemüse, die zu einem Abpuffern von Säuren führt, den Muskelabbau. Normalerweise erledigt vor allem die Niere die Säurepufferung im Körper. Mit zunehmendem Alter lässt aber die Nierenfunktion nach und die Pufferung geschieht über Muskeln und Knochen. Tierisches Eiweiß bedeutet schlicht mehr Säurelast für den Körper, pflanzliches Eiweiß wirkt dem entgegen.

Wenn der Säure-Basen-Haushalt in Schieflage ist

Damit unsere Stoffwechselvorgänge optimal verlaufen, sollte das Blut einen pH-Wert von 7,4 haben. Der pH-Wert ist das Maß für den Säuregehalt einer Lösung – es erlaubt überhaupt erst die Unterscheidung zwischen Säuren und Basen. Doch je nach Nahrungsaufnahme kann der pH-Wert aus der Balance geraten. Basen sind die Gegenspieler der Säuren und können diese abpuffern. Sind zum Beispiel aber durch Aufnahme von zu viel Säure die Puffersysteme im Körper überfordert, mobilisiert er Mineralien aus den Knochen, um wieder ein Gleichgewicht herzustellen. Das aber fördert Osteoporose. Ein zweiter Weg läuft über das Bindegewebe, das unter Säurebelastung schmerzempfindlicher wird. Aber auch Nierensteine und der Muskelabbau im Alter (Sarkopenie) werden durch eine säurereiche Ernährung gefördert. Nierenkranke Patienten sind von einer solchen verstärkt betroffen, da die Säurebelastung die Nieren direkt in Mitleidenschaft zieht. Sie produzieren dann Ammoniak, eine Base, welche die Säure neutralisiert. Langfristig aber schädigt wiederum Ammoniak die Nieren, da es ein Zellgift ist. Ein Teufelskreis. Und: Mit zunehmendem Alter nimmt die Funktionsfähigkeit der Nieren generell ab und damit auch die Fähigkeit, Säure zu puffern.

Die gesunde Säure-Basen-Balance

Basisch	**Sauer**
• Obst, Gemüse, Kartoffeln • Obst- und Gemüsesäfte • Heilwasser mit viel Hydrogencarbonat • Bewegung und Entspannung	• Fleisch, Wurst und Fisch • Milchprodukte, Käse und Eier • Brot, Getreide • Stressige Lebensweise

Die heutige Ernährung mit viel tierischem Eiweiß führt oft zu einer schleichenden Übersäuerung des Körpers. Basisch wirkende Lebensmittel und ein gesunder Lebensstil bringen den Säure-Basen-Haushalt wieder ins Gleichgewicht.

Negativ auf unseren Säuren-Basen-Haushalt wirken vor allem tierische Eiweiße: Fleisch, Fisch, Eier und Milchprodukte wie Käse (besonders Schmelzkäse und Milchpulver). Beim Ranking der Säurebelastung steht Thunfisch in Dosen ganz oben an der Spitze. Auch Getränke wie Cola, Getreideprodukte und Brot sind leicht sauer (Pasta glücklicherweise nicht). Beim Getreide ist es der Phosphor, der chemisch sauer wirkt.

Welches Lebensmittel wie viel Säure im Körper produziert, das lässt sich nicht präzise bestimmen. Aber es gibt die sogenannten PRAL-Werte (Potential Renal Acid Load) – eine Formel, in die säurefördernde Faktoren eingehen. Dazu gehören Schwefel-, Amino- und Phosphorsäure sowie Schutzfaktoren wie Mineralien, Kalium und Calcium. Diese Bewertung wurde von Thomas Remer und Friedrich Manz, einem Ernährungswissenschaftler und einem Nierenfacharzt, entwickelt und gibt hilfreiche Anhaltspunkte. Ist die Säureproduktion durch den Genuss von zum Beispiel viel Fleisch oder Fisch hoch, dann hilft es übrigens, parallel ein Glas Orangen- oder Gemüsesaft zu trinken. Das puffert die Säure und sorgt für einen Ausgleich. Das Trinken von bikarbonatreichem Mineralwasser ist bei chronischen (Nieren-) Erkrankungen sinnvoll. In Detox-Kliniken wird häufig ein Basenpulver empfohlen, wir setzen es bei uns in der Klinik gelegentlich beim Heilfasten ein. Im normalen Alltag macht es aber mehr Sinn, sich grundsätzlich basenreich zu ernähren und nicht eine Tablette einzunehmen. Und basenreich sind fast alle Obst- und Gemüsesorten.

Milch ist nicht gesund

Nicht zuletzt mit der Industrialisierung der Milchwirtschaft ist die gesundheitliche Wirkung der Milch fragwürdig geworden. Milch ist die Lebensgrundlage für alle Neugeborenen auf der Welt, alle säugenden Lebewesen werden mit ihr aufgezogen. In der Tat enthält Muttermilch für die ersten Lebensmonate alle Ingredienzien, die der Nachwuchs zum Gedeihen braucht. Nicht umsonst galt Milch über Jahrtausende als besonders wertvolles Nahrungsmittel. Menschliche und tierische Muttermilch unterscheiden sich aber: Weil Kälber sofort nach der Geburt enorm schnell zulegen (etwa 700 Gramm Gewicht am Tag), das menschliche Neugeborene jedoch viel langsamer wächst, wurde evolutionär das genetische Programm angepasst. So enthält die menschliche Muttermilch nur ein Drittel der Eiweißmenge von Kuhmilch, sie gehört zu den proteinärmsten aller Säugermilchsorten, Kuhmilch wirkt dagegen wie ein Wachstumscocktail. Bei einem ausgewachsenen Menschen triggern darum die in der

Kuhmilch enthaltenden Hormone mehr Entzündungen im Körper und eine vorschnelle Alterung. Aus diesem Grund ist sie für einen Erwachsenen das völlig falsche Programm. Zumindest heutzutage.

Es ist davon auszugehen, dass Milch vor Jahrtausenden von Erwachsenen zunächst nicht gut vertragen wurde. Denn nur Säuglinge und Kleinkinder produzieren vermehrt das Enzym Laktase, das für die Verdauung des in der Milch enthaltenen Milchzuckers (Laktose) wichtig ist. Das macht Sinn, solange die Kinder gestillt werden. Aber der Körper produziert nur während des Kleinkindalters in großen Mengen Laktase. Evolutionär ging man nicht davon aus, dass auch noch Erwachsene »gestillt« werden müssten. Es muss allerdings, so von Wissenschaftlern errechnet, vor ungefähr 8000 Jahren zu einer Genvariante gekommen sein, die dafür sorgte, dass die milchzuckerspaltende Laktase bis ins Erwachsenenalter vom Körper produziert wurde. Es geriet zum Überlebensvorteil, Kuhmilch trinken zu können. Kein Wunder also, dass sich diese Eigenschaft genetisch durchsetzte. Das betraf vor allem die nördliche Halbkugel mit den langen Wintern. Heute kann man bei 80 bis 90 Prozent der Bevölkerung in Nordeuropa das Enzym Laktase nachweisen, weltweit aber nur bei 30 Prozent der Menschen.

Laktoseintoleranz

Wer unter einer Laktoseintoleranz leidet, hat keine Allergie. Bei einer Allergie lösen schon winzigste Mengen eine starke, mitunter sogar lebensbedrohliche Reaktion aus. Bei einer Laktoseintoleranz wird aber meist etwas Milch vertragen. Erst ab einer gewissen Menge beginnt es im Bauch zu grummeln, weil Milchzucker nicht schon im oberen Verdauungstrakt aufgespalten und verdaut werden kann. Im Dickdarm stürzen sich die Darmbakterien dann auf den Milchzucker, und es kommt 15 bis 30 Minuten nach dem Essen zu Blähungen und Durchfällen.

Die Diagnose einer Laktoseintoleranz wird mittels Atemtests gestellt. Wer eine solche hat und nicht vegan leben möchte, sollte trotzdem geringe Mengen an Milchprodukten essen, damit der Körper die Restproduktion von Laktase nicht ganz einstellt. Gut gereifter, körniger Käse (Parmesan) oder Kefir werden in der Regel gut vertragen. Im Handel wird Laktasepulver als Enzymersatz angeboten, doch in Studien konnte dafür nur ein Placeboeffekt gezeigt werden.

Bis vor wenigen Jahren waren sich Ernährungswissenschaftler einig: Milch galt im Großen und Ganzen als günstig für die Gesundheit. Man war angetan von den vielen – unbestritten wertvollen – Inhaltsstoffen, den Vitaminen, Mineralien und Proteinen. Die Altersforscher sehen das aber etwas anders. So wichtig die in der Muttermilch enthaltenen Wachstumsfaktoren und Proteine für Säuglinge sind, so überflüssig und schädlich können sie für Erwachsene sein. Tierversuche haben gezeigt, dass Milch und deren Proteine ebenso eine vorzeitige Alterung wie ein Krebswachstum fördern können. So eindeutig diese Ergebnisse im Tierversuch allerdings sind, sie sind nicht einfach auf den Menschen übertragbar. Milch und Milchprodukte stehen jedoch im Verdacht, vermehrt Autoimmunerkrankungen wie Multiple Sklerose, Rheuma und entzündliche Darmerkrankungen mit auszulösen. Wissenschaftlich eindeutig belegt ist, dass Milch Akne fördert.

Lange Zeit wurde Frauen in den Wechseljahren Milch wegen ihres hohen Calcium-Gehalts zur Osteoporoseprophylaxe empfohlen. Eine Studie aus Skandinavien zeigte dann überraschenderweise das Gegenteil: Reichlicher Milchkonsum sorgt für brüchigere Knochen. Der Nutzen des Calciums wird offensichtlich zunichte gemacht durch die ebenfalls in der Milch enthaltenen Phosphoproteine und schwefelhaltigen Aminosäuren Methionin und Cystein. Diese Eiweiße wirken entzündungsfördernd und chemisch wie eine Säure. Der Körper versucht, diese Säurebelastung durch Calcium abzupuffern – und das mobilisiert er aus den Knochen. Übrigens tritt in Japan, wo fast gar keine Milch getrunken wird, bei Frauen in den Wechseljahren viel seltener Osteoporose auf.

Gegen Milch spricht auch das Milchfett, das hauptsächlich aus gesättigten Fettsäuren besteht. In einer Harvard-Studie mit über 200 000 Menschen verringerten sich das Herzinfarkt- und Schlaganfallrisiko um 24 Prozent, wenn rechnerisch nur fünf Prozent der Nahrungsenergie aus Milchfett durch pflanzliches Fett ersetzt wurde. Forscher aus Schweden bestätigten das, sie setzten Teilnehmer einer Studie drei Wochen lang auf eine milchfettreiche Diät (Butter, Sahne, Käse), die Vergleichsgruppe auf eine rapsölreiche (Rapsöl und Rapsölmargarine). In der Rapsölgruppe besserten sich die Blutfettwerte deutlich. In der erwähnten skandinavischen Langzeitstudie wurde neben einer höheren Knochenbrüchigkeit zudem eine höhere Sterblichkeitsrate festgestellt, dann, wenn viel Milch getrunken wurde.

Mit Käse und Joghurt verhält es sich besser als bei Milch, denn sie enthalten weniger Laktose und damit Galaktose, ein Bestandteil der Laktose. Trotzdem fördert auch Galaktose Entzündungen und Zellalterung. Wissenschaftler verwendeten gezielt Galaktose, um bei Labortieren vorzeitiges Altern und Alterserkrankungen zu provozieren. Demenz und eine geringere Fortpflanzungsfähigkeit wurden in diesen Versuchen beobachtet. Käse und Joghurt enthalten aber Bakterien, die sich selbst von Milchzucker ernähren, somit ist der Laktose- und Galaktosegehalt in diesen Milchprodukten geringer. Laktosefreie Milch enthält vorgespaltene Laktose, aber genauso viel Galaktose.

Reduzieren Sie Milch- und Milchprodukte

Um immer weiter und immer mehr Milch geben zu können, werden Milchkühe fortwährend künstlich befruchtet. Auch während ihrer Trächtigkeit werden sie weiter gemolken. Permanent gelangen so erhebliche Mengen an Geschlechtshormonen (die in der Schwangerschaft in hohen Mengen produziert werden) in die Milch. Das gilt auch für Bio-Milch. Dieser Hormonüberfluss, der mit der Milch in unseren Körper gelangt, wird zwar teilweise in der Leber inaktiviert, aber nicht vollständig. Akne ist danach hormonell durch Milch getriggert, und Milchkonsum führt auch zu einer verminderten Fruchtbarkeit bei Männern.

Es sind aber vor allem die Wachstumshormone Insulin, IGF-1 und mTOR, deren Konzentration ungünstigerweise durch Milchkonsum im Blut ansteigt. Sie sind mit einer erhöhten Krebsgefahr verbunden. Am besten gesichert sind diese Erkenntnisse für Prostatakrebs, der häufigsten Krebsart bei Männern über 70 Jahre. In diversen Versuchen wurden Prostatakrebszellen direkt mit Milch beträufelt. In jedem dieser Experimente ließ sich das Krebswachstum dadurch stimulieren. Mandelmilch hingegen reduzierte das Wachstum. Auch wenn Laborversuche nicht 1:1 auf eine Krebserkrankung beim Menschen übertragen werden können, so zeigen diese Ergebnisse dennoch das grundsätzliche Risiko.

Es gibt also nur wenig überzeugende Argumente, Milch als gesund zu betrachten. Das Problem ist auch nicht das eine oder andere Glas Milch, sondern es ist der ständige Konsum von Milch. Darüber hinaus ist Milch auch schon als »kleine Zugabe« ein wahrer Spielverderber: Kaffee hat eindeutig gesundheitsfördernde Wirkungen, aber wenn man die doppelte Menge Milch dazugibt, wird dieser Effekt wieder zunichtegemacht. Kaffee fördert die Autophagie (siehe S. 288 ff.), die Selbstreinigung der Zelle, wie der Grazer Forscher Frank Madeo herausgefunden hat. Innerhalb von bis zu vier Stunden nach dem Kaffeegenuss wird die zelluläre Autophagie stark angekurbelt. Diese Effekte zeigen sich sowohl bei koffeinhaltigem als auch bei entkoffeiniertem Kaffee. Die Zugabe von Milch aber macht diese Wirkung fast wieder zunichte.

Diese Erkenntnisse hatten sich auch bereits in Zusammenhang mit schwarzem Tee gezeigt. Die Charité-Kardiologin Verena Stangl und ihr Team untersuchten den Effekt von Tee auf die Blutgefäße. Eine Probandengruppe trank täglich 500 ml Schwarztee pur, die andere mit fettarmer Milch. Der reine Schwarztee zeigte eine verbesserte Gefäßreaktion, der mit Milch getrunkene Tee keinerlei günstige Wirkung. In weiteren Experimenten konnten die Wissenschaftler zeigen, dass Milchprotein die gefäßverbessernde Wirkung des Tees bremst. Das Milchprotein Casein neutralisiert das so gut wirksame Catechin des Tees, indem es sich mit diesem chemisch verbindet. Wenn man Blaubeeren mit Schlagsahne isst, geht die gesunde Wirkung von Blaubeeren ebenso verloren.

Die ungünstige Wirkung von Milch ist auch der Grund, warum dunkle Schokolade gesünder ist als Milchschokolade. Milchschokolade besitzt einen geringeren Kakaoanteil, und der mit Milch versetzte Kakao wird durch die Milchproteine in seiner Wirkung geblockt. Daher ist es auch keine gute Idee, dunkle Schokolade zu einem Milchkaffee (oder Milchtee) zu essen.

Tipp: Wenn Sie gerne Kaffee mit Milch trinken, probieren Sie Mandel-, Hafer- oder Sojamilch aus. Gerade Soja- und Mandelmilch lassen sich gut aufschäumen. Sie zerstören nicht die gesunde Wirkung des Kaffees und besitzen reichlich gesundheitsfördernde, pflanzliche Proteine.

Viele Menschen glauben, dass ihnen der gesunde Verzicht oder das Einschränken von Milch und Milchprodukten (damit auch Käse) schwerfallen könnte – der Grund liegt bei der hier vorhandenen verführerischen Kombination aus fettig und salzig. Käse ist sehr fettreich und enthält Salz, um die bakterielle Fermentation zu stoppen – und schon haben wir den Sucht-Effekt. Außerdem enthalten Milchprodukte Casomorphine. Sie entstehen beim Abbau von Casein, und tatsächlich gehören Casomorphine wie Morphium oder Heroin zu den Morphinen, nur werden sie körpereigen hergestellt. Das Suchtpotenzial von Casomorphin ist natürlich wesentlich geringer, aber immerhin vermutlich noch ein Zehntel so hoch wie das von Morphium. Joghurt enthält ebenso wie Schaf- und Ziegenkäse weniger Casein.

Einige Studien haben eine leichte blutdrucksenkende Wirkung von Milch und Milchprodukten gezeigt. Andererseits weisen zahllose klinische Studien nach, dass gerade Diabetes und Bluthochdruck durch eine vegane Ernährung vermieden oder sehr effektiv behandelt werden können. Auch haben Forscher aus Toronto die Studien zusammengefasst, worin bei Diabetespatienten tierisches Protein durch pflanzliches ersetzt wurde, und fanden dabei einen deutlichen Vorteil für pflanzliches Eiweiß: Blutdruck und Zuckerwerte waren leicht besser, Insulin und andere Hormonwerte blieben im Normbereich. Es ist wohl wieder die alte Geschichte: Man sollte nicht die Makronährstoffe betrachten, sondern das ganze Nahrungsmittel.

Joghurt aber schneidet in vielen Studien immer wieder sehr gut ab, auch in Bezug auf eine Gewichtsreduktion. Vermutlich sind die im Joghurt enthaltenen Bakterien für diese Wirkung verantwortlich. Inzwischen sind auch Soja- und Mandelmilchjoghurts mit ähnlichen Bakterien auf dem Markt. Gerade pflanzliche Lebensmittel, die »fermentiert« sind, enthalten günstige Bakterien. Dazu gehören Sauerkraut, Kimchi (fermentierter Kohl), Brottrunk, fermentierte Säfte und Sojasauce.

Wenn Sie nicht völlig auf Milchprodukte verzichten möchten, verwenden Sie nur geringe Mengen, bevorzugen Sie Bio-Qualität aus Weide- oder Heumilch und ungezuckerten Bio-Joghurt oder Kefir – und verwenden Sie Käse einzig zum Würzen: Aufläufe mit Feta, Pasta mit Parmesan oder Pecorino.

Eier

Als Ancel Keys herausfand, dass ein hoher Cholesterinspiegel maßgeblich das Risiko für tödliche Herzinfarkte erhöht, war der Ruf der Eier schwer beschädigt. Eigelb enthält nun einmal viel Cholesterin. Erst später wurde klar, dass weniger das reine Cholesterin, sondern die in einem Nahrungsmittel enthaltenen gesättigten Fette, die in der Leber zu Cholesterin umgebaut werden, gefährlich sind. Seit dieser Erkenntnis ist das Ei wieder rehabilitiert.

Es folgten viele Beobachtungsstudien, die dem Hühnerei eine Art Neutralstatus bescheinigten. Eier sind für die Gesundheit weder gut noch schlecht. Fest steht nur, dass ein regelmäßiger und hoher Eierkonsum unseren Vorfahren nicht bekannt war. Das Frühstücksei ist eher eine Angewohnheit aus neuerer Zeit. Zudem werden Eier unzähligen Lebensmitteln beigemischt, meistens um die gelbe Farbe zu erzeugen. Oder sie dienen als »Klebstoff«, damit Kuchen, Nudeln und Teig nicht zerbröseln. Ihren Geschmack würden die wenigsten in diesen Produkten herausschmecken.

Doch es spricht einiges gegen den Verzehr von Eiern. Sie sind wie Milch nicht als Grundnahrungsmittel gedacht, sondern als Urzelle für das Leben von Küken samt dem im Ei festgelegten Wachstumsprogramm. Der hohe Protein- und Cholesteringehalt im Ei mag zunächst wertvoll erscheinen, aber für erwachsene Menschen kann das nachteilig sein. Wie Milch verstärken Eier im Laborexperiment Entzündungen im Körper. Neue Studien weisen verstärkt darauf hin, dass Eier anscheinend doch das Risiko für Gefäßverkalkung und Herzinfarkt erhöhen. Als ursächlicher Faktor gilt weniger das Cholesterin, sondern Cholin und Phosphatidylcholin (besser bekannt unter Lecithin), Substanzen, die in Fleisch und Käse, aber besonders in Eiern konzentriert vorkommen. Cholin und Phosphatidylcholin werden durch Darmbakterien in TMAO (Trimethylamin-N-Oxid) umgewandelt. Dieser Prozess scheint massiv das Risiko für Arteriosklerose, Prostatakrebs und Entzündungen zu erhöhen.

Ein erstaunliches Experiment von Forschern der Cleveland University konnte zeigen, wie dies funktioniert. Man verabreichte den Studienteilnehmern eine Mahlzeit mit reichlich Phosphatidylcholin, dann maß man ihre TMAO-Werte. Die waren stark angestiegen. Nun aber folgte der Clou: Man gab den Teilnehmern Antibiotika, die die Darmbakterien zerstörten (eine bekannte Nebenwirkung von Antibiotika), und wiederholte das Experiment. Dieses Mal wurde kein giftiges TMAO im Blut gemessen.

Was bedeutet das für den Verzehr von Eiern? Schränken Sie ihn ein oder essen Sie am besten gar keine Eier. In der Cleveland-Studie reichten zwei hart gekochte Eier für den TMAO-Effekt aus. Nicht zuletzt empfehle ich den Verzicht auf Eier, weil Legebatterien Inbegriff der schrecklichen Massentierhaltung sind. Damit hängt auch zusammen, dass Lebensmittelinfektionen und -vergiftungen ihre häufigste Ursache in Eiern haben. Fast jährlich gibt es neue Skandale, zuletzt wurde das Pflanzenschutzmittel Fipronil in Eiern entdeckt.

Das Frühstücksei können Sie vielleicht verschmerzen, wenn Sie andere köstliche Optionen haben: frische Brote mit pflanzlichen Aufstrichen oder einen Crunchy-Haferbrei mit Beeren und Nüssen. Statt Rührei empfehle ich »Scrambled Tofu«. Für den verschwenderischen Einsatz von Eiern zur Gelbfärbung und als Bindemittel für Gebäck gibt es inzwischen genügend pflanzliche Alternativen.

Fleisch

»Das beste Fleisch ist Fruchtfleisch.« Dieses Zitat des Ernährungswissenschaftlers Claus Leitzmann nutze ich bei Vorträgen, um mit ein wenig Leichtigkeit zum Verzicht auf Fleisch zu appellieren. Ich weiß, für viele Menschen ist das keine ganz leichte Botschaft. Die Datenlage ist aber absolut eindeutig!

Aus der Fülle ernährungswissenschaftlicher Untersuchungen hat sich herauskristallisiert, dass eine vollwertige, pflanzenbetonte, fleischlose oder zumindest fleischarme Ernährung die gesündeste ist. Leitzmann hat schon vor Jahrzehnten zwei konkrete Optionen für eine optimale Ernährung empfohlen: die vegetarische Vollwertkost, am besten vegan, und die Variante, bei der Fleisch oder Fisch nur zu besonderen Anlässen auf dem Speiseplan stehen.

Leitzmann war aber noch auf andere Weise ein Pionier. Er wies daraufhin, dass am Fleisch- und Fischverzehr neben der Frage, welche Nahrung am gesündesten für uns Menschen ist, die Ökologie zu einer zentralen Frage wird. Alle ökologischen, sozialen und tierethischen Argumente weisen überzeugend in eine Richtung:

Eine Welt ohne Fleisch- und Wurstverzehr hätte eindeutig weniger Probleme!

Zudem hat Fleisch eine schlechte Klimabilanz: Weltweit werden 70 Prozent Ackerland für Tierzucht verwendet. Zur Herstellung von einem Kilogramm Rindfleisch werden 15 000 Liter Wasser benötigt. Nicht zu vergessen: Die Fleischproduktion ist für 15 bis 20 Prozent der gesamten Treibhausgase verantwortlich. Eine Milchkuh produziert jeden Tag 235 Liter Methangas. Und Methan wird von Klimaforschern 28-mal so stark wie CO_2 eingeschätzt.

Wahrscheinlich ist Fleischverzicht sogar die einzige Option, um alle Menschen auf der Erde zu ernähren, ohne unseren Planeten ökologisch zu zerstören. Aber: Trotz der weltweit steigenden Zahl an Vegetariern und Veganern ist der Verzicht auf Fleisch für viele Menschen nur schwer vorstellbar. Ein Wiener Schnitzel oder ein gegrilltes Steak verkörpern immer noch den allerhöchsten Genuss. Es spricht jedoch eine Menge dafür, auf Fleisch weitgehend oder völlig zu verzichten: Tierwohl, Klima (CO_2-Bilanz), Ressourcen (Wasserverbrauch) oder die weltweite Bekämpfung des Hungers – und tagtäglich erlebe ich im Patientengespräch, dass Nahrungsgewohnheiten sich ändern lassen, obwohl unser Geschmack durch Kultur und Erziehung über Jahrzehnte geprägt wurde.

Viele Patienten wundern sich später oft, warum sie nicht früher mit dem Fleischverzicht begonnen haben. In jedem Supermarkt gibt es frisches Gemüse, Hülsenfrüchte, pflanzliche Proteinquellen, Obst und Gewürze. In fast jedem Restaurant kann man heute vegetarische Gerichte bestellen, ohne seltsam angeschaut zu werden. Das war nicht immer so problemlos. Als ich vor dreizehn Jahren beschloss, kein Fleisch mehr zu essen, merkte ich, dass es bei Abendessen im Rahmen von Kongressen oder Fortbildungen besser war, vorab mit dem Kellner meinen vegetarischen Wunsch zu besprechen. Alles andere erregte regelmäßig großes Aufsehen: »Kein

Fleisch? Aber etwas Speck in der Soße ist möglich? Wie bitte, auch nicht? Aber Fisch? Nein?« Bekamen Kollegen das intensive Verhör des Kellners mit, folgte genau jene lebhafte Diskussion, die ich so unbedingt vermeiden wollte. Jeder versuchte eilfertig zu erklären, dass er auch nicht mehr so viel Fleisch äße.

Vor allem in Deutschland, Österreich und der Schweiz ist Fleisch ein zentraler Bestandteil fast jeder Mahlzeit. In meiner Heimat Oberschwaben, an der Grenze zum Allgäu, beinhalten fast alle typischen Gerichte in irgendeiner Form Fleisch, Wurst oder Speck – mit Ausnahme der Käsespätzle. Diese sind zwar fleischlos, aber aufgrund der üppigen Menge an Käse ebenfalls nicht gerade gesund. Inzwischen hat sich aber auch dort kulinarisch einiges verändert; zumindest ein vegetarisches Gericht steht inzwischen fast in jedem Restaurant als Alternative auf der Speisekarte. Manchmal passiert es mir sogar, wenn ich mit Freunden essen gehe, dass ich bei den anderen um mein fleischloses Gericht beneidet werde.

Natürlich macht der Verzehr von Fleisch und Wurst nicht automatisch krank, und niemand fällt tot vom Stuhl, wenn er eine Currywurst isst. Aber ein regelmäßiger und hoher Fleischkonsum ist tatsächlich für viele Zivilisationsleiden mit verantwortlich. Dazu zählen Herzinfarkt, Schlaganfall, Diabetes, Bluthochdruck und Arthrose, Arthritis bis hin zur Demenz und einige Krebserkrankungen (Darmkrebs, Brustkrebs, Prostatakrebs). Dauerhafter Fleischkonsum ist ungesund, daran gibt es nichts zu rütteln.

Am schädlichsten ist verarbeitetes Fleisch, also Wurst. Bei Wurst sind die vielen Begleitstoffe das Problem. Das Gesamtpaket lautet dann: Wurst mit Pökelsalzen, Nitraten und vor allem viel gesättigtem Fett. Gerade durch den Verzehr von Wurstwaren – und das beginnt schon bei 50 Gramm am Tag (das entspricht einem Wiener Würstchen oder einer Scheibe Kochschinken) – vergrößert sich das Risiko für Darmkrebs um 18 Prozent, für Herz-Kreislauf-Leiden um 42 Prozent, für Diabetes sogar um 51 Prozent. Doch selbst unverarbeitetes Fleisch schadet der Gesundheit. Wer 100 Gramm Rind-, Schweine-, Lamm- oder Wildfleisch täglich isst, erhöht sein Diabetesrisiko um

19 Prozent und sein Darmkrebsrisiko um 17 Prozent. Der Verzehr von täglich mindestens 100 Gramm rotem Fleisch steigert nach neuesten Studien das (frühe) Sterblichkeitsrisiko um fast 30 Prozent!

Paleo-Diät – die »Steinzeiternährung«

Essen wie die Steinzeitmenschen ist das Prinzip der Paleo-Diät, einer Ernährungsform, die propagiert, möglichst Naturbelassenes zu essen: viel Fleisch, viel Fisch, Wurzelgemüse, Kräuter. Moderne Lebensmittel wie Brot und andere Getreideprodukte, Milchprodukte, gepresste Öle und Industriezucker, aber auch Alkohol werden eher abgelehnt. Ich sehe Paleo äußerst kritisch. Vor allem, weil sie im Verständnis vieler Menschen – vor allem Männer – als Freifahrtschein für uneingeschränkten Fleischkonsum angesehen wird. Erfunden wurde diese »Diät« in den 1970er-Jahren, gefördert von Evolutionsmedizinern. Das Wort »Paleo« steht für »Paläolithikum«, für die Altsteinzeit, die von 2,5 Millionen bis 8000 Jahre v. Chr. dauerte. Die Paleo-Anhänger gehen davon aus, dass unser Verdauungssystem noch immer darauf gepolt ist, wie wir Menschen uns damals als Jäger und Sammler ernährt haben. Das ist auch durchaus richtig, aber unsere Vorfahren waren vermutlich vor allem Sammler.

Rotes und weißes Fleisch

Sogenanntes »rotes« Fleisch stammt vom Rind, Schwein oder Lamm. Menschen, die ihren Fleischverzehr reduzieren möchten, verzichten meist zuerst auf Schweinefleisch, da sie vermuten, dass es besonders ungünstig für ihre Gesundheit ist. Rindfleisch und Lammfleisch sind allerdings nicht gesünder.

Lediglich weißes Fleisch, also Geflügel, schneidet bei den Risikoberechnungen etwas besser ab, jedenfalls bei den Herzerkrankungen. Für Übergewicht und einige Krebserkrankungen trifft das nicht zu.

Aber es gibt bei Geflügel noch andere Probleme, ich denke da wieder einmal an die Massentierhaltung. Mit ihr verbunden sind Infektionen und nachweisbare Medikamentenrückstände im Fleisch – auch beim weißen Fleisch jagt ein Lebensmittelskandal den nächsten.

Leider hat die Massentierhaltung zum Niedergang der Qualität des Fleisches beigetragen. Einst war Fleisch ein aristokratisches Privileg, heute ist es ein Gesundheitsrisiko. Aber die Vergangenheit ist immer noch mental präsent, gerade in männlichen Köpfen. Erhebungen belegen nämlich, dass Frauen weniger Fleisch essen und sich häufiger als Männer vegetarisch ernähren. Das Rindersteak und die Grillwurst sind nach wie vor Relikte des »Jägers«. Auch die Vorstellung, privilegiert oder wohlhabend zu sein, messen viele an der Möglichkeit, sich jeden Tag Fleisch leisten zu können. Und damit wären wir auch schon beim nächsten Mythos angelangt: Fleisch, so heißt es, sei ein »Stück wahrer Männlichkeit« und unterstütze die Libido. Tatsächlich aber weisen sich vegetarisch oder zumindest fleischarm ernährende Männer höhere Testosteronspiegel auf und leiden weniger unter Erektionsstörungen als Fleischesser. Also, meine Herren: Es gibt keine Ausrede mehr!

Was passiert, wenn man auf Fleisch und Fisch verzichtet?

Jede einseitiger Ernährung birgt Nachteile, das gilt für die Paleo-Diät ebenso wie für die vegane Ernährung, auch wenn erstere eher ungesund – und letztere eher gesund. Es kommt vor allem darauf an, sich vollwertig zu ernähren! Immer häufiger wird eine vegane Ernährung für alle Menschen (einschließlich Kindern und Schwangeren) empfohlen – neben anderen gesunden Ernährungsformen wie der mediterranen Kost. Als »Puddingvegetarier« bezeichnet man Menschen, die sich zwar fleischlos, aber eben nicht vollwertig ernähren. Ein veganer Speiseplan, der morgens süße Cerealien oder ein Marmeladenbrot, mittags weiße Weizenpasta mit Tomatensoße und abends eine Tofuwurst mit Pommes vorsieht, ist natürlich nicht gesund.

Wer sich vegan ernährt, muss auf seinen Vitamin-B12-Spiegel achten. Das Vitamin B12 spielt bei wichtigen Stoffwechselprozessen eine große Rolle, auch für die Funktion der Nervenzellen, außerdem unterstützt es die Blutbildung. Gute Lieferanten dieses Vitamins sind aber Fleisch, Fisch, Eier, Milch und Milchprodukte. Meidet man diese, empfehle ich die Einnahme eines Vitamin-B12-Nahrungsergänzungsmittels oder die Verwendung einer Vitamin-B12-angereicherten Zahnpasta. Das Vitamin lässt sich auch spritzen. Vermutlich hatten Menschen in der Vorzeit auch bei veganer Ernährung kein Vitamin-B12-Defizit, da Obst und Gemüse selten gewaschen wurden und durch die bakterielle Verunreinigung auf natürliche Art Vitamin B12 enthielten. Das ist heutzutage natürlich keine Lösung!

Vegetarier oder Veganer leiden möglicherweise auch unter Eisenmangel. Tatsächlich wird Eisen in Fleisch und tierischen Produkten als zweiwertiges Eisen oder sogenanntes Hämeisen besser vom Dünndarm aufgenommen als das dreiwertige pflanzliche Eisen. Allerdings stellt für die Mehrheit hierzulande nicht mehr länger der Eisenmangel ein Problem dar, sondern die Eisenüberladung. Durch den hohen Fleischverzehr sind die Eisenwerte eher zu hoch – das fördert das Risiko für Diabetes, Bluthochdruck, Fettleber und Herz-Kreislauf-Erkrankungen, möglicherweise sogar für einige Krebserkrankungen. Dem kann man durch eine vegetarische oder vegane Ernährung oder auch durch regelmäßiges Blutspenden entgegenwirken. Veganerinnen mit starker Regelblutung müssen besonders auf ihren Eisenspiegel achten. Vollkorngetreide, Hülsenfrüchte, Saaten, Nüsse und Gemüse sind eisenhaltig. Durch den gleichzeitigen Verzehr von Vitamin C oder saure Lebensmittel wird dreiwertiges Eisen vermehrt in zweiwertiges überführt und damit die Aufnahme verstärkt. Wer unter Eisenmangel leidet, sollte darum zum Vollkornbrot einen Streifen Paprika essen oder einen Schluck Orangensaft trinken.

Fleischlos essen, gesünder leben

Sie sind gewillt, Ihre Ernährung auf fleischlos umzustellen, doch erfahren: »Der Geist ist willig, aber das Fleisch ist schwach.« Gibt es also Tricks und besondere Empfehlungen, um der Fleischeslust generell und leicht zu entsagen?

Ich will ehrlich sein, es gibt nur eine Devise: »Augen zu und durch.« Wir Menschen sind stark auf unsere Gewohnheiten fixiert und die Belohnungs- und Glückszentren in unserem Gehirn über lange Jahre dementsprechend programmiert. Ein Schnitzel essen ist fast so toll wie Sex haben, so suggeriert es uns. Es geht dabei um die Sehnsucht und Aussicht auf befriedigenden Genuss, der durch das neuronale Belohnungssystem in unserem zentralen Nervensystem aktiviert wird – eine trickreiche Erfindung der Evolution: Empfinden wir Vorfreude oder erwarten den erfolgreichen Abschluss eines Sehnens, wird das Gehirn mit Neurotransmittern oder Hormonen durchflutet. Das schafft Freude, und ein anderer Teil unseres Gehirns erinnert uns bei nächster Gelegenheit an das Glücksgefühl – und lässt uns erneut so handeln. Immer wieder und wieder, hin zum Glück und manchmal bis hin zur Sucht. Wenn wir eine Gewohnheit ändern wollen, geht es also nicht ohne »Entzug«. Mag dieser nicht physiologisch sein, aber zumindest psychologisch. Das ist wichtig zu wissen, damit man nicht ungewarnt in dieses Gefühl des »Entzugs« hineinstolpert. Andererseits hält dieses Gefühl, dass etwas fehlt, nicht an und ist »nur« eine Frage der Zeit.

Ich selbst war Anfang 40, als ich beschloss, mich vegetarisch zu ernähren. Ich erinnere mich noch sehr genau, wie schwer es mir fiel, ganz auf Fleisch zu verzichten. Dabei war ich nie der große Fleischesser. Die meisten Patienten, die aus gesundheitlichen Gründen auf Fleisch, Wurst und Fisch verzichten, haben es da leichter. Sie sehen sehr rasch den gesundheitlichen Benefit. Nach spätestens einem Jahr ist Fleischverzicht für sie überhaupt kein Thema mehr. Vor allem in der Phase der Umstellung habe ich nichts gegen die oft kritisierten veganen Würstchen aus Tofu oder Seitan oder gegen das vegane Wiener Schnitzel. Es tröstet, wenn zumindest optisch etwas Vertrautes auf dem Teller liegt. Menschen, die sich schon länger vegetarisch ernähren und einen entsprechenden Fundus an köstlichen Rezepten besitzen, essen meist nur noch selten Fleischersatzprodukte.

Ein gangbarer Weg ist es, den Fleischkonsum nach und nach zu reduzieren, auf einmal pro Woche oder alle vierzehn Tage. Der Sonntags- oder Festtagsbraten bietet sich dafür an. Achten Sie in jedem Fall bei der Herkunft auf Bio-Qualität und artgerechte Haltung.

Wenn Sie sich einen dauerhaften Verzicht (noch) nicht vorstellen können, empfehle ich Ihnen eine Challenge, eine Herausforderung. Ernähren Sie sich drei Monate lang vegetarisch! Beobachten Sie in dieser Zeit Ihren Energielevel und eventuell auftretende oder sich bessernde körperliche Beschwerden. Notieren Sie auch, ob und wann Sie Fleisch wirklich vermissen.

Umami

Als Vegetarier müssen Sie auf Umami – den herzhaften Geschmack, den vor allem gebratenes oder gegrilltes Fleisch liefert – nicht verzichten! Der Ausdruck für diesen fünften Geschmackssinn – neben süß, sauer, salzig und bitter – stammt aus dem Japanischen und bedeutet »schmackhaft«, »würzig«, »die Essenz«. Der Umami-Geschmack wird vor allem durch Glutaminsäure ausgelöst, die als Aminosäure in Proteinen vorkommt. Glutamat, das Salz der Glutaminsäure, ist Ihnen wahrscheinlich bekannt, es hat einen schlechten Ruf als Geschmacksverstärker.

Vor allem Tomaten, Sellerie, Pilze, Knoblauch, pflanzliche Brühen und fermentierte Lebensmittel wie Sojasoße liefern viel von diesem Geschmack. Auch reifer Käse verfügt über Umami. Wenn Sie also die »Umami-Gier« überkommt, braten Sie Austernpilze mit Knoblauch oder garen Sie Knollensellerie bei niedriger Temperatur im Ofen. Wer sich trotzdem danach sehnt, in ein Schnitzel zu beißen, dem empfehle ich ein gebratenes Lupinenschnitzel oder eine Seitanrolle.

Herzhafter Geschmack und Genuss hängt nicht von Fleisch ab. Die vegetarische Küche ist deutlich fantasievoller als die oft etwas einseitige Fleischküche. Hinzu kommt das gute Gefühl, dass kein Tier für diesen Genuss sterben musste und man seinen Teil dazu beiträgt, die ökologischen Probleme auf unserem Planeten zu verringern.

Patientengeschichte Bluthochdruck, Niereninfarkt

Martin H. (56), Personalberater und Coach aus Berlin, wäre fast an einem Riss seiner Aorta gestorben, entdeckte danach für sich das Heilfasten und Gemüsesäfte als natürlichen Blutdrucksenker.

»Fast zu spät habe ich erkannt und verstanden, dass ich etwas ändern muss.«

Mit einem sogenannten Niereninfarkt, der mich niedergestreckt hatte, kam ich in die Notaufnahme. Ich hatte das große Glück, dass der behandelnde Arzt vorher im Herzzentrum gearbeitet hatte und die seltene Ursache erkannte: einen großen Riss an der Hauptschlagader, wiederum ausgelöst durch Bluthochdruck.

Ich wusste seit Jahren, dass mein Blutdruck statt der gesunden 120 zu 80 eher bei 190 zu 100 lag und nahm auch Medikamente dagegen, aber so richtig wollten die nicht anschlagen. Mein Lebensstil mit vielen Reisen zu mehreren Firmenstandorten, essen immer nur unterwegs, entsprechend schnell und nach dem Motto »egal was«, Hauptsache sättigend tat sein Übriges. Ich habe jetzt einen fast 20 Zentimeter langen Metall-Stent, der meine Aorta stützt. Das ist ein ganz schönes Mahnmal. Schon vor diesem Schockerlebnis hatte ich einmal gefastet und es hatte mir auch gutgetan, aber ich war danach einfach wieder zu meinen alten Lebensgewohnheiten übergegangen, hatte nichts verändert. Das zahlten mir meine Adern heim.

Mein Arzt meinte, ich solle noch einmal einen Versuch unternehmen, etwas zu ändern. Also entschied ich mich für eine zweite Fastenkur und ging zu Prof. Michalsen in die Klinik. Wenn man mir etwas vernünftig erklärt und ich es verinnerlichen kann, dann kann ich auch Dinge durchziehen, die vielleicht schwer erscheinen, wie tagelang auf Essen zu verzichten. Warum dieser Essensverzicht meinem Körper die Chance gibt, sich neu zu sortieren und meine Geschmacksknospen von der Salz- und Zuckersucht befreit, die bei mir zum Normalzustand geworden war, habe ich rasch verstanden.

Ich begann neben dem Fasten mit Ernährungsschulungen im Krankenhaus und entschied mich danach, den Moment zu nutzen und auf Fleisch, Weißmehl-Getreideprodukte, Milchprodukte, Salz und Zucker weitgehend zu verzichten. Das heißt nicht, dass ich nicht ein oder zwei Mal im Monat ein besonderes Essen koche und mit meiner Frau Gänsebrust mit Rotkohl und Klößen genieße, aber es heißt, dass ich das nun als Genuss sehe und nicht als selbstverständlich! Meine Alltagsernährung ist jetzt eher zweckmäßig, aber damit komme ich gut zurecht: Morgens trinke ich einen Saft aus frisch gepressten Orangen gemixt mit Möhren. Für den Tag im Büro mische ich mir Salate oder bereite Gemüsesuppen vor, mal esse ich auch ein Sandwich, dann aber, weil ja schon Getreide dabei ist, ohne Wurst oder Käse, stattdessen mit Salat und beispielsweise Eiern. Smoothies aus Obst und Gemüse sind auch praktisch für unterwegs. Wenn ich Termine in Restaurants habe, bestelle ich Fisch. Abends nach 17 Uhr esse ich nichts mehr, habe aber auch keinen Hunger. Intermittierendes Fasten – bei dem man 16 Stunden am Stück nichts isst – kommt zeitlich für mich gut hin, mir fehlt nichts.

Ich habe mittlerweile bei einer Größe von 1,86 Metern von 100 auf 94 Kilo abgenommen, mache Ausdauersport wie Schwimmen und habe einige meiner Büros in anderen Städten an Kollegen übergeben, bin also nicht mehr ganz so viel unterwegs. Diese Kombination zusammen mit der gesunden Ernährung hat dafür gesorgt, dass mein Blutdruck jetzt ohne Medikamente dauerhaft bei 140 oder 130 zu 80 liegt. Nahezu perfekt. Fast zu spät habe ich erkannt und verstanden, dass ich etwas ändern muss – und es so einfach sein kann.

Kunstfleisch aus dem Labor wird die Zukunft sein

Der Philosoph Richard David Precht sagte vor einiger Zeit in einem Interview: »Massentierhaltung brauchen wir sowieso nicht mehr lange, weil wir in relativ kurzer Zeit Fleisch in Zellkulturen herstellen können.« Tatsächlich ist Kunstfleisch oder kultiviertes Fleisch ein wichtiges Zukunftsthema. Da Fleisch den meisten Menschen so gut schmeckt, ist davon auszugehen, dass sie in absehbarer Zeit nicht alle darauf verzichten wollen – Tierschutz hin oder her.

Vor diesem Hintergrund ist die Intention von Mark Post, Pharmakologe an der Universität Maastricht, Kunstfleisch zu produzieren, von großer Relevanz. Der erste von dem Niederländer im Labor nach jahrelanger Arbeit kreierte Kunstfleisch-Burger kostete durch den immensen molekularen und apparativen Aufwand 250 000 US-Dollar. Doch derzeit fällt der Preis dramatisch. Möglicherweise wird man schon in zwei bis drei Jahren einen Burger mit Kunstfleisch für fünf bis acht Euro kaufen können. Für kultiviertes Fleisch, auch In-vitro-Fleisch oder Clean Meat genannt, werden Muskelstammzellen von einem lebenden Rind per Biopsie entnommen und auf einem Nährboden im Labor zu Muskelgewebe herangezüchtet.

Laborfleisch wird als alternative Fleischquelle ernsthaft diskutiert. Post schätzt, dass statt 1,5 Milliarden Rinder lediglich 30 000 Tiere nötig wären, um den weltweiten Bedarf an kultiviertem Fleisch zu decken. Im ersten Moment widerspricht »Kunstfleisch« unserem Bedürfnis nach natürlicher Nahrung, die ja auch die Naturheilkunde vertritt. Doch erscheint mir hier die Perspektive durchaus interessant. Sollte es den Menschen nicht gelingen, auf Fleisch zu verzichten, wäre es die einzige Möglichkeit, Fleisch zu essen, ohne Tiere zu töten. Zudem würde die gesamte mit der Fleischproduktion verbundene ökologische Belastung vermieden. Und nicht zuletzt wäre dieses Fleisch frei von Substanzen wie Antibiotika, Wachstumshormonen, Viren, Bakterien oder Pestiziden, die mit jedem Stück Fleisch aus Massentierhaltung einhergehen.

In nächster Zukunft wird es wohl nur zwei Alternativen für Fleischliebhaber oder Liebhaber tierischer Proteine geben: kultiviertes Fleisch oder Insekten. Möglicherweise ist das Kunstfleisch dann doch die attraktivere Option. Aber vielleicht finden die meisten Menschen am Ende doch ein leckeres vegetarisches Gericht besser als das Kunstfleischsteak.

Fazit zum Thema Proteine

Einen Faktor in der Diskussion um Proteine finde ich sehr wichtig: Wir essen Protein immer als Bestandteil eines Lebensmittels – oder anders ausgedrückt: Die Kombination macht das Gift. Pflanzliche Proteine werden fast ausschließlich zusammen mit gesunden Ballaststoffen aufgenommen wie etwa in Hülsenfrüchten wie Bohnen, Linsen, Erbsen, in Vollkornprodukten, Blattgemüse, Tofu, Saaten und Nüssen. Die Quelle für pflanzliches Protein ist unerschöpflich, darum leiden auch Veganer nicht unter einem Proteinmangel.

Tierisches Eiweiß hingegen essen wir, wenn es nicht aus Bio-Fleisch stammt, immer zusammen mit vielen gesättigten Fetten. Ich denke, hier liegt der wesentliche Schlüssel zu dem Geheimnis, warum pflanzliches Protein so viel gesünder ist.

Der Proteinbedarf ist abhängig von der Lebensphase. Kinder und Jugendliche sowie Menschen ab dem 65. Lebensjahr benötigen mehr Proteine, Erwachsene grundsätzlich weniger. Verzichten Sie auf proteinreiche Diäten oder Proteinshakes zum Muskelaufbau. Sie verlieren zwar möglicherweise schneller ein paar Kilos oder nehmen an Muskelmasse zu, aber auf Kosten Ihrer Gesundheit.

Die guten und schlechten Kohlenhydrate

Nicht wenige Ernährungsberater scheren alle Kohlenhydrate über einen Kamm. Für sie sind Kohlenhydrate die Hauptverursacher für Übergewicht und Krankheiten wie Diabetes, Herzkrankheiten und Fettleber. Schaut man sich aber die Ernährungsempfehlungen der international wichtigsten medizinischen Fachgesellschaften an, erfährt man, dass es gesund ist, wenn wir unsere tägliche Kalorienmenge mindestens zur Hälfte aus Kohlenhydraten speisen. Auch bei der Weltreise zu den gesündesten Orten der Welt, den *Blue Zones*, zeigte sich, dass letztlich alle gesunden Ernährungsformen erstaunlich große Mengen an Kohlenhydraten enthalten. Es gilt: Die Ernährung ist gesund, wenn Getreide und Kohlenhydrate vollwertig sind und die Ernährung insgesamt ausgewogen ist.

Vereinfachende Begriffe wie »Low Carb« oder »High Carb« helfen bei der Orientierung nicht weiter, um den Nutzen oder Schaden der großen Nährstoffgruppe der Kohlenhydrate zu bewerten. Schon gar nicht eine grundsätzliche Verteufelung. Denn: Vollkornbrot, Vollkornpasta, Pastinaken, Möhren, Amaranth, Buchweizen, Äpfel oder Beeren sind gesund! Das Risiko für Schlaganfall und Herzinfarkt wird durch eine vollkornbasierte Ernährung in der Regel um 20 Prozent reduziert, für Diabetes sogar um 50 Prozent. Nicht so gut schneidet die Kartoffel ab, sie schadet nicht, aber nützt auch nicht viel. Und die bislang größte Studienübersicht zu diesem Thema hat nachgewiesen, dass sich das Risiko für Krebs- und Kreislauf-Erkrankungen signifikant verringert, wenn man mindestens drei Portionen Vollkorn (90 Gramm) pro Tag isst, das sind zum Beispiel zwei Scheiben Vollkornbrot und eine geringe Menge Haferflocken.

Doch Lebensmittel, die einfache, wertlose Kohlenhydrate enthalten – etwa Limonaden, Softdrinks, Frozen Joghurt, Eiscreme, Weißmehl, Brötchen mit Marmelade, gezuckerte Cornflakes und Vollmilchschokoriegel – sind nicht gesund. Verantwortlich für das schlechte Image von Kohlenhydraten sind deshalb auch nicht Vollkornbrot oder Haferflocken, sondern es ist der »einfache« Zucker. Damit ist vor allem der Haushaltszucker oder Kristallzucker gemeint, auch Saccharose genannt, er besteht aus Glukose (Traubenzucker) und Fruktose (Fruchtzucker). Gerade in den Jahren, als Fett problematisiert wurde und vor allem der Cholesterinspiegel alle Alarmglocken in Gang setzte, ging man in der Ernährungsmedizin unbekümmert mit Zucker um. Es war zwar bekannt, dass Zucker nur »leere« Kalorien liefert, und so empfahl man übergewichtigen Patienten und Diabetikern, Süßstoff statt Zucker in ihren Kaffee zu rühren. Doch inzwischen weiß man, dass man sich auch bei dieser Empfehlung geirrt hat.

Darüber hinaus gibt es die komplexen Kohlenhydrate wie die Stärke, die sich aus Tausenden von Zuckermolekülen zusammensetzt.

Im Folgenden betrachten wir diese »guten« und »schlechten« Kohlenhydrate einmal genauer:

Zucker

Unseren Vorfahren war Zucker nichts Fremdes, denn süße Früchte waren immer Teil der menschlichen Ernährung. Früchte sind süß, weil sie denjenigen, der sie verzehrt, anlocken müssen. Die Evolution hatte mit dieser Strategie hauptsächlich Vögel im Sinn (Menschen waren da noch gar nicht auf dem Plan), denn sie sollten die Früchte schließlich fressen (noch heute machen Vögel einen großen Bogen um saure Früchte, erst nach Frost, wenn die Früchte weich und süßer geworden sind, langen sie zu). Nach dem Fressen werden die Samen der Früchte wieder ausgeschieden – eine Garantie, dass die Pflanzenart ihr Überleben sichert.

Die Menschen profitierten von dieser süßen Taktik. So benötigt unser Gehirn Zucker, um zu funktionieren. Die schon erwähnten Belohnungs- und Glückszentren im Gehirn werden durch Süßes besonders stark aktiviert – eine der Voraussetzungen, die es der

Ernährungsindustrie ermöglichte, den Verzehr von Zucker so unglaublich in die Höhe zu treiben. Aus den süßen Früchten als rare Delikatesse, die es früher nur reif im Sommer oder als eingelegtes Obst im Winter gab, hat sich inzwischen ein wahrer Zuckerrausch entwickelt. In fast jedem (Fertig-)Lebensmittel ist Zucker. Ohne Zweifel ist die Zuckereskalation beängstigend. Süßes kann süchtig machen, dies haben Hirnforscher schon vor Jahren herausgefunden; Kinder sind besonders leicht »anzufixen«.

Zucker ermöglicht es, selbst qualitativ schlechte Lebensmittel gut zu verkaufen, analog zu Salz und Fett. Und Zucker ist vor allem eines: billig. Es steht inzwischen außer Frage, dass ein hoher Zuckerkonsum das Risiko für Herz-Kreislauf-Erkrankungen mit tödlichem Ausgang erhöht. Je nach Studie zwischen 10 bis 40 Prozent, bei extrem hohem Verzehr kann sich das Risiko sogar verdoppeln bis verdreifachen. Das Zuckerproblem beginnt meist schon beim Frühstück. Frühstückscerealien, die von John Harvey Kellogg, einem US-amerikanischen Arzt und Naturheilkundler, mit der Absicht entwickelt wurden, die Bevölkerung gesünder zu ernähren (zum Frühstück wurden damals oft Speck und Eier gegessen), sind heute meist zu einer ungesunden Mischung aus fast wertlosem weißen Mehl und viel Zucker mutiert. Selbst in Bio-Läden werden immer weniger Haferflocken und immer mehr gesüßte Poppies, Puffies und Cornflakes angeboten.

Essen Sie morgens gerne Cerealien, empfehle ich Ihnen, eine eigene Mischung aus Haferflocken, Leinsamen, Nüssen und Beeren zu kreieren. Wann immer ich in Hotels bin, schaue ich, ob ein echtes Bircher Müsli angeboten wird. Dieses Müsli wurde von dem Schweizer Arzt und Naturheilkundler Max Bircher-Benner kreiert. Es besteht im Wesentlichen aus Haferflocken, geriebenem Apfel und Nüssen. Es schmeckt klasse. Achten Sie allerdings auf die Menge. Isst man zu viel davon, bekommt man leicht Blähungen.

Was passiert, wenn wir Zucker essen?

Je reiner der Zucker ist, den wir essen – im schlimmsten Fall reiner Fruchtzucker, Traubenzucker oder Haushaltszucker –, desto schneller gelangen die Zuckermoleküle in die Blutbahn. Der Körper reagiert darauf fast schon mit Panik, denn er hat Sorge, dass die Zuckermoleküle nicht schnell genug in Energie für die Zellen umgewandelt werden können. Darum werden hohe Mengen Insulin (»Insulin-Peaks«), das für den Transport von Zucker in die Zellen verantwortlich ist, aus der Bauchspeicheldrüse ausgeschüttet. Ständig hoher Zuckernachschub ins Blut hat aber gravierende Folgen. Langfristig erschöpft sich die Bauchspeicheldrüse, aber auch die Körperzellen, in die der Zucker hineingelangen soll, kommen mit dem Nachschub auf Dauer nicht zurecht. Sie entwickeln eine Insulinresistenz, sie machen quasi ihre Schotten dicht, und der Zucker verbleibt in hohen Spiegeln in der Blutbahn und kann Gefäße wie Zellen schädigen.

Schließlich verkürzt exzessiver Zuckerkonsum die Telomere und beschleunigt damit die Zellalterung. Am ungesündesten sind tatsächlich Limos oder Softdrinks. Sie sollten ähnlich hoch besteuert werden wie Alkohol.

Zucker wie ein Gewürz verwenden

Früher wurde Zucker wie ein Gewürz verwendet, sparsam und gezielt, zum Beispiel für das Dessert. Jahrtausendelang stammten nur etwa drei bis vier Prozent der Nahrungsenergie aus Zucker, heute sind es 15 bis 20 Prozent. Zucker schädigt nicht nur die Zähne, sondern auch das Herz und das Gehirn. Bei einem höheren Zuckerspiegel im Blut nehmen Gedächtnis- und Konzentrationsleistung ab. Forscher wie der US-amerikanische Biochemiker Lewis C. Cantley gehen sogar davon aus, dass Krebs durch einen hohen Zuckerverzehr mit ausgelöst werden kann. Denn: Menschen mit Übergewicht und Diabetes weisen ein höheres Krebsrisiko auf. Am radikalsten verdammt der kalifornische Stoffwechselforscher Robert Lustig Zucker. Er konnte beweisen, dass Versuchstiere, wenn sie erst einmal an Zucker gewöhnt sind, bei Zuckerentzug dieselben Symptome zeigen, die bei einem Heroinentzug auftreten.

Wenn Sie einmal versucht haben, mehrere Tage lang komplett auf Süßes zu verzichten, dann wissen Sie, wie schwer das ist. Es gleicht wirklich einem »Entzug«, bei fünf Tagen ohne Kartoffeln oder Tomaten tritt ein solches Gefühl nicht auf. Das erklärt, warum mehr als 200 Millionen Schokoladenosterhasen und 150 Millionen Schokoladenweihnachtsmänner in deutschen Supermärkten jedes Jahr über das Band laufen. Im Durchschnitt verzehrt jeder Deutsche 30 Kilo weißen Zucker pro Jahr, plus Fruktose, Laktose und Galaktose.

Auf diesen dramatisch hohen Zuckerverzehr ist unser Körper genetisch nicht eingestellt. Insofern ist es nicht verwunderlich, dass das sensible Hormon Insulin, das die Kohlenhydratverwertung im Körper reguliert, bei immer mehr Menschen aus der Balance gerät. Mehr als zehn Millionen Deutsche leiden inzwischen unter Diabetes.

Was können wir tun, solange die Zuckersteuer noch von der Industrie verhindert wird? Seien Sie strikt und mutig, versuchen Sie Zucker aus dem Dauergebrauch zu verbannen und reservieren Sie ihn für besondere Momente. Ein solcher Genuss kann ein Stück bittere Schokolade sein. Tatsächlich scheint sie die einzige Süßigkeit zu sein, die durch den Gehalt an Polyphenolen die Gesundheit unterstützt. Bei einer Milchschokolade ist der Vorteil gering und verschwindet auch, wenn man mehr als 50 Gramm pro Woche isst. In einer Studie zeigten sich beim Verzehr von täglich 100 Gramm dunkler Schokolade hingegen günstige Effekte auf Blutfette, Herz, Kreislauf und Blutdruck. Mögen Sie dunkle Schokolade? Ich liebe sie, aber täglich 100 Gramm schaffe ich nicht. Vielleicht ist aber genau das der Vorteil von dunkler Schokolade, meist hat man nach drei bis vier Stücken genug und ist befriedigt. Besonders effektiv ist die Mischung aus dunkler Schokolade und Mandeln, hier verbinden sich zwei gute pflanzliche Nahrungsmittel. Aber auch Schokolade mit Haselnüssen ist eine gute Wahl.

Wie Sie merken, ich halte nichts von absoluter Zucker-Askese. Ab und zu ein Stück Schokolade oder ein Stück Kuchen am Wochenende machen das Leben lebenswert. Die Problematik besteht darin, dass

Zucker inzwischen überall präsent ist, vor allem auch in Lebensmitteln, in denen man ihn nicht vermutet. Dazu gehören Chips, Schinken, Pizza, Ketchup, Tomatensoßen, Instantsuppen usw. Machen Sie sich die Mühe, beim Einkauf die Etiketten zu studieren. Ich tue das regelmäßig, mit immer wieder großen Überraschungen. Vor allem bin ich jedes Mal fassungslos, wie viel Zucker und andere künstliche Stoffe selbst einem Becher Fruchtjoghurt zugesetzt werden.

Welche Zuckerarten gibt es?

- **Fruchtzucker (Fruktose):** Bestandteil von Zuckergemischen, auch enthalten in Früchten und Beeren; kann zu einer Fettleber führen. Fruchtzucker macht hungrig; in moderaten Mengen kann er verzehrt werden, man sollte ihn aber nicht zum alleinigen Süßen verwenden, etwa in Form von Agavendicksaft.
- **Haushaltszucker (Saccharose):** Besteht aus Glukose und Fruktose; stammt aus Zuckerrohr und Zuckerrüben. Haushaltszucker ist nicht gesund, kann aber in überschaubaren Mengen zu sich genommen werden.
- **Traubenzucker (Glukose):** Ist meist industriell hergestellt; auch in süßen Früchten enthalten. Bei (seltener) Unterzuckerung, zum Beispiel beim Sport, zu empfehlen.
- **Milchzucker (Laktose):** Besteht aus Glukose und Galaktose und findet sich reichlich in Milch und nicht fermentierten Milchprodukten; ist kaum in Joghurt und reifem Käse. Bei Laktoseintoleranz, die im Alter eher zunimmt, meiden. Sonst in Maßen verwenden.
- **Malzzucker (Maltose):** Ist in Bier, Gerstenmalz, Frühstückscerealien enthalten. Nicht zu empfehlen.
- **Schleimzucker (Galaktose):** Dieser Zucker kommt in der Milch vor, er fördert vermutlich Entzündungen, Alterung sowie Osteoporose. Nicht zu empfehlen.

- **Sorbitol:** Natürlicherweise kommt er in Äpfeln, Birnen, Pflaumen und Trockenobst vor, wird aber auch industriell hergestellt und als »Zuckeraustauschstoff« verwendet. Im Körper wird Sorbitol zu Fruktose und Glukose umgebaut und kann Durchfall und Blähungen verursachen. Nicht zu empfehlen.
- **Xylitol:** Findet sich in geringen Mengen in Gemüse, Beeren und Obst. Xylitol wird vom Körper schlecht aufgenommen, hat etwas weniger Kalorien als sonstiger Zucker und ist nicht kariogen, weshalb er in vielen Kaugummis vorkommt; kann aber Blähungen und Durchfall verursachen. Nicht zu empfehlen.
- **Maissirup:** Wird aus Maisstärke industriell hergestellt; intensiv süß; fördert eine Fettleber und Bauchfett. Nicht zu empfehlen.
- **Brauner Zucker:** Ist ein nicht stark gereinigter Zucker aus Rüben oder Zuckerrohr, enthält »Melasse« mit geringen Mengen an Vitaminen und Mineralien. Dieser Zucker ist nicht wirklich gesünder als Haushaltszucker, damit man aber von den Mikronährstoffen darin hat, müsste man ihn schon kiloweise essen. Ich liebe seinen karamellartigen Geschmack, gerade im Kaffee. Nachteil: Er ist weniger rieselfähig und neigt dazu, zu klumpen.
- **Sucralose:** Bis vor Kurzem dachte man, dass Sucralose »neutral« ist, inzwischen zeigt sich aber, dass dieser Süßstoff Diabetes mit auslösen beziehungsweise verstärken kann. Darum nicht zu empfehlen.

Süßstoffe eignen sich nicht als Zuckerersatz

Zwar haben Saccharin, Cyclamat, Aspartam und Sucralose keine Kalorien, doch es wird diskutiert, dass sie durch ihren süßen Geschmack hormonelle Ausschüttungen im Dünndarm anregen und so die Insulinausschüttung trotzdem fördern. Insulin wiederum macht Hunger, sodass das eigentliche Ziel von Süßstoffen, nämlich Kalorien zu sparen, dadurch ins Gegenteil verkehrt wird. Auch bringen Süßstoffe das Gehirn noch viel mehr durcheinander als normaler Zucker. Es entsteht der Geschmack »süß«, aber es flutet kein Zucker ins Hirn. So entsteht ein Teufelskreis, der nach immer größeren Mengen Süßem verlangt. Studien konnten zeigen, dass der Anstieg des Süßstoffkonsums weder die Erkrankungsraten an Diabetes Typ 2 noch an Adipositas senken konnte. Im Gegenteil: Süßstoff hat die Übergewichts- und Diabetes-Epidemie sogar noch gefördert.

Inzwischen geht man auch davon aus, dass dies an der ungünstigen Wirkung der Süßstoffe auf das Mikrobiom zurückzuführen ist. Der Verzehr von Süßstoffen bringt das Gleichgewicht der Darmbakterien durcheinander, es vermehren sich diejenigen Bakterienstämme, die den Stoffwechsel ungünstig beeinflussen. Darum: Süßstoffe am besten weglassen. Wenn Sie nicht ohne auskommen können, verwenden Sie Stevia oder Erythritol, diese Zuckerersatzstoffe besitzen kaum oder zumindest weniger unerwünschte Nebenwirkungen.

Ist Fruchtzucker der bessere Zucker?

Unermüdlich wurde Fruktose (Fruchtzucker) Diabetikern empfohlen, weil dadurch ein Insulinanstieg umgangen werden kann. Fruchtzucker gelangt direkt vom Magen-Darm-Trakt in die Leber. Vor einigen Jahren riet dann plötzlich das Bundesinstitut für Risikobewertung Diabetikern, auf mit Fruktose gesüßte Lebensmittel zu verzichten. Wenn die Fruktosemenge nämlich ein gewisses Maß übersteigt, wird sie in der Leber unmittelbar in Fett umgewandelt. Inzwischen weiß man, dass die Fettleber, unter der viele Millionen Menschen in Deutschland leiden, gar nicht so sehr durch Fett, sondern durch eine Fruktoseüberlastung entsteht. Leider wird Fruktose in konzentrierter Form, zum Beispiel in Form von Glukose-Fruktose-Sirup (attraktiv beworben als »Fruchtsüße«), immer mehr

Lebensmitteln, Fertigprodukten und Softdrinks zugefügt. Weil sie eben so prima süßt.

Viele Menschen leiden inzwischen auch unter einer Fruktoseunverträglichkeit. Dabei handelt es sich wie bei der Laktoseintoleranz nicht um eine echte Allergie. Der Körper kann Fruktose bis zu einem gewissen Grad gut verdauen, meist 30 bis 50 Gramm. Diese Menge wird heute aber durch die vielen fruktosehaltigen Lebensmittel häufig überschritten. Die Folge: Der Fruchtzucker wandert unverdaut bis in den Dickdarm, wo Bakterien ihn vergären und Fäulnisgase entstehen. Das verursacht Durchfall, Blähungen und Schmerzen. Oft essen Patienten darum überhaupt kein frisches Obst mehr. Das ist aber nicht zwingend notwendig. Meiden Sie bei einer Fruktoseunverträglichkeit am besten alle Lebensmittel, denen Fruktose künstlich zugesetzt wird. Überprüfen Sie anschließend, ob Sie die frische Frucht (als Ganzes mit Schale, kein Smoothie) nicht doch vertragen.

Im Obst als ganzer Frucht ist Fruchtzucker nicht gefährlich, weil die darin zusätzlich enthaltenen Ballast- und Nährstoffe, Vitamine und sekundären Pflanzeninhaltsstoffe für eine gesunde Balance sorgen. Fruchtsüße im Obst kann köstlich sein; für mich ein großer Genuss sind frische Feigen oder Datteln. Vorsicht aber vor Trockenfrüchten, sie enthalten sehr viel mehr Fruktose als die frische Variante. Beobachtungsstudien zu Fruchtsäften zeigen, dass sie das Diabetesrisiko erhöhen, während es durch Essen von ganzen Früchten vermindert wird. Bevorzugen Sie darum immer frisches Obst.

Ein besonders schlimmes Fruktose-Süßungsmittel ist der aus Mais hergestellte »High-fructose corn syrup« (HFCS) – Maissirup, der in der Lebensmittelindustrie gerne und großzügig verwendet wird, weil er haltbar und billig ist. Nur leider steht dieser Sirup im Verdacht, das Risiko für viele Erkrankungen, von Bluthochdruck bis hin zu Krebs, zu erhöhen. Bislang wurde HFCS vor allem in den USA verwendet, seit 2017 ist er auch in der Europäischen Union verstärkt im Einsatz. Dieser ungesunde Sirup ist ein weiterer Grund, warum der Maisanbau nicht länger subventioniert werden sollte.

Auch Agavensirup ist leider keine gute Alternative, er enthält vor allem Fruktose und ist damit letztlich ungesünder als normaler Haushaltszucker.

Zum Schluss noch ein weiterer Nachteil des Fruchtzuckers: Dadurch, dass er in der Leber abgefangen wird, erhält das Gehirn die Botschaft: »So viel Süßes hast du noch gar nicht gegessen«, und schon wird das Hungergefühl aktiviert. Darum sättigen süße Erfrischungsgetränke oder süße kalorienreiche Speisen, denen Fruchtzucker zugesetzt wird, kaum.

Zucker in Fruchtsäften

Frucht- und Obstsäfte schneiden in einigen Studien schlecht ab, denn sie enthalten große Mengen an Fruktose und damit viele Kalorien. Durch den Herstellungsprozess geht außerdem viel von den guten Ballaststoffen verloren, sodass der Saft keinesfalls die gleiche gesunde Wirkung besitzt wie die ganze Frucht. Ich empfehle Ihnen daher, immer Obst in seiner natürlichen Form zu essen. Wenn Sie Saft lieben, kaufen Sie sich einen Entsafter, der den größten Anteil der natürlichen Obstbestandteile im Saft belässt. Das gewährleisten Saftpressen und nicht die Zentrifugenentsafter. Ein durch Quetschen hergestellter Saft enthält viele Vitamine und sekundäre Pflanzenstoffe, auch wenn dabei dennoch immer noch ein Teil der Ballaststoffe verloren geht. Das ist grundsätzlich schade, denn Ballaststoffe binden Zuckermoleküle, die dadurch erst nach und nach in das Blut abgegeben werden. Der Körper wird dann weder mit Fruktose noch mit Glukose oder Insulin überflutet. Wenn Sie gerne Smoothies trinken, empfehle ich Ihnen, Obst mit grünem (Blatt-)Gemüse (zum Beispiel Spinat oder Rucola) und Kräutern zu mischen, damit die Süße nicht zu sehr überwiegt.

Der glykämische Index

Es gibt Tabellen, in denen Kohlenhydrate mit einem Zahlenwert belegt werden. Im Fokus steht dabei meist der sogenannte glykämische Index (GI). Je geringer der GI ist, desto gesünder soll das Lebensmittel sein. Der Wert misst, wie stark der Verzehr von 50 Gramm Kohlenhydrat eines Lebensmittels den Blutzucker ansteigen lässt. Lebensmittel mit einem hohen GI sollen ungesund sein, diejenigen mit einem niedrigen Wert gesund. Traubenzucker hat den höchsten GI-Wert (100), er geht direkt ins Blut; Weißbrot besitzt einen GI von 75, Erdnüsse von 14.

Tatsächlich aber sagt dieser Wert relativ wenig über den faktischen Anstieg von Glukose und Insulin im Körper aus. Es hängt nämlich nicht nur vom Lebensmittel ab, wie stark die Glukosekonzentration nach dem Essen ansteigt, sondern auch von der hohen Kohlenhydratdichte und dem Verarbeitungsgrad der Nahrung: Wie wurde diese erhitzt, gekocht, wie ist die Garzeit, wurde das Gemüse zerkleinert, wie wurde es zubereitet. Auch die Verweildauer im Magen sowie der Ballaststoff- und Vitamingehalt spielen eine Rolle. Es ist also naheliegend, dass ein einzelner Zahlenwert hier kein gutes Maß ist.

Ich bevorzuge – wenn es denn schon sein soll – die »glykämische Last«. Sie wird berechnet, indem man den GI mit der Kohlenhydratmenge im Lebensmittel multipliziert. Hierbei wird wenigstens berücksichtigt, wie viele Kohlenhydrate tatsächlich in dem entsprechenden Lebensmittel enthalten sind. Diese Betrachtungsweise ändert vieles (< 10 ist niedrig und damit gesund, 11 bis 19 mittelgradig und 20 hoch, also ungesund). Ein Beispiel verdeutlicht dies: Rohe Möhren und Weißbrot besitzen ungefähr den gleichen GI (um 70). Die glykämische Last allerdings ist bei Möhren nur 4, bei Weißbrot aber 20 (da Möhren insgesamt sehr viel weniger Kohlenhydrate als Weißbrot enthalten).

Versuchen Sie darum vor allem, Kohlenhydrate mit einer niedrigen glykämischen Last von unter 10 zu essen, dies gilt für fast alle Gemüse- und Obstsorten.

Die glykämische Last ist allerdings durch viele Faktoren veränderbar. Wird Getreide gemahlen oder Gemüse klein geschnitten, erhöht sich die Last, werden Nudeln, Kartoffeln oder Reis kalt gegessen, erniedrigt sie sich. Dieser wackelnde Anteil führt uns auf die Spur der Ballaststoffe und der resistenten Stärke.

Ballaststoffe

Ballaststoffe sind eine ungerechte Bezeichnung für diese extrem gesunden Bestandteile pflanzlicher Ernährung. Im Englischen heißen sie *fiber*, also Fasern. Ein Hinweis, dass der Magen-Darm-Trakt Ballaststoffe nicht gut verdauen kann. Früher dachte man, Ballaststoffe wären in der Tat Ballast, ein unwichtiges Beiwerk, das einfach unverrichteter Dinge wieder ausgeschieden wird. Das Gegenteil ist der Fall: Ballaststoffe sind extrem wichtig für die Darmgesundheit, sie sind das Futter für unsere 100 Billionen Darmbakterien. Diese wiederum sind ein entscheidender Faktor für ein gesundes Immunsystem. Darmbakterien, das Mikrobiom, schützen vor Stoffwechsel-, Autoimmun- und Darmerkrankungen einschließlich Darmkrebs.

Empfohlen wird eine tägliche Ballaststoffzufuhr von 30 Gramm. Diese Menge ist dann leicht zu erreichen, wenn man sich vollwertig pflanzenbasiert ernährt. Die wichtigste Ballaststoffquelle sind alle Arten von Vollkorngetreiden sowie Gemüse und Obst. Überraschenderweise finden sich auch im Kaffee Ballaststoffe, pro Tasse etwa ein Gramm.

Bei resistenter Stärke handelt es sich um einen besonderen Ballaststoff. Er kann vom Dünndarm nicht gespalten werden und schafft es darum bis in den Dickdarm, wo er den Bakterien neben anderen Ballaststoffen und einigen komplexen Kohlenhydraten als Futter dient. Wenn Sie Kohlenhydrate wie Kartoffeln, Pasta oder Reis meiden, um Ihr Gewicht zu halten, kann resistente Stärke für Sie eine interessante Option sein.

Stärke ist ein Polysaccharid, es besteht aus Amylose und Amylopektin. Die Stärkekörner in Kartoffeln, Reis oder Nudeln quellen durch feuchtes Erhitzen auf und werden wasserlöslich. Wird Stärke gekocht, platzen die Körner auf. Diese werden dann im Darm in kleine Zuckereinheiten aufgespalten und verdaut. Dadurch steigt der Insulinspiegel an und fördert, wenn man reichlich Kartoffeln, Reis oder Pasta isst, die Gewichtszunahme.

Resistente Stärke ist, wie ihr Name schon sagt, resistent. Sie wird nicht verdaut, darum werden auch die in ihr enthaltenen Kalorien nicht aufgenommen. Das bedeutet, man kann größere Mengen an resistenter Stärke essen, ohne zuzunehmen. Gleichzeitig werden die guten Darmbakterien gefüttert, also eine Win-win-Situation.

Üblicherweise sind etwa zehn Prozent der Stärke in Kartoffeln, Nudeln, Reis oder Brot resistent. Dabei kann die Resistenz physikalisch bedingt sein, so besitzen ganze Getreidekörner von nur grob geschrotetem Getreide höhere Mengen an resistenter Stärke. Auch ist die Stärke in rohem Mais oder grünen Bananen stärker resistent.

Eine praktische Art, die Menge an resistenter Stärke in Kartoffeln, Nudeln oder Reis zu steigern, besteht darin, diese zu kochen und dann abkühlen zu lassen. Hiermit wären wir bei Nudelsalat, Kartoffelsalat und Sushi-Reis. Kalte Kartoffeln machen also weniger dick als frisch gekochte. »Retrogradierte Stärke« nennt man das Resultat im Fachjargon. Durch das Abkühlen wird die Stärke umgelagert und es entstehen kristalline Strukturen, die von dem Enzym Amylase, das für die Kohlenhydratverdauung zuständig ist, nicht mehr erfasst werden. Wenn Kartoffeln oder Nudeln nach dem Abkühlen erneut erhitzt werden, dann ändert sich der darin enthaltene Anteil resistenter Stärke kaum. Darum ist es vorteilhafter – zumindest für das Gewicht –, Nudeln eher aufzuwärmen als frisch zu kochen.

Weitere Quellen für resistente Stärke sind Bohnen, Erbsen, Hirse, Hafer und grüne Bananen, die dann auch unreif gegessen werden müssen. Kann das gesund sein? Wissenschaftlich wurde schon Optimismus versprüht. In einer Tierstudie zeigte der Verzehr von resistenter Stärke eine Schutzwirkung vor Diabetes Typ 1, entzündlichen Darmerkrankungen sowie möglicherweise auch vor weiteren Autoimmunerkrankungen. In ersten Studien bei Übergewichtigen verbesserten sich Blutfette und Blutzuckerspiegel sowie Entzündungswerte. Die positiven Effekte beruhen vermutlich darauf, dass sich durch resistente Stärke diejenigen Darmbakterien vermehren, die kurzkettige Fettsäuren bilden. Diese wiederum sind für die Darmgesundheit sehr förderlich.

Resistente Stärke und Ballaststoffe sind also äußerst gesund für die Darmflora und schützen vor einer Vielzahl von Erkrankungen. Die für die Darmbakterien besonders wertvollen Ballaststoffe heißen Präbiotika. Es gibt eine Reihe von Lebensmitteln, die besonders präbiotisch wirken: Äpfel, Chicorée, Schwarzwurzeln, Zwiebeln, Pastinaken, Lauch, Artischocken, Topinambur.

Interessanterweise gibt es aber auch eine präbiotikafreie Diät, speziell für Menschen mit Reizdarm (FODMAP, siehe S. 123 ff.). Das Paradox liegt in der Dynamik der Darmbakterienzusammensetzung begründet. Viele Menschen, die sich lange Jahre ballaststoffarm ernährt haben, leiden zunächst unter Blähungen und Bauchbeschwerden, wenn sie gesunde Vollkornprodukte essen. Nach wenigen Wochen hat sich der Darm dann umgestellt. Man muss dem Körper immer etwas Zeit geben, um sich an veränderte Bedingungen und Reize anzupassen. Danach wird man mit mehr Gesundheit belohnt – das ist eines der Grundprinzipien der Naturheilkunde.

Getreide

Zeugnisse von Getreideanbau finden sich in Siedlungen, die älter als 20 000 Jahre sind. Aber erst vor ungefähr 12 000 Jahren, als die Menschen sesshaft wurden, begann der Siegeszug des Ackerbaus. Getreide wurde zur Lebensgrundlage. Seitdem heißt es: »Gib uns unser täglich Brot heute.« Ackerbau, Getreide und Brot besitzen einen festen Platz in Religion und Mythologie. Dem Ackerbau wurden eigene Gottheiten gewidmet, bei den Griechen ist es die Göttin Demeter, bei den Römern die Göttin Ceres.

Die heute erhältlichen Getreidesorten sind das Ergebnis langer Zuchtlinien, um hohe und wetterstabile Erträge zu sichern. Seit einiger Zeit feiern alte Sorten wie Emmer und Dinkel ein Comeback. Emmer schmeckt angenehm nussig und Dinkel ist bekömmlicher als Weizen, allerdings trocknet er schneller aus, wie Sie vielleicht schon einmal bei einem übrig gebliebenen Dinkelbrötchen am nächsten Tag bemerkt haben.

Bis ins 19. Jahrhundert hinein wurde praktisch jedes Brot aus Vollkornmehl gebacken. In der Mühle wurden sowohl der Kern als auch die Hülle des Korns vermahlen. Der Nachteil dieser Vermahlung besteht darin, dass sich durch den Ölgehalt im Keim das Mehl nicht gut lagern lässt. Mit dem Aufkommen der Auszugsmehle, bei denen Hülle und Kern entfernt werden, stieg die Lagerungsfähigkeit. Leider werden durch dieses Verfahren aber auch die gesunden Anteile des Getreides aus dem Mehl entfernt – zurück bleibt ein relativ wertloses Weißmehl als Sattmacher.

Weizen

Bei uns ist Weizen vor allem aufgrund seiner robusten Erträge das dominierende Getreide. Allerdings leiden mehr und mehr Menschen durch den Verzehr von Weizen und anderen glutenhaltigen Getreidesorten unter Beschwerden. Formen der Weizen- beziehungsweise Glutenunverträglichkeit nehmen in den letzten Jahren massiv zu. Dazu gehören die Zöliakie, die Weizenallergie und die Nicht-Zöliakie-Glutensensitivität (NCGS). Die Regale in den Supermärkten mit glutenfreien Produkten werden immer länger. Noch auffälliger ist dieser »Trend« in den USA, wo sich bereits fast 30 Prozent der Bevölkerung glutenarm oder glutenfrei ernähren. Wie kann das sein?

Getreide ist evolutionsgeschichtlich ja ein relativ neues Lebensmittel. Immunsystem und Darm waren vor die Herausforderung gestellt, eine Toleranz gegen dieses bislang unbekannte Produkt zu entwickeln. Für die meisten Menschen sind Brot, Getreide und Gluten inzwischen gut verdaulich, aber es bleibt eine wackelige Geschichte. Infektionen, Stress oder auch andere Störungen können relativ leicht diese Immuntoleranz aushebeln und eine Unverträglichkeit hervorrufen.

Für die Weizenunverträglichkeit wird ein Nocebo-Effekt beschrieben. Darunter versteht man eine Wirkung, die durch eine negative Erwartung tatsächlich eintritt. Genauso wie ein Placebo, ein Scheinmedikament, keinen Wirkstoff enthält und trotzdem Beschwerden lindern oder sogar heilen kann, weil man eine positive Wirkung erwartet, kann ein Nocebo eine Wirkung auslösen, weil man diese befürchtet. Die derzeit weit verbreitete Glutenangst scheint so ein Nocebo zu sein.

Ich denke jedoch, dass viele Menschen die heutigen Weizensorten wirklich nicht mehr vertragen. Die (gentechnischen) Züchtungen spezieller Arten dienten dem Ziel, die Widerstandsfähigkeit gegenüber Schädlingen und Trockenheit zu erhöhen sowie die Backeigenschaften zu verbessern. Eine »Nebenwirkung« dieser Züchtung ist der höhere Gehalt an Amylase-Trypsin-Inhibitoren (ATIs; Proteine, die in Weizen und verwandten Getreidearten vorkommen) und veränderten Proteinen, die sehr wahrscheinlich leichter NCGS auslösen. Die experimentelle Forschung konnte zeigen, dass diese ATIs tatsächlich leichte Entzündungen im Dünndarm und fehllaufende Aktivierungen des Immunsystems bewirken können.

Neben Gluten und den ATIs gibt es noch eine weitere Stoffgruppe, die im Verdacht steht, ein Reizdarmsyndrom auszulösen oder zumindest zu verschlechtern: Das sind die sogenannten FODMAPs (Fermentierbare Oligo-, Di- und Monosaccharide), also Zuckermoleküle und mehrwertige Alkohole. Diese lösen Blähungen und Durchfall aus. Tatsächlich kann eine FODMAP-Diät helfen.

FODMAP-Diät

Bei der Diät verzichtet man auf Nahrungsmittel, die hohe Anteile an Fruktose (in Obst und Gemüse), Laktose (in Milchprodukten), Fruktane (u. a. in Weizen, Zwiebeln), Galaktane (u. a. in Bohnen, Kohl) und Polyole (in Zuckeraustauschstoffen) enthalten. Ich empfehle, sich bei der FODMAP-Diät von einer Ernährungsberatung begleiten zu lassen. Probieren Sie immer wieder gewisse Nahrungsmittel, von denen Sie annehmen, dass Sie diese gut vertragen. Bevorzugen Sie auf jeden Fall Bio-Nahrungsmittel mit weniger Zusatzstoffen, auf die der Körper auch oft kritisch reagiert.

Wenn Sie bemerken, dass Sie Gluten nicht vertragen und sich unter glutenfreier Kost die Beschwerden bessern, sollten Sie eine Zöliakie diagnostisch abklären lassen. Zöliakie ist die stärkste Form der Glutenunverträglichkeit, bei der schon winzige Mengen (ein Krümel reicht aus) schwere Symptome (Blähungen, Durchfall, Muskelschmerzen, Müdigkeit, Kopfschmerzen und Gelenkschmerzen) auslösen können. Diese systemische Krankheit betrifft nur etwa 0,5 bis 1 Prozent der Bevölkerung Europas. Der Nachweis auf Zöliakie erfolgt durch eine Magen- beziehungsweise Dünndarmspiegelung und/oder eine Bestimmung spezieller Antikörper im Blut. Gegebenenfalls kann die Diagnose auch über eine Typisierung der genetischen Veranlagung (Erbmerkmale HLA-DQ2/DQ8) erfolgen. Ist eine Zöliakie gesichert, lässt sie sich hervorragend behandeln. Durch eine konsequent glutenfreie Ernährung sind die meisten Betroffenen innerhalb von zwölf Monaten beschwerdefrei.

Etwas anders stellt es sich bei der NCGS dar, der Nicht-Zöliakie-Glutensensitivität, unter der bis zu vier Prozent der Menschen hierzulande leiden. Hier wird durch eine glutenfreie Kost leider keine so komplette und unmittelbare Linderung erreicht. Doch immer wieder erzählen mir Patienten mit rheumatischen Erkrankungen oder mit dem Reizdarmsyndrom, dass sie durch ein glutenfreie Ernährung immerhin weniger Beschwerden haben.

Eine Weizenallergie, auch Bäckerasthma genannt, ist ein Fehler des Immunsystems. Anstatt gegen Krankheiten zu kämpfen, bildet das Immunsystem Abwehrstoffe (Immunglobulin E IgE) gegen harmlose Fremdstoffe. Bei der Weizenallergie reagiert das Immunsystem unangemessen stark auf eigentlich harmlose Eiweißbestandteile des Weizen. Entzündungen werden ausgelöst, die sich auf der Haut, aber auch an anderen Organen bemerkbar machen.

Nicht jeder kann Vollkornbrot gut verdauen. Stellen Sie deshalb langsam – über zwei bis drei Monate – Ihre Ernährung um und achten Sie auf gutes Kauen. Wenn Ihnen Vollkornprodukte anfänglich nicht bekommen, sollten Sie sich und ihren Körper nicht überfordern, Baguette oder anderes Weißmehl ist dann erlaubt. Vollwertig und meist gut verträglich sind Haferflocken (siehe auch unter Superfood).

Bei einer Unverträglichkeit von Weizen sind auch Zubereitung und Backdauer des Teigs von Bedeutung. Von allen Getreidesorten nimmt Weizen deshalb eine Sonderstellung ein, weil nur aus ihm nach Zugabe von Wasser durch das Klebereiweiß Gluten ein gut backfähiger Teig entsteht. Alle anderen Getreidemehle liefern Brote mit geringerem Volumen und einer weniger elastischen Krume, sie sind nicht so »fluffig«. Traditionelle Zubereitungsformen, bei denen der Teig lange »gehen« durfte, verursachen weniger Beschwerden. In industriellen Großbäckereien kommen die Teiglinge in der Regel nach einer Stunde aus dem Ofen. Sie enthalten dementsprechend mehr FODMAPs, als wenn der Teig vier bis fünf Stunden Zeit hat, sich zu entfalten. Dann sind in ihm nur noch zehn Prozent der problematischen Zuckersorten enthalten.

Es ist also oftmals nicht der Weizen, der eine Empfindlichkeit verursacht, sondern die Zubereitungsart. Wird traditionell gebacken, mit einer nicht hochgezüchteten Weizensorte, bessert sich die Weizensensitivität von ganz alleine. Fragen Sie in Ihrer Bäckerei nach dem Herstellungsverfahren oder backen Sie Ihr Brot selbst. Das ist nicht schwer, probieren Sie es mal aus.

Ein absoluter Leckerbissen ist für mich das »Essener Brot« – ein zu fast 100 Prozent aus gekeimtem Getreide bestehendes Brot, das leicht säuerlich schmeckt.

Müssen Sie wegen einer NCGS auf Brot, Pasta & Co. verzichten und leiden sehr darunter, gehen Sie schrittweise vor, um doch wieder in den Genuss dieser Speisen zu kommen. Verzichten Sie zunächst für ein paar Wochen auf glutenhaltige Produkte, dann testen Sie wieder einzelne Getreide- und Weizensorten, etwa Urweizen, Dinkel oder Emmer. Falls das nicht klappt, gibt es Trost: Mais, Reis, Kartoffeln, Buchweizen, Amarant, Quinoa und Hafer sind glutenfrei.

Low-Carb-Diät – die kohlenhydratarme Ernährung

Seit geraumer Zeit wird die Low-Carb-Diät von vielen propagiert, um Gewicht und Übergewicht in den Griff zu bekommen und einer Arteriosklerose vorzubeugen. Geht es darum, die Adipositas- und Diabetesepidemie zu bekämpfen, gilt die kohlenhydratarme Ernährung aktuell für viele als Nonplusultra. Aber ist Low-Carb wirklich so gesund?
Licht ins Dunkel brachte die 2018 veröffentlichte Harvard-Studie der Kardiologin und Ernährungswissenschaftlerin Sara B. Seidelmann. Ihr und ihrem Team zufolge kann eine kohlenhydratarme Ernährung das Sterberisiko genauso erhöhen wie eine kohlenhydratreiche. Es kommt dabei weniger auf die Kohlenhydrate selbst an, sondern darauf, durch welche Proteine und Fette die Kohlenhydrate ersetzt werden. Über einen Zeitraum von 25 Jahren wurden fast 6000 Todesfälle

im Zusammenhang mit der Ernährung untersucht. Ein fünfzigjähriger Teilnehmer, der täglich mehr als 65 Prozent seiner Energie durch Kohlenhydrate deckte, lebte danach im Durchschnitt noch 32 Jahre. Andere Teilnehmer, die deutlich weniger Zucker aßen (50 bis 55 Prozent) lebten gerade einmal ein Jahr länger. Eine niedrigere Kohlenhydratzufuhr erbrachte damit erstaunlicherweise fast keinen Überlebensvorteil. Wie konnte das sein? Der genaue Blick darauf, welche Lebensmittel bei der kohlenhydratärmeren Variante vermehrt gegessen wurden, brachte Aufschluss: Bei einer vegetarischen Diät verminderte sich das Sterberisiko um 18 Prozent, während es sich dagegen – wenn Kohlenhydrate durch mehr Fleisch ersetzt wurden – um 18 Prozent erhöhte. Low-Carb vegetarisch – aber nur das – macht also durchaus Sinn!
Trotzdem empfehle ich eine Low-Carb-Diät grundsätzlich nicht. Nur für Diabetiker und adipöse Menschen kann die vegetarische Variante sinnvoll sein.

Fazit zum Thema Kohlenhydrate

Auf Kohlenhydrate müssen Sie nicht verzichten, im Gegenteil, achten Sie aber darauf, vollwertige und komplexe Kohlenhydrate zu essen. Essen Sie statt schnell verfügbaren Kohlenhydraten wie in Kuchen oder Süßigkeiten vorwiegend ballaststoffreiche Nahrungsmittel: rohes oder blanchiertes Gemüse (nicht zerkocht), Obst in natürlicher Form und Vollkornbrot (am besten grob gemahlen) und Vollkornnudeln.

Essen als Heilmittel und meine Superfoods

Es gibt eine Reihe von pflanzlichen Nahrungsmitteln mit wissenschaftlich mess- und belegbarem medizinischem Nutzen für unsere Gesundheit. Das gilt also nicht nur innerhalb eines Ernährungskonzepts wie beispielsweise der mediterranen Ernährung, sondern auch für einzelne Nahrungsmittel.

Gemüse und Obst sind so gesund, weil sie reichlich sekundäre Pflanzenstoffe enthalten, die oft bitter schmecken und in größeren Mengen sogar giftig sind. Für den Körper besitzen sie jedoch in geringer Dosis einen enormen Gesundheitswert, da sie in den Zellen Prozesse anstoßen, etwa durch das Aktivieren einer winzigen Stressreaktion. So wird die Widerstandskraft gestärkt und die Selbstheilung aktiviert. Diese Hypothese, dass geringe Mengen einer eigentlich schädlichen Substanz den Körper im positiven Sinne trainieren und zur Reaktion anregen – und es dabei auf die Dosis ankommt –, nennt sich Hormesis.

Die Wirkungen, die die sekundären Pflanzenstoffe im Körper freisetzen, sind ebenso vielfältig wie bemerkenswert: entzündungshemmend, blutdruck- oder cholesterinsenkend – oder sie wirken protektiv gegen Krebs. Mit unserer Nahrung nehmen wir durchschnittlich 1,5 Gramm dieser winzigen, so wirkungsstarken Moleküle zu uns.

Es gibt rund 100 000 sekundäre Pflanzenstoffe. Den Pflanzen dienen sie auf vielfältige Weise, so zum Schutz vor Schädlingen oder zum Anlocken von Feinden dieser Schädlinge, aber auch von Bienen und anderen Insekten zur Bestäubung, sie helfen Lichtenergie in den grünen Farbstoff Chlorophyll zu übertragen und schützen vor zu viel schädlicher Sonneneinstrahlung. Die größten Gruppen sind die Polyphenole, die Terpene, die Schwefelverbindungen und die Saponine. Und was den Pflanzen guttut, wirkt auf ähnliche Weise auch bei Menschen.

Große Mengen Polyphenole enthalten etwa bunte oder scharfe Nahrungsmittel wie Beeren, Zwiebeln, Knoblauch, Trauben, Äpfel (vor allem mit Schale), aber auch Kräuter, Gewürze, Gemüse und Nüsse. Die Terpene zeichnen sich oft durch einen angenehmen Geschmack aus, sie finden sich in Zitrusfrüchten. Schwefelverbindungen, die teilweise unangenehm riechen, sind das Charakteristikum von zerdrücktem Knoblauch und verschiedenen Kohlsorten. Und Saponine finden sich in Wurzeln, Blättern und Blüten.

Die positive Wirkung der sekundären Pflanzenstoffe auf unseren Körper hängt mit einer Theorie zusammen, es ist die des oxydativen Stresses: Der Sauerstoff, den wir einatmen, dient unseren Zellen als Brennstoff bei der Produktion von Energie. Die Kraftwerke in den Zellen sind die Mitochondrien. Bei der Verbrennung des Sauerstoffs zur Energiegewinnung, der Oxydation, entsteht als »Abfall« eine reaktive Form des Sauerstoffs, die »freien Radikale«. Diese können Zellen und Mitochondrien schädigen und gelten als Ursache der Zellalterung. Viele sekundäre Pflanzenstoffe funktionieren als Radikalfänger, sie binden freie Radikale und machen sie unschädlich.

Obst, Beeren oder Gemüsesorten, die eine kräftige Farbe aufweisen, sind reich an Antioxidantien. Rote Zwiebeln sind gesünder als weiße, Rotkohl ist gesünder als Weißkohl, blaue Trauben sind besser als grüne, tiefrote Äpfel besser als blasse. Der Effekt der sekundären Pflanzenstoffe an sich, aber auch ihre Verbindung mit Ballaststoffen sorgen dafür, dass Gemüse und Obst so gesund für uns sind.

Alles Bio?

In der bislang größten Beobachtungsstudie zum Thema Bio-Produkte, der französischen NutriNet-Santé-Studie, war der Verzehr von Bio-Obst- und -Gemüse mit einem signifikant geringeren Krebsrisiko verbunden. Die Pestizidbelastung ist

geringer, die Lebensmittel enthalten geringere Mengen an Zusatzstoffen und sind weniger stark verarbeitet.
Gerade auch der Verzehr von weniger verarbeiteten Lebensmitteln ist gesünder, wie eine 2018 im British Medical Journal erschienene Beobachtungsstudie mit sehr stark verarbeiteten Lebensmitteln (»ultra processed food«) zeigte. Der häufige Verzehr war mit einem höheren Krebsrisiko verbunden.
Deshalb meine Empfehlung: Kaufen und essen Sie Bio-Lebensmittel, wenn es finanziell möglich ist, der gesundheitliche Vorteil liegt auf der Hand und Sie fördern zudem, eine nachhaltige Landwirtschaft.

Im Folgenden stelle ich Ihnen besonders wertvolle Lieferanten von sekundären Pflanzenstoffen vor, die heute als Superfoods bezeichnet werden.

Der Begriff »Superfood« ist nicht ernährungswissenschaftlich definiert, sondern ein Marketinginstrument. Aus diesem Grund wird er oft für exotische und überteuerte Nahrungsmittel verwendet, die aber für eine gesunde Ernährung nicht notwendig sind. Ich benutze ihn trotzdem gerne, denn er bringt die Besonderheit einzelner Nahrungsmittel zum Ausdruck, die bei einer Formulierung wie »ausgewogene Ernährung« oft untergeht. In der Tat gibt es deutliche Unterschiede bei den Nahrungsmitteln, selbst innerhalb einer Gruppe, hinsichtlich ihrer gesundheitsfördernden Wirkung. Brokkoli oder Spinat sind inhaltsreichere Gemüse als eine Gurke, und Brot aus Vollkorngetreide ist zweifelsohne gesundheitlich wertvoller als ein Weißmehlbrötchen.

Superfoods sollten die Basis unserer Ernährung sein, nicht die Ausnahme. Essen Sie deshalb möglichst täglich mehrere dieser Lebensmittel:

Vollkorngetreide

Ganz bewusst steht Vollkorngetreide am Anfang meiner Liste. Es enthält Ballaststoffe, zahlreiche Mikronährstoffe und ist ein Präbiotikum. In fast allen *Blue Zones* wird reichlich Vollkorngetreide verzehrt. Nur wer unter einer Zöliakie leidet oder einer Weizen- oder Glutenunverträglichkeit, sollte darauf verzichten. Ansonsten: lieber eine Portion mehr als weniger Vollkorngetreide am Tag. Achten Sie auf gutes Getreide, möglichst in Bio-Qualität. Alte Weizensorten wie Roggen oder Urgetreide wie Dinkel und Einkorn sind hochwertig. Grünkern entsteht durch ein besonderes Herstellungsverfahren, hier wird der Dinkel noch weich geerntet und dann geröstet. Hirse enthält große Mengen an Mineralien und Eisen und kommt Haut und Haar zugute. Als Beilage (»Hirsotto«) oder Brei kann man es häufiger essen.

Inzwischen werden auch »Pseudogetreide« wie Buchweizen, Quinoa und Amaranth bei uns immer beliebter. Wie Hirse sind sie bei einer Glutenunverträglichkeit eine gute Alternative. Gerade Quinoa und Amaranth sind hochwertige Proteinquellen und eignen sich darum besonders bei einer veganen Ernährungsform. Quinoa ist in Südamerika, vor allem in Peru und Bolivien, ein Hauptnahrungsmittel. Amaranth entstammt ursprünglich ebenfalls aus der Andenregion, seine Körner werden aus den Blütenständen des Fuchsschwanzgewächses geerntet. Für Buchweizen spricht die regionale Herkunft.

Hafer

Hafer enthält reichlich Ballaststoffe, vor allem lösliche Beta-Glucane. Er wirkt nachweislich cholesterinsenkend. Cholesterin ist ein Bestandteil der Gallensäuren, und Beta-Glucane binden Gallensäuren im Darm und aktivieren die Bildung neuer Gallensäuren aus Cholesterin in der Leber. Dadurch verbleibt weniger Cholesterin im Blut. Außerdem blockiert Hafer die Wiederaufnahme von Cholesterin im Darm. Und auch Haferkleie unterstützt diesen Effekt.

Studien zeigen, dass Beta-Glucane interessanterweise auch sehr effektiv die Symptome von Heuschnupfen lindern. Während sonst bei pharmakologischen Medikamenten immer eine Balance zwischen Immunsuppression (Unterdrückung immunologischer Prozesse) und Infektion berücksichtigt werden muss, leisten Beta-Glucane wohl beides: Sie sind entzündungs- und allergiehemmend. Der Effekt scheint über die Darmbakterien zu funktionieren, denn Hafer beeinflusst auch Immunerkrankungen positiv. Damit ist Hafer ein präbiotisches Lebensmittel (siehe S. 121).

Hafer hat auch eine ausgezeichnete Wirkung bei Diabetes, er verbessert relativ schnell die Insulinresistenz und normalisiert den Blutzucker. Zudem bewirkt der Verzehr von Haferbrei bei Übergewichtigen eine Gewichtsreduzierung und bei Fettleber eine Regeneration der Leber. Hafer scheint sogar vor einer Gewichtszunahme zu schützen.

Also: ein Hoch auf den Haferbrei, den klassischen Porridge. Er ist eine der gesündesten Frühstücksoptionen und rasch zuzubereiten. Geben Sie Blaubeeren, eine Prise Zimt oder Kardamom und fünf Walnüsse in den Brei. Diese Kombination versorgt Ihren Körper schon morgens mit äußerst wertvollen Nährstoffen. Und: Hafertage eignen sich hervorragend für Entlastungstage (siehe S. 256 ff.).

Leinsamen und Leinöl

Leinsamen enthält große Mengen der pflanzlichen Omega-3-Fettsäure Alpha-Linolensäure, viele Ballaststoffe und einen überdurchschnittlich hohen Gehalt an Phytoöstrogenen, hier der sekundäre Pflanzenstoff Lignane. Wahrscheinlich wird die Wirkung der Lignane über die Darmbakterien aktiviert.

Leinsamen ist eine wirksame Medizin bei Bluthochdruck, zu hohem Cholesterin, ergänzend bei Diabetes sowie entzündlichen

Erkrankungen wie Rheuma. Selbst bei der Krebsprävention gibt es vielversprechende Daten. In einer Studie bei Hochrisikopatientinnen ließ sich durch täglich zwei Teelöffel gemahlenen Leinsamen ein Rückgang der Vorstufen von Brustkrebs erzielen. Vor allem Patientinnen in den Wechseljahren befürchten oft, dass Phytoöstrogene das Brustkrebsrisiko erhöhen, und in der Brustkrebstherapie werden unter anderem Östrogenblocker eingesetzt. Lignane docken an Östrogenzellen an, entfalten aber hier eine Schutzwirkung.

Essen Sie zwei bis drei Esslöffel Leinsamen am Tag. Ich habe immer etwas geschroteten Leinsamen griffbereit in der Küche. Er passt zum Haferbrei oder mit seinem nussigen Geschmack zu Salat und Kartoffeln. Leinsamen muss geschrotet sein, denn ist die Schale intakt, kann der Körper die kostbaren Inhaltsstoffe nicht verwerten. Sie können ihn fertig geschrotet kaufen oder ihn mit einem Haushaltsmixer oder in einer Kaffeemühle zerkleinern. Kühl gelagert hält er sich über Monate.

Leinsamenschleim wirkt gegen Sodbrennen und Gastritis sowie gegen Verstopfung. Die meisten meiner Patienten finden diesen durchaus wohlschmeckend. Weichen Sie zwei bis drei Esslöffel goldgelben, geschroteten Leinsamen in 300 ml Wasser abends ein. Kochen Sie die Masse am nächsten Morgen kurz auf und gießen Sie sie durch ein Mulltuch oder ein sehr feines Sieb. Füllen Sie den Schleim in eine Thermoskanne und trinken ihn verteilt über den Tag. Wichtig: Trinken Sie zusätzlich 1,5 bis zwei Liter am Tag, sonst kann Leinsamen zu Verstopfung führen.

Wer Leinsamen nicht mag oder nicht gut verträgt, kann über Leinöl Omega-3-Fettsäuren zu sich nehmen. Von allen Ölen besitzt es diese in höchster Menge. Leinöl wird allerdings schnell ranzig, es muss kühl und dunkel gelagert werden. Außerdem sollten Sie Leinöl nicht erhitzen; für Salat oder zu Pellkartoffeln eignet es sich aber prima.

Olivenöl

Olivenöl, das Markenzeichen der mediterranen Küche ist neben Leinöl das zweite Öl, das es verdient, in die Kategorie Superfoods genommen zu werden (siehe dazu S. 70 ff.).

Knoblauch und Zwiebeln

Die sekundären Pflanzenstoffe in Knoblauch und Zwiebeln reduzieren die Gefäßsteifigkeit, senken den Cholesterinspiegel und den Blutdruck und fördern die Durchblutung. Die US-amerikanische Fachgesellschaft der Anästhesiologie empfiehlt Patienten sogar, in der Woche vor einer Operation kein Knoblauch mehr zu essen, um ein erhöhtes Blutungsrisiko zu minimieren.

Knoblauch scheint auch das Krebsrisiko vor allem von Tumoren im Verdauungssystem (Speiseröhren-, Magen- und Dickdarmkrebs), aber auch von Prostatakrebs zu reduzieren. Außerdem wirkt er antibakteriell und schützt vor Pilzen und Parasiten. Seine gesunde Wirkung entfaltet sich am besten, wenn man ihn roh isst. Er enthält den Wirkstoff Allicin, der beim Kauen oder Pressen freigesetzt wird. Auch Zwiebeln sollten Sie öfter roh genießen, beispielsweise in einem griechischen Salat.

Kurkuma

Kurkuma, das intensiv färbende gelbe Pulver, das durch Zermahlen der Pflanze *Curcuma longa* gewonnen wird, ist der absolute Star unter den medizinisch wirksamen Gewürzen. Am meisten wird es in Indien verwendet; Inder verzehren rund zwei Gramm Kurkuma täglich. Viele Forscher führen die sehr niedrigen Krebsraten in Indien – obwohl das Land sehr arm ist und die Inder sich nicht ausgewogen ernähren – auf den reichlichen

Verzehr von Kurkuma zurück. (Zudem essen Inder wenig Fleisch und tierische Produkte.)

Vor allem auf Darm- und Prostatakrebs scheint Kurkuma oder Gelbwurz eine schützende Wirkung zu haben. Es werden sogar Polypen im Darm, die Vorstufe von Krebs, durch dieses Gewürz am weiteren Wachstum gehemmt. In einer Studie erhielten Teilnehmer sechs Monate lang Kurkuma sowie den sekundären Pflanzenstoff Quercetin, der in Obstschalen, roten Zwiebeln oder Trauben vorkommt. Nach dem halben Jahr hatte sich die Anzahl der Darmpolypen halbiert. Darüber hinaus besitzt Kurkuma eine vorbeugende und therapeutische Wirkung bei Rheuma, Arthrose, Hirn-, Lungen- und entzündlichen Darmerkrankungen wie Colitis ulcerosa oder Morbus Crohn.

Hauptwirkstoff ist der natürliche Farbstoff Curcumin. Inzwischen gibt es Kurkuma-Pflanzenextrakte in Tablettenform. Diese Kurkuma- oder Curcumin-Extrakte werden durch eine besondere chemische Zubereitung so verändert, dass höhere Dosen Curcumin vom Körper aufgenommen werden können. Vom natürlichen Kurkuma gelangen nur etwa fünf Prozent des Curcumins in die Blutbahn, der Rest wird im Magen-Darm-Trakt abgebaut oder ausgeschieden. Sie können das Geld für Curcumin-Extrakte allerdings sparen, indem Sie einfaches Gelbwurzpulver kaufen und dann einen Teelöffel am Tag zusammen mit Pfeffer einnehmen. Pfeffer verbessert die Aufnahme im Magen-Darm-Trakt deutlich. Mehr als einen Teelöffel zusammen mit Pfeffer würde ich derzeit nicht empfehlen, denn Kurkuma wirkt zur Vorbeugung wirklich wie ein Medikament.

Curry ist übrigens eine Gewürzmischung, in der ungefähr 30 Prozent Kurkuma zusammen mit Koriander, Kreuzkümmel, Kardamom, Bockshornklee und verschiedenen Pfeffersorten enthalten ist. Curry kann ich Ihnen nur sehr empfehlen.

Bei einer frischen Kurkumawurzel, deren entzündungshemmende Wirkung noch stärker ist, entspricht der halbe Teelöffel etwa einem Zentimeter der Wurzel. Aber achten Sie auf Ihre Kleidung:

vom T-Shirt bis zum Saftmixer wird alles gelb gefärbt, wenn man nicht aufpasst. Haben Sie das Problem, gibt es nur eins: Legen Sie das Textil mehrere Stunden lang in die Sonne, dann verschwindet der Fleck meist von selbst.

Andere Gewürze

Chili

Chili, die kleinen Früchte der Gewürzpaprika, weisen die besten Ergebnisse auf, wenn es um ein längeres Leben und weniger Krankheiten geht. Das muss nicht zwingend ein kausaler Zusammenhang sein, womöglich gibt es noch andere Gründe für den Effekt, womöglich leben Chili-Liebhaber generell gesünder. In jedem Fall sättigen scharfe Gerichte besser und haben eine förderliche Wirkung, will man Gewicht verlieren.

Koriander

Entweder man mag Koriander oder nicht. Liebhaber schmecken dieses Kraut anders (frisch, zitronenartig, aromatisch) als Menschen, die es nicht mögen (seifig, schimmelig). Der Grund für die unterschiedliche Wahrnehmung liegt genetisch begründet, wie Forscher herausgefunden haben. Koriander, vorwiegend aus der asiatischen Küche bekannt, leistet mit seinen sekundären Pflanzenstoffen im menschlichen Organismus unermüdlich Aufräumarbeiten. Es wirkt bei Magen-Darm-Beschwerden, Infektionen und chronischen Entzündungen.

Ingwer

Ingwer ist ein probates Mittel gegen Übelkeit bei der Reisekrankheit oder während einer Chemotherapie. Seefahrer kauten früher bei schwerem Seegang Ingwerwurzeln. Auch gegen Migräne und Kopfschmerzen helfen sie. In einer vergleichenden Studie war der Verzehr von einem halben Teelöffel Ingwerpulver genauso wirksam wie ein modernes Migränemittel. Bei Kopfschmerzen, so ein asiatisches Hausmittel, wird ein heißes Ingwerfußbad empfohlen. Bei Erkältungen sind Ingwertee und Ingwerbrustwickel aufgrund der wärmenden Eigenschaften sehr angenehm.

Ingwer ist aber auch ein köstliches Gewürz, das viele Köche rühmen. Am liebsten esse ich Ingwer in einer Wok-Pfanne mit frischem Gemüse nach vietnamesischer Art. Auch in der Kürbissuppe und zu Sushi ist er köstlich.

Amla

Die indische Stachelbeere Amla hat mit ihrem hohen Vitamin-C-Gehalt eine erstaunlich cholesterinsenkende Wirkung. In Indien gilt Amla als eine Art Wundermittel gegen alles. Es soll auch Krebs vorbeugen, aber das ist nicht belegt.

Gewürzmischungen

Curry hatte ich schon erwähnt, aber es gibt noch andere tolle traditionelle Gewürzmischungen aus aller Welt:

Garam Masala ist ein Klassiker der indischen Küche und hat ihre Wurzeln in der ayurvedischen Heilkunde. Diese Mischung enthält Kardamom, Zimt, Nelken, Pfeffer und Kreuzkümmel und hat eine wärmende Wirkung. Bei der Verwendung von Garam Masala wird Gemüse zunächst in der Pfanne erhitzt, damit sich die Aromen entfalten können; erst zum Schluss wird die Mischung hinzugegeben. Ras el-Hanout ist eine Gewürzmischung, die im Maghreb, in Nordafrika, ihren Ursprung hat, aber auch in anderen arabischen Ländern zu Hause ist. Der Name bedeutet: »Chef des Ladens«. Je nach Region enthält Ras el-Hanout bis zu 20 unterschiedliche Gewürze, darunter Muskat, Chili, Kardamom, Galgant, Nelken, Zimt, Kreuzkümmel, Kurkuma, Paprika, Ingwer und Anis. Ein Teelöffel Ras el-Hanout im Essen und Sie tauchen in den Orient ein. Und schützen sich zudem vor Erkältungen.

Beeren

Gesünderes Obst als Beeren gibt es nicht. Durch ihre leuchtenden und intensiven Farben konnten sie immer schon leicht gesehen und damit auch verzehrt werden. Das ist im Sinne der Frucht, denn so wird ihr Samen verbreitet. Die intensive Farbe der meisten Beeren belegt, wie reich sie an gesunden sekundären Pflanzenstoffen sind, in diesem Fall sind es die Anthocyane, stark antioxidative Pigmente. Die antioxidative Kraft lässt sich sogar messen und vergleichen. So hat eine Portion Äpfel 60 Einheiten, eine Portion Erdbeeren etwa 300, Himbeeren 350 und Brombeeren 650.

Sehr gesund sind tiefdunkle, jedoch säuerlich schmeckende Beeren wie die vom Holunder. Mir persönlich sind sie zu sauer, ich liebe aber wilde Heidelbeeren. Die meisten Blau- oder Heidelbeeren, die es zu kaufen gibt, sind Kulturbeeren mit hellem Fruchtfleisch, darum ist ihre Wirkung etwas schwächer.

Die Wirkung von Blaubeeren wurde bei Krebs, Entzündungen, Bluthochdruck, Darmerkrankungen und Diabetes eingehend untersucht, die Ergebnisse sind durchweg positiv. Eine Tasse Blaubeeren verbesserte in einer Studie die kognitiven Fähigkeiten bei älteren Menschen und bei Kindern. Übrigens zeigten Blaubeeren bei betagten Menschen sogar eine Verbesserung der Beweglichkeit, der Balance und Gangsicherheit.

Bei Studien, in denen die Konzentrationen der sekundären Pflanzenstoffe im Stoffwechsel und Blut gemessen wurden, zeigte sich, dass ein erster starker Anstieg im Blut ein bis zwei Stunden nach einer Portion Blaubeeren auftritt. Es folgten weitere Anstiege nach sechs und nach 24 Stunden. Des Rätsels Lösung: Darmbakterien verarbeiten die Inhaltsstoffe der Blaubeeren und geben sie nach und nach ins Blut ab. Um diese positive Wirkung zu nutzen, sollten Blau- und andere Beeren generell nicht mit Sahne oder Milch verzehrt werden. Diese hemmen wie bei Kaffee die positiven Effekte. Auch als Marmelade enthalten sie durch den Herstellungsprozess nicht mehr ihre volle antioxidative Kraft.

Der wichtigste Inhaltsstoff von Heidelbeeren und Blaubeeren sind die Anthocyanidine. Diese sind nicht nur in Heidelbeeren reichlich vorhanden, sondern auch in Cranberrys, auch Moosbeeren genannt. Cranberrys sind insbesondere in Nordamerika beliebt und wurden schon von den amerikanischen Ureinwohnern in großen Mengen verzehrt. Ein medizinisches Anwendungsgebiet von ihnen ist die Prävention von Blasenentzündungen und Harnwegsinfekten. Ihre europäischen Verwandten sind die Preiselbeeren, die allerdings nicht ganz so inhaltsreich sind. Für eine krebshemmende Wirkung ist der wichtigste Wirkstoff in Beeren vermutlich die Ellagsäure. Sie ist vor allem in Himbeeren und Erdbeeren, aber auch in Haselnüssen und Pecannüssen zu finden.

In der Naturheilkunde haben Beeren eine große Tradition. Beerenblätter werden als Tee für die Behandlung von Durchfallerkrankungen verwendet. Die Heidelbeerfrucht wird ebenso bei diesen sowie Darmentzündungen eingesetzt, indem man trockene Heidelbeeren kaut oder Heidelbeermuttersaft trinkt.

Beeren enthalten weniger Fruktose als anderes Obst, zudem konnte in einem Experiment nachgewiesen werden, dass der durch Haushaltszucker verursachte starke Insulinanstieg durch zusätzlichen Verzehr von Beeren gedämpft wird. Tiefgefrorene Beeren verlieren übrigens nicht ihre guten Wirkungen. Und exotische und meist auch überteuerte Goji- oder Acai-Beeren sind nicht gesünder als heimische Beeren und unter Umständen sogar stärker mit Pestiziden und Schadstoffen belastet.

Wichtig für diejenigen, die am Computer arbeiten: Beeren verbessern die Sehkraft bei Bildschirmarbeit. Beim Schreiben dieses Buchs habe ich mir öfter einen Blaubeer-Himbeer-Karotten-Ingwer-Smoothie gegönnt …

Beeren sind unumstritten ein Superfood und die beste »Süßigkeit«, die Sie zu sich nehmen können.

Tomaten

60 Millionen Italiener können nicht irren. Und tatsächlich: Viele Studien verweisen auf die besonderen Gesundheitseffekte von Tomaten. So besitzen sie die sekundären Pflanzeninhaltsstoffe Lycopin, ein Beta-Carotin, und Quercetin. Die Menge an Lycopin wird durch Hitze verstärkt, darum sind Tomatensauce und Tomatensuppe gesünder als rohe Tomaten. Auch Fett erhöht die Verfügbarkeit des Lycopins, geben Sie darum reichlich Olivenöl in die Tomatensauce. Ketchup sollten Sie allerdings vermeiden, der enthält zwar auch Lycopin, aber viel zu viel Zucker.

Die gesundheitsfördernde Wirkung von Lycopin in Tomaten wirkt sich vor allem auf Herz-Kreislauf-Erkrankungen und präventiv auf Prostatakrebs positiv aus. Wer im Flugzeug einen Tomatensaft trinkt (nirgendwo sonst wird so häufig nach Tomatensaft verlangt), tut seinem Körper Gutes.

Tomaten gehören zu den Nachtschattengewächsen, die reich an natürlichen Giften sind. Insofern gibt es immer wieder Zweifel, ob es nicht doch ungesund sein könnte, sie zu essen. Sicher, sie enthalten auch giftige Alkaloide, doch diese befinden sich fast ausschließlich in den Wurzeln und Blättern. In der Frucht werden die Alkaloide mit der Reifung vollkommen eliminiert. Einzig bei einzelnen Hauterkrankungen empfehle ich meinen Patienten, versuchsweise auf Nachtschattengewächse zu verzichten und zu schauen, ob sich dadurch die Symptome verbessern. Bevorzugen Sie auch bei Tomaten die Bio-Variante, sie enthält deutlich mehr sekundäre Pflanzenstoffe.

Schokolade

Der Kakaobaum stammt aus Südamerika. Die Mayas waren wohl die Ersten, die Kakaopulver und Schokolade als Genuss- und Nahrungsmittel entdeckten. Ursprünglich wurde Schokolade mit Gewürzen und Aromastoffen und nicht mit Zucker oder süßen Früchten vermischt. Das geschah erst später, durch die spanischen Eroberer. Eine dunkle Schokolade enthält hohe Anteile an Polyphenolen, 50 Gramm ähnlich viel wie eine Tasse grünen Tee, wenn er lange gezogen hat. Studien belegen, dass sich durch den hohen Kakaoanteil in Schokolade die Gefäße entspannen und Vorstufen der Gefäßverkalkung sich zurückbilden können, der Blutdruck sinkt und Herz und Kreislauf geschützt werden. Bereits ab einem Kakaogehalt von 55 Prozent entfaltet Schokolade ihre gesunden Wirkungen. Gesunde dunkle Schokolade muss also nicht so bitter sein.

Nüsse

In unserem Garten steht ein wunderschöner Walnussbaum, und ich freue mich jeden Herbst auf die Walnussernte. Nüsse sind nicht nur für Eichhörnchen, sondern auch für uns Menschen eine ideale, energiereiche Winterspeise. Für viele Erkrankungen sind Nüsse ergänzend wirksam zur Therapie und Vorbeugung.

Noch in den Achtzigerjahren warnte die American Heart Association, die sich um Prävention und Therapie von Herzerkrankungen sorgt, vor dem Verzehr von Nüssen wegen ihres hohen Fettgehalts. Inzwischen weiß man, dass dies eine komplette Fehleinschätzung war. Nüsse gehören zum Besten, was die Natur zu bieten hat. Die gesunde Wirkung der Nüsse habe ich schon erwähnt (siehe S. 56), ihr hoher Gehalt an Omega-3-Fettsäuren (Walnüsse) oder einfach ungesättigter Fette (Mandeln, Haselnüsse) sind ohne Zweifel verantwortlich dafür. Inzwischen kennt man auch ihre wichtige Funktion für Darmbakterien. So konnte gezeigt werden, dass der regelmäßige

Verzehr von Pistazien und Mandeln das Mikrobiom zugunsten gesunder Darmbakterien verschiebt. Nüsse schmecken eben auch den Darmbakterien gut.

Generell verderben Nüsse leicht aufgrund ihres hohen Fettanteils, bei feuchter Lagerung kann es zu einem Schimmelpilzbefall kommen. Essen Sie keine Nüsse, die muffig riechen, blau-schwarze Flecken aufweisen oder streng schmecken. Spucken Sie diese sofort aus, es könnten sich Aflatoxine, Giftstoffe, die der Schimmelpilz Aspergillus produziert, gebildet haben. Verwahren Sie Nüsse und Mandeln am besten kühl und in verschlossenen Dosen auf.

Walnüsse

Die Königin unter den Nüssen ist die Walnuss, sie hat alles, was man von einem Superfood erwartet: Omega-3-Fettsäuren, Ballaststoffe und Antioxidantien. Zudem schmecken sie. In Studien zeigten Walnüsse eine blutdrucksenkende Wirkung und schützten so gut gegen Gefäß- und Herzleiden und es gab Hinweise auf eine vor Krebs schützende Wirkung.

Pistazien

Bei Diabetes und Bluthochdruck empfehle ich Pistazien, sie fördern ebenfalls die guten Darmbakterien. Im Stuhl von Pistazienessern findet sich vermehrt die kurzkettige Fettsäure Butyrat, die von ihnen synthetisiert wird und vermutlich eine schützende Wirkung gegen Darmkrebs und Diabetes besitzt. Aber auf ungesalzene Pistazien achten.

Pecannüsse

Die von den amerikanischen Ureinwohnern reichlich verzehrte Pecannuss ist botanisch mit der Walnuss verwandt und sieht ihr auch ähnlich. In einer Studie der Bostoner Tufts University wurde ihre

Wirkung bei übergewichtigen Menschen mit beginnenden Stoffwechselproblemen erforscht. Die 26 Teilnehmer erhielten über vier Wochen eine identische Kalorienmenge, eine Gruppe zusätzlich 40 Gramm Pecannüsse pro Tag. Nach vier Wochen stellte man bei den Nussessern eine deutlich bessere Blutzuckerregulation, einen niedrigeren Insulinspiegel und auch bessere Cholesterinwerte fest. Eine Handvoll Pecannüsse täglich könnte also bei Diabetes und hohen Cholesterinwerten die Therapie ergänzen. Ich mag ihren nussigen, mildsüßen Geschmack. Die einzigen Nachteile sind der hohe Preis und die kurze Haltbarkeit.

Erdnüsse

Die Erdnuss ist botanisch gar keine Nuss, sondern eine Linse. Dennoch ist sie, wie andere Hülsenfrüchte auch, sehr gesund. In einer Studie sank – so erstaunlich das auch auf den ersten Blick erscheinen mag – bei regelmäßigem Verzehr von einem Esslöffel Erdnussbutter am Tag sogar das Herzinfarktrisiko. Für den Frühstückstisch mit Kindern empfehle ich darum Erdnussbutter statt Nussnougatcreme. Letztere enthält mehr Zucker und auch Palmöl.

Nüsse zur Gewichtsabnahme

Obwohl Nüsse fett- und kalorienreich sind, unterstützen sie die Gewichtsabnahme und senken den Cholesterinspiegel. Immer wieder schaue ich in verdutzte Gesichter, wenn ich übergewichtigen Patienten zusätzlich Nüsse empfehle. Ganz bewusst wähle ich das Wort »zusätzlich«. Nicht nur aus Studiendaten, sondern auch aus eigener Erfahrung weiß ich, dass Nüsse derartig sättigen, dass man danach weniger, bestenfalls weniger Ungesundes isst.

Besonders Pistazien unterstützen die Gewichtsabnahme. Sie müssen erst aus der Schale herausgeschält werden, ehe man sie essen kann – allein dieser Umstand scheint dem Gehirn genug

Zeit zu geben, um Sättigungssignale auszusenden. In der Ernährungswissenschaft spricht man bei dieser psychologischen Reaktion vom »Pistazien-Prinzip«. Für harte Nüsse und Mandeln, die man langsam und intensiv kauen muss, trifft dieses Prinzip ebenso zu. Nüsse kurbeln schließlich den Fettabbau an, sie sind ein wirklicher »Fat Burner«, ein Fettverbrenner. Darum mache ich auch keine Einschränkungen bei Mengenempfehlungen.

Avocados

Die Avocado, ein Lorbeergewächs, hat inzwischen einen guten Ruf. Neben Olivenöl ist sie beispielhaft für die Erkenntnis, dass Fett auch sehr gesund sein kann – wenn es pflanzlich ist. Avocados enthalten einfach gesättigte Fettsäuren, Wasser und Ballaststoffe. Das pflanzliche Fett in der Avocado ist gesünder als tierisches Fett, aber auch kalorienreich. Darum unterstützen diese Früchte auf den ersten Blick nicht die Gewichtsabnahme. Studien zeigen allerdings, dass Menschen, die regelmäßig Avocados essen, sich insgesamt besser ernähren, weniger Übergewicht haben und niedrigere Cholesterinwerte.

Eine Zeit lang stand die Frucht jedoch auf dem Prüfstand. 1975 wurde in den Blättern des Avocadobaums das Pestizid Persin entdeckt. Man kam auf die Idee und erforschte, ob sich dieses als Chemotherapie gegen Krebserkrankungen einsetzen ließe. Laborstudien konnten dann zeigen, dass ein Extrakt der Frucht Blutzellen genetisch schädigen kann. Extrakte der Avocado werden aber nicht in unsere Venen injiziert, sondern wir essen die Frucht, sie gelangt in unseren Magen. Die primär schädlichen Substanzen werden hier durch die Magensäure außer Kraft gesetzt. Möglicherweise sollte man darum, vor allem, wenn man gerne und oft Avocados verspeist, mit medikamentösen Säureblockern vorsichtig sein. (Diese werden sowieso zu häufig verordnet und für Nebenwirkungen wie ein erhöhtes Risiko an Demenz und Osteoporose verantwortlich gemacht.) Laborstudien haben sogar gezeigt, dass Krebszellen der Speiseröhre, des Darms und auch der Prostata durch Avocado am Wachstum gehindert werden. In einer ersten Beobachtungsstudie sank bei Männern, die jeden Tag mindestens ein Drittel Avocado aßen, das Risiko für Prostatakrebs deutlich. Also, Männer: Ran an die Guacamole!

Aus ökologischer Sicht gibt es leider einen erheblichen Makel: Der Anbau dieser Frucht verbraucht sehr viel Wasser und hat schon in einigen Ländern einen Wassermangel ausgelöst. Die Produktion von einem Kilogramm Tomaten verbraucht durchschnittlich 180 Liter Wasser, für ein Kilo Avocados hingegen werden 1000 Liter (!) benötigt. Ich empfehle also auch hier: Essen Sie Avocados und genießen Sie eine Guacamole, aber nicht jeden Tag. Und kaufen Sie die Frucht bitte aus einem Bio-Anbau.

Brokkoli, Kohl & Co.

Kohl ist der Prototyp einer Gemüsefamilie, die man als Kreuzblütler bezeichnet. Die kreuzförmige Anordnung der Blüten hat zu diesem Namen geführt. Kohlgewächse werden seit mehr als 6000 Jahren angebaut; ihre medizinischen Wirkungen wurden schon in der altägyptischen und altrömischen Medizin beschrieben. Die wichtigsten Vertreter, die alle vom wilden Kohl abstammen sind: Brokkoli, Blumenkohl, Rosenkohl und Grünkohl. Auch asiatische Kohlsorten wie Pak Choi, Kohlrabi, Kohlrüben, Radieschen, Meerrettich, Rucola, Raps, Senf, Kresse und Rettich zählen zu den Kreuzblütlern.

Brokkoli

Der Star unter den Kohlsorten ist eindeutig der Brokkoli. Er wirkt präventiv bei Krebs, antidiabetisch, hemmt Entzündungen und stärkt das Immunsystem. Brokkoli ist der am besten erforschte Kreuzblütler, was aber jedoch nicht heißen muss, dass die anderen

Sorten nicht genauso gesund sind. Seine wichtigsten Stoffe sind die Glucosinolate. Sie entfalten ihre Wirkung aber erst, wenn der Kohl zerschnitten und zerkaut wird. Dann tritt nämlich das Enzym Myrosinase in Erscheinung, das die Glucosinolate spaltet und den Wirkstoff Sulforaphan freisetzt. Dieser wirkt antioxidativ, entzündungshemmend und entgiftend. Und neben der Krebsprävention wirken Sulforaphane aber auch gegen das Bakterium Helicobacter pylori, das für Magengeschwüre und Magenentzündungen verantwortlich ist. Sulforaphan schützt vermutlich deshalb auch gegen Magenkrebs.

Bei der Zubereitung von Brokkoli ist deshalb darauf zu achten, diese Kohlsorte nicht zu lange im Wasser zu kochen, denn dann verliert sie mehr als die Hälfte ihrer gesunden Inhaltsstoffe. Zum anderen ist das Enzym Myrosinase sehr empfindlich, bei einer längeren Kochzeit wird verhindert, dass Sulforaphan gebildet wird. Abhilfe schafft ein Trick von Michael Greger, US-amerikanischer Arzt und Ernährungswissenschaftler, er nennt ihn: »Hacken und abwarten«. Zerkleinern Sie also den Brokkoli und lassen ihn für rund 15 Minuten auf dem Schneidebrett liegen, bevor sie ihn ins Wasser geben. Dadurch wird Myrosinase freigesetzt, und es entsteht Sulforaphan. Auf diese Weise kann Brokkoli länger gekocht werden, ohne dass die gesunden Stoffe sich dezimieren.

Eine andere Möglichkeit besteht darin, Brokkoli als Rohkost zu verzehren oder Brokkoli mit Meerrettich, Rucola oder Senf zu essen. All diese Kreuzblütler enthalten Myrosinase. Kauen Sie in jedem Fall das Gemüse gut, denn auch dadurch wird das Enzym besser freigesetzt. Ein wahrer Sulforaphan-Turbo sind übrigens Brokkolisprossen, die es in Bio-Supermärkten zu kaufen gibt.

Grünkohl

Grünkohl nimmt es auf jeden Fall mit Brokkoli auf, ist auch so ein gesunder Alleskönner, unter anderem reduziert er den Cholesterinspiegel im Blut. Es war Michelle Obama, damals noch First Lady und wohnhaft im Weißen Haus, die im Garten Grünkohl anpflanzte und damit einen Grünkohl-Boom in den USA auslöste.

Obwohl ich Chips sonst nicht empfehle, aber bei Grünkohlchips mache ich eine Ausnahme – sie sind gesund. Sie können sie leicht selbst herstellen: Legen Sie entstielte Grünkohlblätter auf Backpapier, backen Sie diese dann im Ofen etwa 20 Minuten bei 120 bis 140 Grad. Zum Schluss etwas Gewürzpulver auf die Chips geben, fertig.

Andere Kreuzblütler

Rosenkohl und auch Meerrettich sind sehr gesund. Bei Meerrettich lässt schon die Schärfe erkennen, dass die gesunden sekundären Pflanzenstoffe in sehr konzentrierter Form vorliegen. Ob als Kren oder Wasabi, »tunen« Sie Ihre Mahlzeit mit Meerrettich.

Tiefgefrorene Produkte sind hier übrigens nicht so gesund wie frische. Durch das übliche Blanchieren vor dem Gefrieren werden die Enzyme in diesen Gemüsesorten deaktiviert – das ist auch das Ziel, denn so hält es sich besser; »Hacken und abwarten« nützt dann nichts mehr. Die Vorstufe von Sulforaphan ist aber in Tiefkühlgemüse noch enthalten. Indem Sie Senfsamen, ein paar Blätter Rucola oder eine geringe Menge frischen Brokkoli frisch pürieren und zum Tiefkühlgemüse hinzugeben, setzen Sie die Myrosinase in Gang.

Hülsenfrüchte

Sie enthalten die besten pflanzlichen Proteine, Ballaststoffe und viele Mikronährstoffe. Sie sind mit der Grund für das »Hispanic Paradox«: Viele der in die USA eingewanderten Lateinamerikaner ernähren sich oft ungesund, zu fettreich und zu süß, häufig sind sie übergewichtig. Dennoch sind die Raten an Herz-Kreislauf-Erkrankungen unter ihnen niedrig. Erklärt wird dies mit dem täglichen Verzehr von Bohnen und anderen Hülsenfrüchten. Das American Institute for Cancer Research empfiehlt, zu jeder Mahlzeit Vollkorn oder Hülsenfrüchte zu essen.

Gerichte mit Hülsenfrüchten können vielfältig sein und wunderbar schmecken: Nudeln aus Linsen, Hummus aus Kichererbsen, Eintöpfe aus weißen Bohnen. Viele Menschen mögen Hülsenfrüchte geschmacklich, leiden aber unter der blähenden Wirkung. Mit der Folge, dass die Deutschen im Jahr weniger als ein Kilogramm Hülsenfrüchte pro Kopf essen. Verbessern Sie diese Statistik, denn wenn sich die Darmflora erst einmal an sie gewöhnt hat, treten weniger Blähungen auf. Helle Linsen und Kichererbsen sind leichter verdaulich als schwarze oder grüne Bohnen. In der Regel werden auch Mungbohnen gut vertragen. Ein Trick besteht in der Zugabe von Gewürzen wie Curry, Salz, Pfeffer, Nelken, Knoblauch, Ingwer, Kurkuma oder Lorbeerblättern.

Wenn Sie Bohnen aus der Dose kaufen – sie verursachen weniger Blähungen als selbst gekochte Bohnen –, spülen Sie diese mit Wasser ab, um den Salzgehalt zu reduzieren. Natürlich ist die frische Variante diejenige, die Sie vorziehen sollten.

Soja wird am besten unverarbeitet und fermentiert wie in dem aus Indonesien stammenden Lebensmittel Tempeh vertragen. Tempeh ist extrem lecker, wenn sie es ins Scheiben schneiden und mit Sojasauce in der Pfanne kurz anbraten. Leider ist es hierzulande teuer. Sojamilch und Tofu sind bereits verarbeitet; etwa die Hälfte der guten Inhaltsstoffe ist im Tofu nicht mehr enthalten, bei Sojamilch noch mehr. Dennoch sind beide empfehlenswerte Nahrungsmittel. Soja wird vor allem mit einem verringerten Brustkrebsrisiko in Zusammenhang gebracht.

In einem Veggie-Burger, wenn dieser viel Zucker, Salz und andere fette Geschmacksstoffe enthält, ist ein Sojabratling allerdings nicht mehr ganz so gesund, höchstens in dem Sinne, dass er Fleisch ersetzt.

Linsen sind in mehrerlei Hinsicht fantastisch: Sie senken den Blutzuckerspiegel, enthalten Ballaststoffe und sind ein Präbiotikum. Sie sind relativ schnell, in 20 bis 25 Minuten, fertig gekocht und schmecken als Suppe oder als Beigabe zu Pastasaucen.

Lupinen sind eine weitere Hülsenfrucht, sie sind sehr proteinreich. Ein Lupinenschnitzel kann sehr schmackhaft sein. Falls Sie es nicht selbst zubereiten möchten, achten Sie darauf, dass nicht zu viel Salz und Zusatzstoffe beigemengt wurden.

Der positive Effekt von Hülsenfrüchten, insbesondere auf den Insulinspiegel und damit auf Diabetes, hält besonders lange an durch den sogenannten Second-Meal-Effekt, eine Art Retard-Mahlzeit, analog zu einer Retard-Tablette, die ihren Wirkstoff über mehrere Stunden abgibt. In einer klinischen Studie wurde Patienten am ersten Tag eine Portion rote Linsen zum Frühstück serviert, am nächsten Tag eine sehr zuckerhaltige Mahlzeit. Der Insulinspiegel war am Folgetag in der Gruppe der Linsenesser geringer als in der Vergleichsgruppe. Dieser Effekt scheint ähnlich wie bei den Blaubeeren nicht nur auf die Linsen allein zurückzuführen zu sein, sondern durch die fleißige Mitarbeit der Darmbakterien. Sie verarbeiten ohne Eile die Linsen und produzieren Stoffwechselprodukte, die den Blutzucker- und damit den Insulinanstieg dämpfen.

Rote Bete

Ein Rote-Bete-Saft ist meine erste Empfehlung, wenn Patienten nach einer natürlichen, ergänzenden Bluthochdrucktherapie fragen. Daten belegen: Täglich ein Viertelliter Rote-Bete-Saft (oder eine entsprechende Menge frische Rote Bete) besitzt die gleiche Wirkung wie ein blutdrucksenkendes Medikament. Rote Bete enthält viel Nitrat und dies wird über den Magen in die Blutbahn aufgenommen. 30 Prozent des im Blut befindlichen Nitrates wird in den Speicheldrüsen angereichert. Die Bakterien im Mund und auf der Zunge reduzieren nun Nitrat zu Nitrit, und durch Schlucken gelangt das Nitrit wieder in den Magen, wo es wiederum durch die Magensäure in Stickstoffmonoxid umgewandelt wird – in ebenden Stoff, den unsere Gefäße lieben, der sie weich und entspannt macht. Dieser sogenannte Darm-Speicheldrüsen-Kreislauf ist es, der die Rote Bete – mithilfe der Bakterien – so gesund macht. Wegen seiner gefäßerweiternden Eigenschaft wird

Rote-Bete-Saft inzwischen in der Kardiologie bei einer Herzinsuffizienz empfohlen.

Der Saft senkt aber nicht nur den Blutdruck, er wirkt auch als natürliche Leistungssteigerung: Männer, die sechs Tage lang täglich einen halben Liter Rote-Bete-Saft tranken, wiesen im Fahrradergometer-Test eine stärkere Ausdauerleistung auf als bei anderen Getränken.

Eine besondere Bedeutung spielt Nitrat auch in der Mundhygiene. Rote Bete hat eine Anti-Karies-Wirkung und hilft auch lokal gegen Zahnfleischentzündung und Parodontose. Nicht jede Rote-Bete-Sorte enthält gleich viel Nitrat. »Mona Lisa« liefert über 4000 mg Nitrat pro einem Liter Saft, andere Sorten wie »Robuschka« kommen auf nur 500 mg.

Sicher sind Sie bei dem Wort »Nitrat« hellhörig geworden. Steht Nitrat nicht im Verdacht, krebserregend zu sein? Tatsächlich gibt es immer wieder Alarm, wenn der Nitratgehalt im Grundwasser durch den Einsatz von zu viel Gülle und Mineraldünger auf den Feldern ansteigt. Auch Kassler und andere Fleischwaren werden künstlich mit Nitriten »veredelt« und gelten als wenig gesund. Doch warum sind Nitrat und Nitrit dann im Gemüse gesund? Nitrit an sich ist nicht krebserregend, sondern erst in der Verbindung mit Eiweißen, als Nitrosamin. Dieses findet sich massenhaft in Fleisch, kaum aber im Gemüse. Zudem blockieren die vielen sekundären Pflanzenstoffe im Gemüse die Umwandlung von Nitrit zu Nitrosamin. Stattdessen wird »gutes« Stickstoffmonoxid gebildet. Dieses Wissen hat inzwischen bewirkt, dass das Bundesinstitut für Risikobewertung seine Warnungen vor Nitrat in Gemüse relativiert hat. Die Vorteile überwiegen.

Grünes Blattgemüse

Grünes Blattgemüse sollte man möglichst reichlich essen, und zwar täglich. Ob Mangold, Spinat, Kopfsalat, Endivie, Eisbergsalat, Feldsalat oder Spinat – greifen Sie zu, wenn Sie grüne Blätter sehen. Geben Sie diese zusätzlich in Pasta oder Kartoffelgerichte. Grünes Blattgemüse schützt vor Herzerkrankungen, Schlaganfall und Parodontose, auch erhöht es die Lebenserwartung. »Grünfutter« enthält nämlich die Wunderwaffe aller Pflanzen, das Chlorophyll, sowie andere sekundäre Pflanzenstoffe und Omega-3-Fettsäuren. Viele Inhaltsstoffe sind fettlöslich, darum sollten Sie Spinat mit Olivenöl verfeinern oder das Salatdressing mit Walnüssen oder geröstetem Sesam veredeln. In Blattgemüse sind wie in der Roten Bete große Mengen Nitrat.

Pilze

Pilze punkten mit speziellen Mikronährstoffen, die das Immunsystem gezielt stärken. Es gibt medizinische Pilze, die gezielt als Heilmittel eingesetzt werden, sie tragen so exotische Namen wie Reishi, Maitake und Cordyceps. Aber auch normale Speisepilze unterstützen das Immunsystem in seiner Arbeit und wirken antiallergisch. Wie bei Hafer sind dafür die Beta-Glucane verantwortlich. Im Laborversuch haben vor allem Maitake, Shiitake, Austernpilze und Champignons eine krebsschützende Wirkung gezeigt.

Äpfel

Unbedingt möchte ich den Apfel als Superfood würdigen. »An apple a day keeps the doctor away« stimmt immer noch, gesund ist der Apfel aufgrund seiner zahlreichen sekundären Pflanzeninhaltsstoffe. Sie besitzen antidiabetische und im Laborexperiment auch krebspräventive Wirkungen. Hier will ich Quercetin erwähnen, das sich in großen Mengen in der Schale befindet. Für Claus Leitzmann ist, pointiert ausgedrückt, das Schälen eines Apfels ein Kunstfehler.

Ein immenser Vorteil von Äpfeln ist ihre praktische Handhabung. Ein Apfel passt überall hinein, durch seine Schale ist er ideal geschützt, man kann ihn ohne Besteck essen, und lange haltbar ist er auch noch. Essen Sie ihn jedoch am besten frisch, wenn er im Herbst gepflückt wird. Mit langer Lagerungszeit schwindet der Gehalt an sekundären Pflanzenstoffen. Da reicht ein Apfel am Tag dann nicht mehr aus, um den Doktor fernzuhalten.

Getränke

Wasser

Wasser ist *das* Superfood, oder besser: *der* Superdrink. Wasser ist zweifellos das gesündeste Getränk und für den Körper unverzichtbar. Aber welche Menge ist gesund?

Täglich mindestens zwei bis drei Liter Flüssigkeit trinken, am besten Wasser, ist Ihnen ein sicher vertrauter Rat. Woher diese Idee stammt, ist nicht mehr zu eruieren. Wissenschaftlich gibt es dafür keine Grundlage. Sicher, nach einem Saunagang, nach starkem Schwitzen beim Sport oder einem Flüssigkeitsverlust nach einer Durchfallerkrankung muss der Wasserhaushalt wieder ausgeglichen werden. Es ist auch belegt, dass Dehydrierung bei Schulkindern zu Konzentrationsstörungen und einem Leistungsabfall führt. Ein Flüssigkeitsmangel macht zudem müde und man fühlt sich erschöpft. Immer wieder klagen Patienten über Kopfschmerzen, wenn sie zu wenig trinken.

Bei Menschen, die herz- und gefäßgesund sind, haben mindestens fünf Gläser Wasser am Tag eine gewisse Schutzwirkung vor Herzkrankheiten. Eine ausreichende Flüssigkeitszufuhr schützt vor Nierensteinen, wiederkehrenden Blasenentzündungen und

Blasenkrebs. In einer Studie hat man Frauen, die mindestens dreimal pro Jahr unter einer Blasenentzündung leiden, in zwei Gruppen aufgeteilt. Die eine sollte ihre normalen Trinkgewohnheiten über ein Jahr lang nicht ändern, die andere täglich 1,5 Liter Wasser extra zu sich nehmen. Der Einsatz lohnte sich, die Anzahl der Blasenentzündungen sank in der zweiten Gruppe fast um die Hälfte. Erst 2018 wurde in einer Studie überprüft, ob bei Menschen mit leicht eingeschränkter Nierenfunktion (ein Zustand, der bei vielen älteren Menschen auftritt) vermehrtes Trinken die Beschwerden lindert. Überraschenderweise war dies nicht der Fall, sondern im Gegenteil: Die Nierenfunktion besserte sich tendenziell bei denen mit mittelgradiger Nierenschwäche, die nicht mehr tranken.

Ein Glas Wasser 15 bis 20 Minuten vor dem Essen getrunken, sättigt und regt den Stoffwechsel an, dadurch fällt das Abnehmen leichter, wie eine Studie der Forscher um Michael Boschmann von der Charité zeigen konnte.

Ganz allgemein scheint der menschliche Körper darauf eingestellt zu sein, sparsam mit Wasser umzugehen. Sicherlich eine häufigere Situation in der uralten Geschichte der Menschheit. Wer rannte in der Steinzeit schon mit PET-Flaschen im Rucksack und Coffee-to-go-Bechern in der Hand durch die Gegend? Ständig viel zu trinken ist nämlich – abgesehen von den genannten Sonderfällen – nicht günstig. Zu große Mengen Wasser können zu einer Volumenüberlastung der Gefäße führen, die Herz-Kreislauf-Funktion beeinträchtigen und den Blutdruck erhöhen. Mehr Flüssigkeit bedeutet Mehrarbeit für unsere Nieren, die ohnehin schon viel zu tun haben. Mein Rat: Achten Sie auf die Signale Ihres Körpers. Es ist zweifelsohne gut, dann zu trinken, wenn man durstig ist. Verspürt man aber kein Verlangen danach, sollte man sich nicht zwingen. Nur im hohen Alter ist das Durstgefühl oftmals pathologisch vermindert.

Mit einem einfachen Test können Sie Ihren Hydrierungszustand überprüfen. Trinken Sie zwei Gläser Wasser. Wenn Sie anschließend innerhalb einer Stunde auf der Toilette eine annähernd gleiche Menge Urin lassen müssen (der zudem eher hell ist), dann ist Ihr Wasserhaushalt im Lot.

Welches Wasser sollte man am besten trinken?

Leitungswasser ist eine gute Option, es ist weniger mit Mikroben belastet als in Flaschen abgefülltes Wasser. Denn unser Leitungswasser unterliegt strengeren Kriterien als käufliches Quell- und Mineralwasser. Und: Leitungswasser ist billiger.

Trinken Sie nicht während des Essens. Aus dem Ayurveda stammt die Weisheit, während und kurz vor dem Essen nicht zu trinken, um die Verdauungskraft nicht zu schwächen.

Trinkwasser ist zu einem rasant wachsenden Markt geworden, und das weltweit. Die großen Konzerne sind längst im Wassergeschäft aktiv. Allein schon deswegen sollte man übertriebener Mineralwasserwerbung kritisch gegenüberstehen und nicht alle Versprechen glauben. Leider ist Leitungswasser in vielen Regionen inzwischen nicht mehr so uneingeschränkt zu empfehlen wie früher, das hat mit Medikamentenrückständen in unserem Grundwasser zu tun. Dazu gehören Hormone, Benzodiazepine, Antibiotika, Röntgenkontrastmittel und Entzündungshemmer wie Diclofenac.

Diclofenac führte in den Neunzigerjahren fast zur Ausrottung des in Indien beheimateten Bengalischen Geiers. Dieser war bis dahin die häufigste Greifvogelart auf dem indischen Subkontinent. Die Geier starben, nachdem sie Kadaver von Kühen verzehrt hatten, die zu Lebzeiten mit Diclofenac behandelt worden waren. Die Einnahme des Wirkstoffs führte bei den Vögeln zu einem

Nierenversagen. Nun ist die Konzentration von Diclofenac bei uns im Grundwasser glücklicherweise nicht so hoch, aber es finden sich dennoch Rückstände dieses weit verbreiteten Arzneimittels im Leitungswasser.

Trotz moderner Klärtechnik ist es bislang nicht möglich, diese Rückstände zu entfernen. Die Deutsche Gesellschaft für Kardiologie hat sich 2017 mit dem Thema Wasserqualität beschäftigt und festgestellt, dass Rückstände des häufig verkauften Blutdrucksenkers Valsartan in Kläranlagen wiedergefunden werden. Sie empfehlen einen anderen Blutdrucksenker, aber damit ist das Problem natürlich nicht gelöst. Aus diesem Grund plant das Umweltbundesamt, Kläranlagen flächendeckend um eine vierte Reinigungsstufe zu erweitern. Wir selbst können einen Beitrag zur Sauberkeit unseres Grundwassers leisten, indem wir keine Medikamente in der Spüle oder Toilette entsorgen.

Viele Menschen haben sich inzwischen fürs eigene Heim eine Filteranlage angeschafft – diese werden zunehmend beworben, oft jedoch mit übertriebenen Hinweisen auf deren gesundheitliche Vorteile. Die hochwertigen, aber oft kostspieligen Anlagen filtern unbestritten Medikamente, Schwermetalle und andere unerwünschten Stoffe effektiv aus dem Wasser heraus. Ob das gesundheitlich jedoch wirklich relevant ist, lässt sich nur schwer sagen. Häufig reinigen sie auch zu viel, so werden durch die Umkehrosmose Mineralien entfernt. Tatsächlich schmecken solche mineralarmen Wasser angenehm rein. Allerdings ist Wasser eine wichtige Quelle für die Zufuhr von Mineralien.

Die in den Drogeriemärkten angebotenen günstigeren Systeme sind überhaupt nicht zu empfehlen. Die Gefahr der bakteriellen Verunreinigung ist groß, wenn die Filter nicht oft genug gewechselt werden. Die teuren Systeme werden direkt an die Wasserleitung angeschlossen.

Wenn Sie Mineralwasser trinken, greifen Sie zu Glasflaschen, auch wenn sie sich schwerer schleppen lassen. Plastikflaschen geben bedenkliche Weichmacher wie Bisphenol A ins Wasser ab. Ihre zahlreichen gesundheitsschädigenden Wirkungen insbesondere auf das Hormonsystem sind inzwischen nachgewiesen. Bisphenol A beeinflusst zudem die Darmbakterien. Gerade bei Hitze werden schädliche Bestandteile der Plastikflaschen herausgelöst. Bemerken Sie beim ersten Schluck einen Plastikgeschmack entsorgen Sie den Rest lieber sofort.

Die Vielfalt an Mineralwasserquellen in Deutschland ist groß. Ein regionales Wasser ist für die Umwelt von Vorteil – es muss nicht zwingend ein italienisches Wasser über die Alpen transportiert werden, damit wir in Deutschland gutes Wasser trinken können. Wasser aus natürlichen Quellen, bei denen es ohne Bohrung an die Oberfläche gelangt, sind besonders erfrischend.

Ob stille Wasser oder Sprudelwasser gesundheitlich unterschiedliche Wirkungen auf die Darmfunktion, auf Blähungen oder den Appetit haben, ist nicht geklärt. Auf Reisen stelle ich immer fest, dass fast überall auf der Welt, außer bei uns, überwiegend stilles Wasser getrunken wird. Warum in Deutschland Sprudelwasser so beliebt ist, kann ich nicht erklären. Ich persönlich bevorzuge die Medium-Sorte.

Trinken Sie ausreichend Wasser, aber vertrauen Sie Ihrem Durstgefühl. Zwingen Sie sich nicht, wenn Sie keinen Durst verspüren. Bevorzugen Sie Leitungswasser oder Mineralwasser aus Glasflaschen, verzichten Sie auf Wasser aus Plastikflaschen. Trinken Sie das Wasser, das Ihnen am besten schmeckt.

Kaffee

Kaffee hat in der Medizin eine spektakuläre Metamorphose hinter sich. Im 19. und zu Beginn des 20. Jahrhunderts wurde Kaffee als »Tonikum« (Stärkungsmittel) sehr geschätzt, es spendete Kraft und Vitalität. Darauf folgte eine lange Phase, in der Kaffee aufgrund seines Koffeingehalts in Ungnade fiel. Seit rund zwei Jahrzehnten aber erlebt das schwarze Getränk ein grandioses Comeback.

Sogar von Kaffee als Allheilmittel ist die Rede. Das ist sicherlich übertrieben, auch wenn nach aktueller Datenlage beachtlich vielen Erkrankungen mit diesem Getränk vorgebeugt werden kann. Dazu zählen Morbus Parkinson, Diabetes Typ 2, Herz-Kreislauf-Erkrankungen, Nieren- und Lebererkrankungen, Hepatitis, Gicht, Gallensteine, Störungen der Lungenfunktion, Depression, Darmkrebs, Brust- und Prostatakrebs und sogar eine beginnende Demenz. Am meisten beeindruckt, dass Kaffee möglicherweise einen lebensverlängernden Effekt hat. In einer Studie aus dem Jahr 2018 wirkten selbst acht Tassen pro Tag noch in diesem Sinne. Die Menge muss man nicht anstreben, die optimale Dosis liegt bei drei bis vier Tassen pro Tag. Dabei ist es übrigens egal, welche Sorte Kaffee getrunken wird, auch entkoffeinierter Kaffee unterstützt die Gesundheit.

Aber es gibt auch unerwünschte Nebenwirkungen von Kaffee. Dies sieht man deutlich beim Heilfasten, wenn viele Menschen (mich eingeschlossen) als Folge ihres regelmäßigen Kaffeekonsums Kopfschmerzen bekommen. Sie sind in der Tat die Folge des »Kaffee-Entzugs«.

Es ist nicht ratsam, Kaffee zu trinken, wenn man unter Schlafstörungen leidet. Ein hoher Kaffeekonsum in stressigen Zeiten bewirkt oft das Gegenteil. Nicht der Kaffee selbst, aber die Erwartung, dass das Koffein einen puscht und die Anforderungen so leichter zu ertragen sind, maskiert die dringend notwendige Ruhe. Somit fördert extensiver Kaffeekonsum in solchen Phasen letztlich den Erschöpfungszustand und die Gefahr, in ein Burn-out zu rutschen.

Kaffeekonsum während der Schwangerschaft erhöht die Frühgeburtenrate und geht mit einem niedrigeren Geburtsgewicht der Kinder einher. Und bei vielen Menschen schlägt Kaffee auf den Magen. Diese Reizung wird oft durch die Art der Röstung verursacht. Werden die Kaffeebohnen nach dem Motto »Zeit ist Geld« in nur ein bis zwei Minuten bei sehr hohen Temperaturen geröstet, bilden sich viele Bitterstoffe und Säuren. Durch eine langsamere und schonendere Röstung wird der Kaffee magenfreundlicher und bekömmlicher. Bei kurz gerösteten Bohnen kann ein Schuss Milch im Kaffee die Verträglichkeit verbessern, aber die guten Effekte des Kaffees werden leider dadurch auch gehemmt; auch Filterkaffee wird oft gut vertragen. Die in den Kaffeebohnen enthaltenen Öle (Cafestol und Kahweol), die für eine leichte Erhöhung des Cholesterins verantwortlich gemacht werden, bleiben im Kaffeefilter hängen.

Kaffee wirkt bei Menschen unterschiedlich. Eine Bekannte von mir kann nicht schlafen, wenn sie nach 14 Uhr noch eine Tasse Kaffee trinkt. Ich selbst schlafe wunderbar, selbst wenn ich um 21 Uhr noch einen Espresso genieße. In der Tat gibt es schnelle und langsame Kaffee-»Verstoffwechsler«. Die Art der Verstoffwechslung beeinflusst laut einer Studie von 2018, in der die Gene von Kaffeetrinkern und deren Stoffwechselaktivität untersucht wurden, aber nicht die positiven gesundheitlichen Wirkungen der Bohnen.

Auch in einem letzten Punkt wurde Kaffee inzwischen rehabilitiert. Anhänger einer basenreichen Ernährung glauben vielfach, dass Kaffee für den Körper eine Säurebelastung darstellt. Das Gegenteil ist aber der Fall, Kaffee selbst ist basisch. Sodbrennen nach Kaffeegenuss wird durch den Gerbstoffanteil in den Bohnen ausgelöst, ein wenig Magensäure steigt dann hoch in die Speiseröhre.

Italien ist das Eldorado des Kaffees. Selbst an einer in die Jahre gekommenen Tankstelle findet man noch eine wunderbare Siebträgermaschine aus Edelstahl, die einen herrlichen Espresso fabriziert. Da tun sich geschmackliche Welten auf zu dem meist dürftigen Kaffee aus hiesigen Vollautomaten. Wenn Sie Kaffee so sehr lieben wie ich, dann investieren Sie in eine wirklich gute Maschine. Klassische Modelle halten 20 bis 30 Jahre, wenn man sie regelmäßig wartet und reinigt. Und natürlich ist es ratsam, den Kaffee für jede Tasse frisch zu mahlen und Bohnen zu kaufen, die nicht ganz so dunkel geröstet wurden. Sie sind meist magenfreundlicher.

Kaffee unterstützt eine gesunde Ernährung. Für die medizinische Wirkung ist es unwichtig, wie Sie den Kaffee zubereiten. Zwei bis vier Tassen täglich sind optimal. Trinken Sie Ihren Kaffee schwarz oder mit Mandel-, Soja- oder Hafermilch. Bevorzugen Sie Bohnen »Medium roast«.

Tee

Seit Jahrtausenden werden in der Naturheilkunde Kräuter, zubereitet als Tee, eingesetzt. Geläufig sind uns Kamillentee oder Kräutertee, wenn wir krank sind. Hier soll aber nun die Rede sein von *Camellia sinensis*, dem Teestrauch, der so groß werden kann wie ein Baum. Von ihm werden die frischen Blätter für die klassischen Teesorten geerntet. Die Weiterverarbeitung entscheidet, ob aus ihnen ein grüner, schwarzer oder weißer Tee entsteht. Für Schwarztee durchlaufen die Blätter einen Fermentationsprozess, der schwarze Farbe erzeugt.

Sowohl dem grünen als auch dem schwarzen Tee werden günstige Wirkungen auf die Gesundheit bescheinigt. Vor allem Ersterer ist als Getränk sehr zu empfehlen. Zwei bis drei Tassen täglich senken den Blutdruck, den Cholesterinspiegel sowie den Blutzucker und unterstützen wohl auch die Gewichtsabnahme. Bei Autoimmunerkrankungen wie Multiple Sklerose, Lupus erythematodes und bei einigen Krebsarten wie Brust- und Prostatakrebs wird eine Schutzwirkung vermutet. In asiatischen Ländern, in denen grüner Tee in großen Mengen konsumiert wird, gibt es auffallend niedrige Brustkrebsraten (allerdings wird dieser Umstand auch mit Soja in Verbindung gebracht). Weitere in Studien positiv getestete Indikationen für grünen Tee sind Allergien und Heuschnupfen.

Und grüner Tee entstresst: Im EEG lässt sich bereits wenige Minuten nach dem Trinken eine deutlich entspannte Hirnstromaktivität nachweisen.

Ich denke, dass die Summe verschiedenster Inhaltsstoffe Tee so gesund macht. Intensiv wird zurzeit der sekundäre Pflanzenstoff

Epigallocatechingallat (EGCG) erforscht, der für die gute Wirkung des grünen Tees hauptsächlich verantwortlich sein soll. In Versuchen mit Fruchtfliegen wirkt EGCG sogar lebensverlängernd. Grüne Tees aus Japan enthalten in der Regel höhere Mengen sekundärer Pflanzenstoffe, vor allem EGCG, als aus anderen Ländern. Wenn Sie grünen Tee als Medizin nutzen wollen, müssen Sie ihn länger ziehen lassen. Nicht ein bis drei Minuten, wie sonst empfohlen wird, weil er dann frisch rüberkommt. Die wirksamen Substanzen entfalten sich aber erst vollständig nach zehn Minuten, auch wenn er dann bitter und intensiver schmeckt und mehr einer Medizin ähnelt. Bei einem lang gezogenen japanischen grünen Tee befinden sich 100-mal mehr Polyphenole in einer Tasse als bei einem chinesischen Tee, der nur kurz aufgebrüht wird.

Der zu Pulver zermahlene grüne Tee Matcha ist auch eine sehr empfehlenswerte Variante. Ich persönlich bevorzuge Sencha, ein feiner, wohlschmeckender grüner Tee aus Japan. Schon wenige Blätter pro Tasse reichen für ein wunderbares Geschmackserlebnis.

Von Grüntee-Extrakten rate ich ab, Nebenwirkungen auf die Leber können nicht ausgeschlossen werden. Tee selbst hat kaum Nebenwirkungen, außer dass Teein analog zum Koffein zu Schlafstörungen führen kann, wenn man ihn abends trinkt. Und schwarzer Tee kann die Zähne verfärben.

Für Tee gilt das Gleiche wie für Kaffee: Trinken Sie ihn ohne Milch, auch wenn die Engländer und Ostfriesen unter Ihnen jetzt protestieren werden. Milch hebt die gesundheitsfördernde Wirkung auf. Das wäre so, als wenn man zu einer Tablette gleich das Gegenmittel hinterherschluckt.

Smoothies

Trinken Sie Obst lieber, als dass sie in eine Frucht hineinbeißen, dann pürieren Sie es, so bleiben die wertvollen sekundären Pflanzenstoffe wie Anthocyane und Polyphenole erhalten. Diese sind an Ballaststoffe gebunden, werden von den Darmbakterien herausgelöst und gelangen von dort in die Blutbahn. Beim Entsaften entfernen Sie nur das Beste im Obst. Fruchtfleisch in Säften oder in Smoothies sind wünschenswert, bevorzugen Sie deshalb eher trüben Apfelsaft als klaren. Achten Sie bei Smoothies darauf, dass sie nicht zu süß geraten. Mischen Sie süße und saure Früchte oder geben Sie Gemüse und Gewürze hinein (grünes Blattgemüse, Sellerie, Ingwer). Bevorzugen Sie Beeren.

Trinken Sie Smoothies in Maßen (einen am Tag). Ein Liter Smoothie, der einer Menge von zehn Stück Obst entspricht, ist ungesund. Die Menge an Fruchtzucker belastet Magen und Darm und kann eine Fettleber fördern.

Alkohol – klares Nein

Selbst ein geringer Alkoholkonsum birgt gesundheitliche Risiken. Zu diesem Schluss gelangten die Autoren der bisher größten Studie zu Trinkverhalten und alkoholbedingten Schäden, der Global Burden of Disease-Studie von 2018. Sie zeigte, dass Alkohol schon ab dem ersten Tropfen mehr schadet als nutzt. Zwar verringern ein bis zwei alkoholische Getränke pro Tag die Wahrscheinlichkeit, an gewissen Herzkrankheiten zu sterben. Doch dieser scheinbar positive Effekt steht in keinem Verhältnis zu der Menge an Krankheiten und tödlichen Ereignissen (Krebs, Leberzirrhose, Bluthochdruck, Tuberkulose, Autounfälle), die alkoholbedingt sind. Alkoholkonsum belegt hinter Rauchen und Bluthochdruck Platz 3 bei den häufigsten Todesursachen und gesundheitlichen Einschränkungen.

Das stellt uns vor ein enormes Problem, denn vor allem in Deutschland ist Alkoholkonsum gesellschaftlich verankert und entsprechend verbreitet: 94 Prozent der Männer und 90 Prozent der Frauen trinken regelmäßig Alkohol. Doch zehn Gramm Alkohol (das entspricht ungefähr einem Glas Wein) pro Tag erhöhen das Risiko für eine alkoholbedingte Krankheit um 0,5 Prozent, zwei Gläser Wein um sieben Prozent. Diese Rechnung endet in schwindelerregenden Höhen.

Es ehrt das US-amerikanische National Institute of Health (NIH), dass es 2018 nur drei Monate nach dem Start eine mit 100 Millionen Dollar geförderte Studie zum Thema Alkoholkonsum abbrach. Es stellte sich heraus, dass die Verantwortlichen im NIH unter Missachtung interner Standards Kontakte zur Alkoholindustrie besaßen, um den Studienaufbau gemeinsam zu besprechen. Es sollte dafür gesorgt werden, dass die bekannte krebsfördernde Wirkung des Alkohols nicht zu sehr ins Gewicht fällt.

Alkohol begünstigt aber nun einmal die Entstehung von Krebs. Über Alkohol aufgenommenes Ethanol wird durch den Biokatalysator Alkoholdehydrogenase (ADH) in Acetaldehyd umgewandelt. Man geht davon aus, dass dieses Zwischenprodukt beim Stoffwechsel die Erbsubstanz DNA schädigt. Eine weitere Übersichtsstudie, die 2018 in der britischen Fachzeitschrift *The Lancet* veröffentlicht wurde, konnte nachweisen, dass Alkohol das Leben verkürzt. Dafür wurden 83 Studien aus 19 wohlhabenden Ländern und damit die Daten von rund 600 000 Menschen erfasst, die regelmäßig Alkohol tranken. Die Ergebnisse zeigten: Ab einer Alkoholmenge von 100 Gramm pro Woche (täglich etwa 1,5 Gläser Wein) verkürzt Alkohol sowohl bei Männern als auch bei Frauen die Lebenserwartung. Sind es 350 Gramm, dann um vier bis fünf Jahre (!). Die britische Tageszeitung *The Guardian* titelte: »Ein zusätzliches Glas Wein täglich verkürzt das Leben um 30 Minuten.« Die medizinische Empfehlung kann da nur heißen: Weniger ist mehr und null Alkohol am besten. Mir ist bewusst, dass diese Botschaft nicht überall auf Gegenliebe stößt. Die hochwirksamen Pflanzenstoffe Resveratrol und Quercetin, auf denen die Legende vom gesunden Rotwein fußt, befinden

sich in den Schalen von roten Trauben. Sie sind tatsächlich sehr gesund. Die Verfügbarkeit dieser Stoffe ist aber höher, wenn man sie nicht zusammen mit Alkohol verzehrt. Essen Sie darum Trauben oder trinken Sie Traubensaft, verzichten Sie aber auf Rotwein. Alkohol hat generell keine gesundheitsfördernde Wirkung, im Gegenteil: selbst die angeblich herzgesunde Wirkung wird inzwischen in Frage gestellt.
Laut dem *British Medical Journal* sind die lange Zeit beschriebenen Gesundheitswirkungen des Alkohols wahrscheinlich sogar auf Statistikfehler zurückzuführen (oder auf gutes Marketing). Probieren Sie alkoholfreies Bier oder alkoholfreien Wein aus. Denken Sie daran: Der Mensch ist ein Gewohnheitstier, und mit ein wenig Geduld lässt sich jede Gewohnheit ändern. Waren Sie bislang abstinent, dann fangen Sie am besten gar nicht erst mit Alkohol an.

Salz

Sie werden sich sicherlich wundern, Salz bei den Superfoods zu finden. Bekannt ist ja, dass man nicht viel davon essen sollte, wobei der tägliche Salzkonsum mit acht bis 12 Gramm hierzulande sehr hoch ist (vier bis sechs Gramm sind optimal). Dennoch ist Salz ein elementarer Bestandteil unserer Ernährung, nicht umsonst wurden wegen ihm Kriege geführt.

Salz ist ein Paradebeispiel dafür, wie komplex die Ernährungswissenschaft ist. Ständig werden widersprüchliche Studienergebnisse publiziert, und die meisten Ärzte sind vorsichtig geworden, eine Empfehlung zum Salzkonsum abzugeben. Zweifellos essen wir zu viel Salz, aber das Problem ist nicht dem Salzstreuer auf dem Tisch geschuldet, sondern den vielen salzreichen Lebensmitteln. An der Spitze stehen Wurst (leider auch vermehrt Bio-Wurst, weil bei ihr auf andere Konservierungsmittel verzichtet wird), Käse sowie alle Fertigprodukte: Pizza, Brühwürfel, Senf, Ketchup enthalten reichlich Salz.

Bei Miso-Suppe und Sojasauce schmeckt man das Salz sofort heraus, doch hier wird seine ungünstige Wirkung durch die guten Eigenschaften des fermentierten Sojas wieder ausgeglichen. Allen Patienten mit Autoimmunerkrankungen wie Rheuma oder Multiple Sklerose empfehle ich, sich salzarm zu ernähren. Bei Bluthochdruck gilt es, individuell vorzugehen. Weltweit ist etwa ein Drittel aller Menschen salzsensitiv – das heißt, sie reagieren mit einer Blutdrucksteigerung auf Salz. Im Umkehrschluss bedeutet das, dass bei zwei Dritteln Salz keinen Effekt auf den Blutdruck hat. Deshalb ist es nicht sinnvoll, Bluthochdruckpatienten pauschal Salz zu verbieten. Ich rate zu einem vierwöchigen Selbsttest – kaum salzen und möglichst wenig Brot essen, denn Brot ist bei uns eine der großen Salzquellen. In vielen Mittelmeerländern besteht hingegen die Tradition, Brot ohne Salz zu backen.

Evolutionsgeschichtlich macht es Sinn, dass der Körper wenig Salz aufnimmt, da er in der Lage ist, in der Niere Salz selbst gut zurückzuhalten. Als die Menschen dazu übergingen, Lebensmittel zu konservieren, etwa durch Pökeln, erhöhte sich der Salzkonsum schlagartig und das Salzproblem nahm seinen Anfang.

Seit Jahren versuchen Mediziner und andere Wissenschaftler, die Lebensmittelindustrie zu überzeugen, den Salz-, Fett- und Zuckergehalt in ihren Produkten zu reduzieren. Doch da sich mit ihnen schlechter Geschmack überdecken und auf diese Weise viel Geld verdienen lässt, sind diese Versuche bislang nicht von Erfolg beschieden.

Ist Salz gleich Salz?

Die Produktpalette bei Salz ist beeindruckend. Chemisch mag es nicht viel ausmachen, welches Salz man isst, denn letztlich besteht es zu 97 Prozent aus Natriumchlorid, geschmacklich hingegen gibt es große Unterschiede. Normales Speisesalz schmeckt oft dumpf, weil Stoffe hinzugefügt werden, die die Streuqualität (Rieselhilfen) verbessern. Ich bevorzuge reines Meersalz, das aus Meerwasser in

Salzgärten gewonnen wird. Ein Wermutstropfen: In Meersalz ist in immer größeren Mengen Mikroplastik zu finden, auch im edlen und teuren Fleur de Sel. Es wird nur an heißen und windstillen Tagen von der Meeresoberfläche in Handarbeit mit einer Holzschaufel abgeschöpft. Steinsalz wird aus unterirdischen Salinen gewonnen. Dabei handelt es sich, streng genommen, auch um Meersalz, das vor Millionen von Jahren durch Austrocknung entstand. Aber damals waren die Meere immerhin noch sauber. Es ist damit wohl an der Zeit, gutes Steinsalz gegenüber Meersalz zu bevorzugen.

Verwenden Sie in der Küche Kräuter statt Salz. Kocht man eine Zeit lang salzlos, dafür aber mit vielen schmackhaften Gewürzen, stellt man fest, dass man Salz eigentlich kaum braucht.

Nahrungsergänzungsmittel

Ein echter Mangel an einzelnen Vitaminen und Mineralien ist bei uns durch die flächendeckend gute Ernährung selten, sodass diese nicht extra eingenommen werden müssen. Es gibt aber wenige Ausnahmen:

- Menschen, die sich vegan ernähren, sollten Vitamin B12 ergänzen (als Tablette, Zahnpasta oder Injektion vom Arzt).
- Frauen mit starker Regelblutung und dadurch bedingtem Eisenmangel sollten Eisentabletten einnehmen oder auf eisenhaltiges Vollkorngetreide und Gemüse in Kombination mit Vitamin C achten.
- Wer unter einer Nierenschwäche leidet, sollte Vitamin D substituieren. Für die meisten anderen Erkrankungen ist die Gabe von Vitamin D nicht notwendig, es sei denn, der Blutspiegel ist deutlich erniedrigt.
- Schwangere sollten vorbeugend Folsäure einnehmen.
- Ältere, geschwächte Menschen besitzen eventuell einen erhöhten Vitamin- oder Mineralstoffbedarf.

- Das betrifft auch einige akute schwere Erkrankungen (Krebserkrankungen).

Abgesehen von diesen Ausnahmen rate ich Ihnen von Ersatzpräparaten ab. Bevorzugen Sie die natürliche Variante in Obst, Gemüse, Vollkorn und Gewürzen. Wenn Sie sich dennoch für ein Nahrungsergänzungsmittel entscheiden möchten, sprechen Sie die Einnahme mit Ihrem Arzt ab.

Gesunde Nahrungsmittel müssen nicht teuer sein

Viele Kalorien für möglichst wenig Geld, das bietet Fast Food. Kalorien sind aber nicht der einzige Wert, der zählt. Wie wäre es mit dem Nährwert? Gesunde Ernährung erscheint nur auf den ersten Blick mehr zu kosten als eine Tiefkühlpizza. Wer den wahren Wert der Schätze aus der Gemüseabteilung erkennt, macht nämlich Schnäppchen am laufenden Band.

Wissenschaftler der Harvard University haben hierfür ein System entwickelt. Sie setzten die Kosten von Lebensmitteln mit ihrem Gehalt an Nährwerten in ein Verhältnis. Gemüse scheint teurer zu sein als ein Fertiggericht, besitzt aber ein Vielfaches an einem gesundheitlichen Gegenwert. In Zahlen: Unverarbeitetes Gemüse besitzt einen sechsmal höheren Gesundheitsgegenwert als Fertigessen. Mit Gemüse statt Fleisch haben Sie sogar einen 48-mal höheren Nährwert für ein Drittel des Preises erworben.

Wer besonders viele Nährstoffe für sein Geld bekommen möchte, sollte bei Hülsenfrüchten, Nüssen, Soja- und Vollkornprodukten zuschlagen und dafür Fleisch und Milchprodukte im Regal liegen lassen. Bedenken Sie auch, wie viele Lebensmittel in großen und preiswerteren Vorratspackungen im Mülleimer landen, nur weil das Ablaufdatum überschritten wurde. Mein Appell: Investieren Sie Ihr Geld in ein gesünderes und längeres Leben. Die Rendite lohnt sich!

Besser essen, einfach fasten, länger leben

Diese 15 wichtigen Regeln sollten wir beachten
1 Viel (grünes) Gemüse
2 Viele Hülsenfrüchte
3 Gesunde Fette: Nüsse und reichlich gesunde Öle
4 Gutes Obst, bevorzugt saisonal
5 Weniger Salz, dafür mehr Gewürze, Zwiebeln, Knoblauch, Kräuter
6 Mehr Vollkorn und weniger oder kaum Weißmehl
7 Zucker und Süßes reduzieren
8 Kein oder wenig Fleisch/Wurst und Eier
9 Keine Milch, wenige Milchprodukte
10 Kein oder wenig Fisch
11 Keine Snacks zwischendurch
12 Getränke: Kaffee, Tee und Wasser, kein oder wenig Alkohol und Softdrinks/Limos
13 Wenig industriell Verarbeitetes
14 Esskultur (langsam und in Ruhe essen, oft kauen)
15 Einfach fasten (Intervallfasten an der Mehrzahl der Tage; öfter Heilfasten)

Einfach fasten, länger leben

Heilfasten, Scheinfasten, Intervallfasten

Warum Fasten für uns so bedeutsam ist

70 Prozent aller chronischen Erkrankungen haben heute mit ihre Ursache in einer falschen Ernährung. In unserer westlichen Welt hat dies aber nichts mit einer Mangel- oder gar Unterernährung zu tun, es ist das Überangebot an Lebensmitteln, das uns krank macht. Das ständige Essen.

Hunger war für unseren Körper über Jahrmillionen ein täglicher Begleiter, sicher auch für »Lucy«, das Skelett, das etwa 3,2 Millionen Jahre alt ist und 1974 in Äthiopien gefunden wurde. Es ist davon auszugehen, dass unser gesamtes System für lange Phasen des Nichtessens ausgelegt ist. Wir modernen Menschen praktizieren aber das Gegenteil. Bis zu zehnmal am Tag nehmen wir Kalorien zu uns, denn wir essen nicht nur zu den Mahlzeiten, sondern auch fortwährend zwischendurch. Aber haben die vielen Snacks überhaupt etwas mit Genuss zu tun? Ich habe den leisen Verdacht, dass sie lediglich die Gewinne der Nahrungsmittelindustrie steigern.

Unabhängig davon: Unser Stoffwechsel ist auf dramatische Weise mit der permanenten Nahrungszufuhr überfordert. Seit Jahrzehnten wird darüber diskutiert, was wir essen, aber vergessen wurden darüber die Fragen, wann wir letztlich essen sollten und wie oft. Die Antworten darauf sind von immenser Bedeutung, denn die Forschung der letzten zwei Jahrzehnte zeigt, dass alle Organismen, die regelmäßig fasten, ihre Lebensdauer um 20 bis 30 Prozent verlängern können. Auch wenn viele Studien sich (noch) auf Tiere beziehen und finale Ergebnisse für den Menschen ausstehen, so ist die Grundlagenforschung doch wegweisend: Durchs Fasten verbessern sich alle Stoffwechselparameter in unseren Organen und Geweben in beeindruckender Weise. Diesen lebensverlängernden Effekt schafft kein Medikament!

Die Vorteile des Fastens – sowohl des Heilfastens als auch des Intervallfastens (auch intermittierendes Fasten genannt) – liegen klar auf der Hand: Beide sind einfach durchzuführen, kosten wenig Geld und sind sehr wirksam zur Behandlung und Vorbeugung von Krankheiten. Zudem ist Fasten sehr gut verträglich und wirkt sich insgesamt positiv auf Gesundheit und Vitalität aus – und langfristig sogar auf das Gewicht. Und schließlich führen sowohl Heilfasten als auch Intervallfasten auf wunderbare Weise zu mehr Achtsamkeit und Genuss beim Essen.

Fasten heißt nicht Hungern

Ein Missverständnis von Menschen ohne Fastenerfahrung sowie bei kritischen Diskussionen zum Thema besteht oft in der Vorstellung, dass man das Leben und das Essen lieber genießen sollte, als freiwillig zu darben und zu fasten. Fasten ist aber überhaupt nicht genussfeindlich, im Gegenteil. Wie überall im Leben, so geht es auch bei der Ernährung um die Balance. Dazu tragen Essen *und* Fasten bei.

Hungern und Fasten dürfen nicht miteinander verwechselt werden. Es gibt zwar eine Nähe, aber letztlich sind es verschiedene Dinge. Bildhaft kann man sagen, dass zwischen Fasten und Hungern ein ähnlicher Unterschied besteht wie zwischen sich gerne zu bewegen oder voller Freude Sport zu treiben und aus Angst vor einem Tiger davonzulaufen. Das Fasten ist immer freiwillig, so steht es auch in der Definition der Ärztegesellschaft für Heilfasten und Ernährung. Hungern nicht.

Neuere Studien zeigen, dass ein Hungergefühl nicht von jedem von uns gleich empfunden wird. Meist essen wir, weil es angenehm ist, vor einem Teller leckerer Pasta zu sitzen. Plötzlich merken wir, dass wir Hunger haben, vielleicht auch nur Appetit. Im Amerikanischen wird diese Angewohnheit nach dem US-amerikanischen Verbraucherforscher Brian Wansink als »*Mindless eating*« bezeichnet, bei uns spricht man bei dieser Psychologie des Hungerns von »Genuss-Hunger« oder »hedonischem Hunger«.

Wann verspüren Sie Hunger? Wie fühlt er sich an? Versuchen Sie einmal, Ihr Hungergefühl aus der Vogelperspektive zu beobachten. In diesem Sinne kann der Effekt des Fastens nicht hoch genug eingeschätzt werden: Man lernt wieder, richtigen Hunger von Appetit und anderen Empfindungen zu unterscheiden.

Wie Fasten die Selbstheilung aktiviert

Sowohl das Heilfasten als auch das Intervallfasten sind präventiv und therapeutisch hochwirksam. Das bedeutet: Fasten kann bestehende Krankheitssymptome mildern oder heilen sowie der Entstehung vieler Krankheiten vorbeugen. Beim Heilfasten ist dieser Anspruch schon im Wort enthalten, Fasten kann in der Tat »heilen«. Das Heilfasten ist die am längsten etablierte Form des Fastens. Früher manchmal belächelt als »Luxuskur« für Übergewichtige oder Wohlhabende, zum »Entfetten« oder »Entschlacken«, ist das Heilfasten inzwischen eine der wichtigsten Therapien der Naturheilkunde und innovativen Ernährungsmedizin. Und nach derzeitiger Studienlage ist es in gesundheitlicher Hinsicht auch noch wirksamer als das Intervallfasten.

In vielen Fachkliniken wird Heilfasten seit Jahren vor allem zur Behandlung von Rheuma und chronischen Schmerzerkrankungen mit Erfolg eingesetzt. Bei Diabetes, Bluthochdruck, Fettleber und erhöhten Blutfetten hilft es rasch und ausgeprägt. Aber auch bei Nahrungsunverträglichkeiten, beim Reizdarmsyndrom, bei entzündlichen Darmerkrankungen, Allergien und sogar bei neurologischen Erkrankungen wie Multipler Sklerose kann es deutlich Beschwerden lindern und den Verlauf der Erkrankung bessern (siehe S. 345ff.). Im Immanuel Krankenhaus Berlin wird derzeit das Fasten auch als ergänzende Therapie bei Krebs unter Chemotherapie erforscht.

Ich wundere mich immer wieder darüber, wie leicht Patienten der Verzicht fällt, wenn man bedenkt, welchen Stellenwert das Essen in unserem Leben hat. Andererseits kennt sicherlich jeder die Erfahrung, dass aus einem schweren Mahl oder einer Völlerei (ich sage nur: Weihnachtsgans) alles andere als ein energiegeladener und geistig wacher Zustand resultiert. Nicht umsonst spricht man in diesen Fällen von Fresskoma oder Suppenkoma. Hingegen fällt vielen Patienten das Fasten leicht, denn sie berichten häufig über eine Stimmungsanhebung bis hin zur legendären Fasteneuphorie. Dieser Umstand führt eben zu einer sehr guten Adhärenz, das heißt einem guten Mitmachen des Patienten beim Fasten.

Jeder sollte das Fasten mal für sich ausprobieren. Es lohnt sich, herauszufinden, dass man auch ohne regelmäßiges Essen für eine gewisse Zeit sehr gut leben und danach viel aufmerksamer und somit auch gesünder essen kann.

Wie ich das Fasten für mich und meine Medizin entdeckte

Das Fasten ist für mich ja die am stärksten wirksame Therapiemethode der Naturheilkunde, womit ich mich zunächst einmal auf das längere Heilfasten beziehe. Mit dieser Meinung stehe ich nicht allein. Auch frühere Fastenärzte sparten nicht mit Superlativen. Der Freiburger Arzt und Pionier des Heilfastens, Gustav Riedlin, nannte es die »Operation ohne Messer«. Der Begründer der bekanntesten Fastentechnik in Europa, Otto Buchinger, bezeichnete es gar als den »königlichen Weg«.

In meiner Jugend konnte ich meinen Vater erleben, wie er an seinen wöchentlichen Fastentagen nichts anderes zu sich nahm als Weizenkeime – und offensichtlich nichts vermisste. Das Fasten gehörte zu seinem Verständnis von ärztlicher Naturheilkunde.

Irritiert war ich während meines Medizinstudiums. Während der gesamten Zeit und auch in den ersten zwei Jahren meiner Facharztausbildung in der Inneren Medizin war von Fasten mit keinem Wort die Rede. Umso größer war die Überraschung für mich, als ich meine Assistenzarztzeit in der Abteilung von Professor Malte Bühring, dem damaligen Lehrstuhlinhaber für Naturheilkunde an der Freien Universität Berlin und heutigen Charité, begann. Am ersten Tag der Einarbeitung stellte ich fest, dass die Mehrzahl der Patienten, die an unterschiedlichen chronischen Erkrankungen wie Bluthochdruck, Diabetes, Rheuma oder Darmbeschwerden litten, ein Heilfasten über sieben bis zehn Tage verordnet bekamen. Das Erstaunlichste dabei war, dass das Fasten sehr leicht umsetzbar schien. Ich erlebte keinen einzigen Patienten, der mich flehentlich um normales Essen bat oder sich heimlich Kuchen in der Krankenhaus-Cafeteria besorgte. Eher war es so: Das Fasten schien nach ein bis zwei Tagen, wenn die zugegeben etwas unruhige, erste Umstellung vorbei war, bei fast allen mit guter Laune und Beschwerdebesserung einherzugehen.

Von Professor Bühring lernte ich auch die ganzheitliche Wirkung des Fastens bei der ärztlichen Untersuchung. Wir Assistenzärzte sollten uns jeden Tag die Zunge unserer fastenden Patienten anschauen, und es brauchte keine große Kunstfertigkeit, um zu bemerken, dass sich beeindruckende Veränderungen zeigten. Schrecklich dicke Zungenbeläge, die anfänglich immer stärker wurden, wechselten die Farben, bis dann nach mehreren Tagen des Fastens meist eine belagfreie, schöne, rosige Zunge zu sehen war. Das Gleiche konnte man bei der Haut und dem Bindegewebe beobachten. Meist zeigte sich erst eine unruhige Haut, die dann nach mehreren Tagen immer reiner und zarter wurde. Die Weichheit der Unterhaut war gerade bei den vielen Schmerzpatienten zu beobachten. So haben die meisten Menschen bei Rückenschmerzen »Verspannungen«, die das Bindegewebe miteinschließen. Regelmäßig konnte ich nun Tag für Tag vergleichen, was hier bei den Fastenden passierte: Das Bindegewebe wurde lockerer und elastischer, und viele Schmerzsyndrome besserten sich so allein durch das Fasten. Am interessantesten waren aber die Veränderungen im Gesicht. Professor Bühring nannte es die »Fasten-Facies«. In der Tat: Die meisten Patienten kamen – verständlicherweise aufgrund ihrer starken Beschwerden – mit einem sehr angespannten Gesicht zur Aufnahme. Patienten mit Bluthochdruck oder Diabetes wiesen sogar ein leicht aufgedunsenes Gesicht, Wassereinlagerungen, Augenringe oder starke Hautrötungen und Ekzeme auf. Schon nach wenigen Fastentagen aber waren diese Symptome verschwunden oder hatten sich zumindest erheblich verbessert. Äußerungen wie: »Mein Mann sagt, ich hätte wieder meine jugendliche Freude und Entspanntheit im Gesicht«, waren während der Visiten gang und gäbe.

In meiner Ausbildungszeit lernte ich auch die Ärzte der bekannten Fastenkliniken und der Ärztegesellschaft für Heilfasten & Ernährung kennen. Mein erster Kongress in der Klinik Buchinger Wilhelmi in Überlingen am Bodensee ist mir sehr in Erinnerung geblieben. In dichter Folge referierten Fastenärzte beeindruckende Fallgeschichten ihrer Patienten. Physiologen und Biochemiker erklärten die Mechanismen, und Ärzte aus unterschiedlichsten Ländern präsentierten ihre Statistiken. Ich dachte mir, verrückt, dass so viel ärztliche Erfahrung nicht von der Schulmedizin wahrgenommen wird.

Gerade die Ernährungsmedizin tat sich, kaum verständlich, ungemein schwer mit dem Fasten und sprach in diesem Zusammenhang vor allem von Risiken und Jo-Jo-Effekten, obwohl diese im Gegensatz zu den positiven Wirkungen nicht wissenschaftlich belegt waren. Ein möglicher Grund für diese Fehleinschätzung lag vermutlich in der sich zu dieser Zeit abzeichnenden Enttäuschung über jegliche Art von Diät zur Gewichtsabnahme. Denn in den Siebziger- bis Neunzigerjahren gab es eine nicht enden wollende Flut unterschiedlicher und sich auch gerne widersprechender Diäten, die keinerlei nachhaltigen Erfolg auf die Gewichtsabnahme zeigten.

Fasten ist die therapeutische Königsdisziplin

Aufgrund der schnellen und ausgeprägten guten Wirkung auf den Blutdruck, auf Blutzucker- und Entzündungswerte sowie auf das subjektive Befinden des Patienten kann man das Heilfasten durchaus als »Neustart« oder »Reset« betrachten. Hinzu kommt etwas, das als Selbstwirksamkeit bezeichnet wird, nämlich die Überzeugung, eine schwierige Situation allein meistern zu können. Jeder, der erfolgreich fastet, hat sich selbst bewiesen, wie »selbstwirksam« er ist und kann zu Recht stolz darauf sein. Diese Selbstwirksamkeit macht es im Anschluss zudem leichter, erfolgreich längerfristige Änderungen bei der Ernährung oder Bewegung im fordernden Alltag durchzuhalten. »Geht doch!«

In unserer naturheilkundlichen Abteilung am Immanuel Krankenhaus fasten etwa 1000 der jährlich 1500 stationären Patienten im Rahmen der medizinischen Therapie. Oftmals kann man in der Medizin Behandlungsmethoden oder Medikamente durch andere, ähnlich wirksame ersetzen. Auf das Fasten möchte ich als Arzt nicht mehr verzichten wollen – es ist in der Tat eine therapeutische »Königsdisziplin«.

In einer meiner ersten Fastenstudien in meiner Zeit an den Kliniken Essen-Mitte verglich ich die Ernährungs- und Lebensstilgewohnheiten von knapp 1800 Patienten. Die eine Gruppe heilfastete während ihres stationären Aufenthaltes durchschnittlich sieben Tage, die andere erhielt ein normal kalorisches Essen. Tatsächlich zeigte sich auch noch sechs Monate später ein klarer Unterschied zu den Normalessern: Die Fastenden ernährten sich gesünder und trieben mehr Sport.

Sehr schön hat mir diesen Effekt des Fastens vor Kurzem ein Patient in einem Brief wenige Wochen nach seiner Entlassung beschrieben: »Im Mai war ich zur Schmerzbehandlung und zum Heilfasten im Immanuel Krankenhaus auf der Abteilung für Naturheilkunde und bewerte diese Erfahrung des Heilfastens als einschneidendes, positives Grunderlebnis in meinem Leben.

Neben der Gewichtsabnahme, der Verbesserung der Blutwerte und der Schmerzlinderung haben sich für mich alle Sinne neu *geschärft,* und ich empfinde den Geschmack vieler Speisen, den Geruch und den Klang der Natur als vollkommen verändertes positives Erlebnis.«

Erstaunlich ist, dass das Fasten im 20. Jahrhundert beinahe in Vergessenheit geriet. Nach den Kriegsjahren kam in Europa und den USA die »Fresswelle« auf, man sprach von den »fetten Jahren«. Die täglichen, längeren Essenspausen wurden aber erst in den letzten 20 Jahren durch andauerndes Snacken, Smoothies, Schokoriegel und süße Teilchen ersetzt. In den Siebzigerjahren noch aß der typische Amerikaner drei Mahlzeiten am Tag, ohne etwas dazwischen. Dies belegen Daten der NHANES-Studie (National Health and Nutrition Examination Survey). Auch hierzulande hieß es damals, zumindest noch bei den Großeltern: »Gegessen wird am Tisch.« Oder: »Verdirb dir nicht den Appetit für das Abendessen.« Tagsüber stundenlang nichts zu essen, war also völlig normal.

Das hat sich verändert. Heute sieht die typische tägliche Nahrungsaufnahme bei vielen Menschen ungefähr so aus: Man frühstückt, oft so etwas wie Brot mit Marmelade oder Honig oder Croissants, dazu gibt es gesüßten Kaffee. Um 10 Uhr oder 11 Uhr gibt es einen Vormittagssnack, wenig später ein Mittagessen, das meistens nicht zwingend gesund ist, vor allem, wenn es in einer Kantine eingenommen wird. Um 15 Uhr kommt der kleine Hunger, es wird meist wieder etwas Süßes geknabbert. Dann folgt ein Abendessen, und beim anschließenden Fernsehabend nascht man noch gerne Chips oder eine Tafel Schokolade. Summa summarum kommen auf diese Weise sechs bis sieben Mahlzeiten pro Tag zusammen, der »Coffee to go« und alkoholische oder süße Getränke nicht mit eingerechnet.

Eine Studie des renommierten Intervallfastenforschers Satchidananda Panda vom Salk Institute, USA, belegt, dass Amerikaner derzeit im Durchschnitt sieben bis neun Mahlzeiten pro Tag zu sich nehmen. Viele essen also heute über 16 bis 18 Stunden hinweg und fasten nur noch zur Nacht. Panda bezeichnet diese Angewohnheit als »erratisches Essverhalten«. In der Tat ist das dauernde Essen eine Entwicklung der Neuzeit, denn unsere Vorfahren sind sicher nicht morgens um sieben an den gefüllten Kühlschrank gegangen und leerten die letzte Chipstüte abends gegen 22 Uhr. Es kann nicht wirklich überraschen, dass Übergewicht, Diabetes, Bluthochdruck und Darmprobleme weltweit inzwischen ein so immenses Problem geworden sind.

Sieben Vorurteile rund um das Fasten

1 Fasten bedeutet Hunger

Bei gut vorbereitetem Fasten und bei Anwendung einer der etablierten Techniken wie dem Buchinger-Heilfasten verspüren die meisten Menschen nach dem ersten oder zweiten Tag keinen oder nur wenig Hunger. Wenn Hunger überhaupt auftritt, dann stärker am Abend. Daher bietet es sich an, wenn man nicht in einer Klinik fastet, abends zum Beispiel etwas Kulturelles zu unternehmen (Kino oder Theater) oder aber früh schlafen zu gehen.

Menschen reagieren jedoch unterschiedlich, und manche verspüren während des Fastens tatsächlich einen starken und häufigen Hunger. Den Trost, den ich dann geben kann: Je länger und je öfter man heilfastet, gewöhnt sich der Körper daran, nach dem dritten oder vierten Fastentag schwindet der Hunger und beim zweiten oder dritten Mal wird das Hungergefühl immer besser überwunden.

2 Vom Fasten bekommt man einen Vitaminmangel

Das stimmt nicht. Mühelos kann ein Körper ein bis vier Wochen fasten, ohne dass irgendein Vitaminmangel entsteht. Außerdem nimmt man gerade beim Buchinger-Heilfasten auch eine gewisse Menge an Vitaminen und Mineralien über Säfte und Brühen zu sich.

❸ Fasten bedeutet Nulldiät

Es gibt Fastenformen, vor allem in den USA, bei denen außer Wasser und ungesüßtem Tee nichts erlaubt ist. Bei unseren europäischen Fastentechniken wird zwar auf feste Nahrung verzichtet, aber ganz bewusst sind kleine Kalorienmengen in Form von Säften oder Gemüsebrühen erlaubt. Dadurch beruhigt sich der Magen und die geringe Kalorienmenge beugt vor allem einem Abbau der Muskulatur vor.

❹ Beim Fasten kann man so viel Saft trinken, wie man will

Tatsächlich kann man beim Fasten je nach Durst so viel Wasser und ungesüßten Tee trinken, wie man möchte. Die Menge an Gemüse oder Fruchtsaft ist aber begrenzt. Es sind nur zweimal 100 bis 150 ml täglich erlaubt. Gut in Erinnerung sind mir zwei Patientinnen, die sich über ihren ausbleibenden Gewichtsverlust nach mehreren Tagen des Fastens beklagten. Die eine Patientin berichtete auf Nachfrage, dass sie über den Tag verteilt vier bis fünf große Smoothies getrunken hatte. Da wunderte es mich nicht mehr, dass hier keine Pfunde purzelten. Obst enthält Fruchtzucker und ein Smoothie oft mehrere Stück Obst, vor allem kalorienreiche Bananen als Basis. Bei vier bis fünf Smoothies sind das 1500 bis 2000 kcal! Die andere Patientin erklärte, dass sie gerne ihren Fastentee mit Honig süßte. Auf meine Frage, wie viel Honig sie denn nähme, meinte sie, dass ein Honigglas etwa zwei Tage reichen würde. Nun ist beim Fasten zwar etwas Honig erlaubt, aber da sprechen wir von 30 Gramm am Tag und nicht einem halben Glas. 100 Gramm Honig haben etwa 300 kcal, und bei einem 500-Gramm-Glas hatte meine Patientin zusätzlich 750 kcal pro Tag aufgenommen. Addiert man diese zu der Brühe und den Säften hinzu, sind das 1100 kcal. Da kann man zwar von einer Reduktionsdiät sprechen, aber nicht mehr vom Fasten.

❺ Fasten ist gefährlich, weil es Herzmuskelgewebe abbaut

Diese Legende beruht auf Berichten über stark adipöse, also übergewichtige Patienten in den USA, die in den Siebzigerjahren zur Therapie ihrer Fettleibigkeit monatelang (!) auf eine Nulldiät gesetzt wurden. Hier kam es führwahr zu vereinzelten Todesfällen infolge von Herzrhythmusstörungen. Die monatelange Crash-Diät hat aber so wenig mit Heilfasten zu tun wie ein gemächlicher Spaziergang mit einem Triathlon. Seitdem wurden nicht mehr Zwischenfälle aufgrund kardialer Nebenwirkungen bei Zehntausenden von Patienten, die jedes Jahr stationär fasten, beschrieben als im Vergleich zu Nichtfastenden bei einem Aufenthalt in einem Hotel oder Kursanatorium.

6 Beim Fasten entschlackt und entgiftet der Körper

Mit dem Modewort »Detox« (Entgiftung und Entschlackung) wird gerne in Prospekten für Fastenmethoden geworben. Tatsächlich bessern sich viele Blutwerte wie der Blutzucker und der Cholesterinspiegel durch das Fasten, und diese Folge kann als eine Art Entschlackung verstanden werden. »Schlacken« im eigentlichen Sinne – der Begriff stammt aus der Zeit, als noch mit Öfen geheizt wurde, und bezeichnet die Rußabfälle – gibt es aber nicht. Auch ist nicht belegt, dass Schwermetalle wie Blei und Quecksilber, die sich im Fettgewebe ablagern können, durch das Fasten aus dem Körper entfernt werden. Aber wir können uns freuen, dass beim Fasten Zellreparatur und Zellselbstreinigung, die Autophagie, stark gefördert werden. Diese Vorgänge sind medizinisch sehr viel bedeutender als die Idee des Entschlackens, also der unklaren Entgiftung.

7 Jo-Jo-Effekt

Unser Körper verbraucht fortwährend Energie, da alle Organe und Körperzellen ständig ihre Arbeit verrichten. Diese Energie, die zur Aufrechterhaltung der ganz normalen Abläufe selbst dann benötigt wird, wenn wir schlafen oder auf dem Sofa sitzen, wird als Grundumsatz bezeichnet. Frühe Studien belegen sehr gut, dass bei einer längeren Fastenkur beziehungsweise einer Phase längeren Hungerns die Körperabläufe auf diese Grundenergiebedürfnisse reduziert werden. Der Stoffwechsel geht in den Hungermodus über. Wir bemerken das an uns selbst an einem verlangsamten Herzschlag und an der häufig während des Fastens vorkommenden Neigung zum Frieren. Die Körpertemperatur wird abgesenkt, um Energie zu sparen.

Wenn wir nach einem längeren Fasten oder einer längeren Hungerperiode wieder anfangen zu essen, befindet sich der Stoffwechsel noch eine Weile im reduzierten Grundumsatzmodus. Würden wir nach dem Fasten unmittelbar so viel essen wie in der Zeit davor, hätte dies unbestreitbar einen Jo-Jo-Effekt zur Folge. In der Praxis gibt es diesen Effekt aber höchst selten. Aus meiner Erfahrung kann ich sagen, dass fast alle Menschen, die längere Zeit fasten, ihre Ernährungsgewohnheiten ändern. Currywurst und Pommes frites stehen dann nicht mehr auf der Speisekarte, zumindest nicht mehr so oft. Daher konnten auch die großen Fastenkliniken, allen voran die Klinik Buchinger Wilhelmi, in ihren Langzeitdaten keinen Jo-Jo-Effekt erkennen. Wann immer von diesem Effekt die Rede ist – hier handelt es sich eher um eine Legende und in keinem Fall um eine Tatsache.

Für das Intervallfasten kann man den Jo-Jo-Effekt sogar gänzlich ausschließen. Neue Daten zeigen sogar das Gegenteil, nämlich dass sich beim Intervallfasten der Grundumsatz erhöht. Schon in einer frühen Studie (2000) zum alternierenden Fasten über 22 Tage konnte gezeigt werden, dass Intervallfasten die Fettverbrennung von 58 auf 64 Prozent erhöht. Der Körper kurbelt also dauerhaft die Fettverbrennung an.

Nobelpreis für einen Wirkfaktor des Fastens

Für das Verständnis der Heileffekte des Fastens – sowohl beim Heilfasten als auch beim Intervallfasten – ist es wichtig zu erläutern, wie der Körper auf Essen einerseits und auf Nahrungsentzug andererseits reagiert.

Zwei Stoffwechselprogramme – Nahrungsaufnahme und Nahrungsverzicht – sind seit Urzeiten im menschlichen Organismus festgeschrieben. Der Körper schaltet dauernd zwischen diesen beiden Programmen hin und her. Die permanente Umschaltung erfordert ein Höchstmaß an Steuerung und feinster Biochemie. Beim Fasten geschieht also Außerordentliches. Einer der führenden Fasten- und weltweiten Autophagie-Forscher ist der Molekularwissenschaftler Frank Madeo. Er hat die zellulären Vorgänge, die sich während des Fastens verändern, näher untersucht: Körperzellen bauen schadhafte, alte Bestandteile ab und verwerten diese wieder. Der Japaner Yoshinori Ohsumi wurde 2016 für seine Forschungen zur Autophagie mit dem Medizin-Nobelpreis ausgezeichnet – eine großartige Anerkennung für einen Selbstheilungsvorgang, der durch nichts so stark wie durch das Fasten angeregt wird. Madeo sagt: »Kein Ereignis verändert das Feingefüge des Stoffwechsels so außerordentlich wie Fasten, nicht einmal eine Schwangerschaft oder die schwerste Herzoperation.«

Die Reaktionen des Körpers auf Essen und Fasten

Wenn wir essen, nimmt eigentlich jeder erst einmal mehr Energie auf, als er im Moment unmittelbar braucht. Der Körper haushaltet aber schlau, indem er die überschüssige Energie zunächst einspeichert. Das macht Sinn, denn wir können ja nicht wissen, wann wir wieder etwas zu essen bekommen. Zumindest wussten unsere Vorfahren das Millionen Jahre lang nicht. Die Speicherung des Überangebots an Kalorien geschieht über das Glykogen, den Speicherzucker in der Leber. Die Menge an speicherbarem Glykogen ist allerdings begrenzt. Sobald die Kapazität dieses Speichers ausgeschöpft ist, also voll ist, beginnt der Körper in bester Absicht Fettreserven an anderen Stellen für schlechte Zeiten anzubauen. Diese Reserven sind das berüchtigte »Hüftgold« und »das Bäuchlein«. Nicht benötigte oder überschüssige Kohlenhydrate werden somit in Form von Körperfett gespeichert.

Gelenkt wird dieser Vorgang von dem Schlüsselhormon Insulin, das während einer Mahlzeit ansteigt (siehe S. 38 ff.). Insulin hat zwei Funktionen: Zum einen ermöglicht es dem Zucker, der aus der Verdauung und Aufspaltung von Kohlenhydraten entsteht, direkt

Das bewirkt Fasten im Körper	
Schleimhäute und Haut	Die Zunge spiegelt die Darmschleimhaut wider und ist in den ersten Tagen stark belegt, sie wird schließlich aber rosa und frei von Belag; über die Haut und die Lunge wird bei der Umwandlung der Fettsäuren in Ketonkörper Aceton ausgeschieden.
Gehirn und Nervensystem	Veränderung des Botenstoffhaushalts, vorübergehender Anstieg der Stresshormone, dann Abnahme des Stresspegels, Serotoninausschüttung, stimmungsaufhellend, beruhigende, entkrampfende Wirkung auf das Nervensystem, Steigerung der Leistungsfähigkeit, Bildung von neuen Nervenzellen.
Herz-Kreislauf-System	Der Puls sinkt, hoher Blutdruck sinkt, Cholesterinspiegel senkt sich ab, die Herzfrequenzvariabilität, ein Indikator für die Entspannung der Nerven des Herzens, verbessert sich.
Magen-Darm-Trakt	Magen und Darm werden von der Verdauungsarbeit entlastet, es werden weniger Gärungsprodukte und Gifte gebildet, die Vielfalt der Darmbakterien des Mikrobioms nimmt zu, das Immunsystem wird entlastet, abgestorbenes Zellmaterial wird entfernt.
Nieren	Die Niere erhöht während des Fastens ihre Entgiftungsfunktion. Urin besteht aus festen und flüssigen Bestandteilen, einer davon ist der Harnstoff als Endprodukt des Proteinstoffwechsels. Beim Fasten wird vermehrt Harnstoff ausgeschieden.
Bauchspeicheldrüse	Reduktion der Insulinproduktion, die Bauchspeicheldrüse kann sich regenerieren.

Das bewirkt Fasten im Körper	
Leber	Fettsäuren werden umgewandelt in Ketonkörper, Glykogen wird abgebaut, Reduktion des Wachstumshormons IGF-1, geringere Produktion von Cholesterin.
Fettgewebe	Fettreserven werden als alternative Energiequelle nutzbar gemacht und abgebaut, Fettabbau und Änderung der Botenstoffe, z. B. Produktion von weniger Leptin, entzündungshemmend.
Muskelgewebe und Gelenke	Fasten wirkt schmerzlindernd, entlastend auf Gelenke, wirkt Entzündungsprozessen wie Rheuma und Arthritis entgegen, Muskeln erfahren Leistungssteigerung.

in die Körperzellen einzudringen. Diese beziehen aus dem Zucker ihre Energie. Zum anderen sorgt Insulin dafür, dass überschüssige Energie wie gesagt gespeichert wird. Die Höhe des Insulinanstiegs hängt von dem Nahrungsmittel ab, das wir essen. Kohlenhydrate, vor allem reiner Zucker, lassen den Insulinspiegel am schnellsten emporschnellen. Man weiß inzwischen, dass Proteine ihn ebenso, wenn auch verzögert, steigen lassen. Fette hingegen werden direkt aufgenommen und haben nur eine geringe Auswirkung auf das Insulin.

Im Grunde genommen ist es ganz einfach, der Körper kennt nur zwei Zustände: den Satt-Zustand (hoher Insulinspiegel) und den Fasten-Zustand (niedriger Insulinspiegel). Entweder wir speichern Nahrungsenergie oder wir verbrennen sie. Wichtig ist, dass beide Zustände in einem ausgeglichenen Verhältnis vorkommen, sonst nimmt man zwangsläufig an Gewicht zu, jedenfalls ist das bei den meisten Menschen der Fall.

Wenn wir nichts essen, aber Energie benötigen, werden zunächst die Glykogenreserven in der Leber angeknabbert und aufgebraucht. Dies dauert nach heutigem Kenntnisstand und Schätzungen bei

Männern etwa 16 bis 24 Stunden, bei Frauen vermutlich etwas weniger (14 bis 20 Stunden). Sobald die Glykogenspeicher erschöpft sind, der Körper aber weitere Energie benötigt, baut der Organismus ebenso Aminosäuren, also Eiweiße, ab, um daraus in einem komplizierten Prozess Zucker herzustellen. Parallel beginnt der Körper aber vor allem damit, die Lipolyse, den Fettabbau, anzufachen, bei der Fettspeicher zur Energiegewinnung abgebaut werden. Diese finden sich als häufig sogenanntes viszerales Fett, das sich im Bauchinnenraum um die Organe legt, aber natürlich auch an den Hüften. Die daraus gewonnenen Fettsäuren liefern Energie, die von den meisten Körpergeweben direkt genutzt werden kann.

Nur das Gehirn bildet eine Ausnahme, denn Fettsäuren können die Blut-Hirn-Schranke nicht passieren. Diese Schranke ist eine Art Schutzfilter für das Gehirn, um Gefährliches (Krankheitserreger, giftige Stoffwechselprodukte, Medikamente) abzuhalten. Das Gehirn benötigt deshalb für seine Leistung Zucker. Ist kein Zucker vorhanden, müssen andere Super-Energielieferanten her. Zu diesen zählen die sogenannten Ketone, die beim Fasten relativ schnell anfluten. Der Vorteil: Sie können in das Gehirn gelangen und dort verstoffwechselt werden. Man weiß heute, dass Ketone für das Gehirn durchaus gesundheitsfördernd und nützlich sind. Es mehren sich die Hinweise, dass gerade bei neurologischen Erkrankungen wie Multiple Sklerose, der Parkinson-Krankheit und sogar bei Demenz dieser Superbrennstoff derartige Erkrankungen bessern kann.

Wie lange kann man fasten?

Fasten bedeutet zunächst einmal nur, nichts zu essen. Der Körper verfügt ja über die beiden Programme Fasten und Essen. Logischerweise fasten wir also immer dann, wenn wir nichts essen. Nicht von ungefähr bedeutet das englische Wort für Frühstück, *breakfast,* das Beenden des Fastens, das Fastenbrechen. Ohne dass es uns bewusst ist, fasten wir in der einen oder anderen Form täglich, vor allem während der Nacht bis zum Frühstück (wenn man keinen Schichtdienst hat). Das zeigt uns, dass das Fasten nichts Außergewöhnliches oder Schlimmes darstellt, sondern ein positiver Teil unseres Alltags bereits ist, oder aber, wenn wir uns fürs Intervallfasten entscheiden, werden kann.

Das Fasten führt somit zu keinem nachteiligen Energiemangel, sondern der Körper hat für alles vorgesorgt und kann, wenn die Reserven stimmen, über viele Wochen am Stück fasten. Die Fastendauer ist allerdings von den vorhandenen Fettreserven abhängig. Ein sehr dünner Mensch (ich zähle dazu und kenne dieses Problem) wird sich schwertun, länger als zehn Tage zu fasten, denn dann werden die Reserven knapp. Und dies bedeutet Stress für den Körper. Ein fülliger Mensch mit viel »Hüftgold« und einem ordentlichen Bauch hingegen kann bei entsprechend guter ärztlicher Begleitung durchaus zwei, drei oder sogar sechs Wochen lang fasten. Er wird sich sogar von Tag zu Tag immer wohler fühlen. Aber auch bei diesen Menschen gehen die Reserven irgendwann zur Neige. Das ist meistens dann der Fall, wenn der Fastende auf einmal spürt, dass es ihm körperlich oder psychisch nicht mehr so gutgeht. Müdigkeit und Leistungsabfall sind weitere Symptome. Der Körper gibt dann quasi das Signal: Schluss jetzt – Zeit fürs Fastenbrechen!

Weder das Heilfasten noch das Intervallfasten haben also eine klar festgelegte oder wissenschaftlich definierte Standarddauer. Meine Empfehlung: Heilfasten sollte mindestens fünf und maximal 28 Tage am Stück und je nach Länge nicht häufiger als zwei- bis viermal im Jahr durchgeführt werden.

Heilfasten – die wichtigsten Methoden

Die Geschichte des Heilfastens beginnt im 19. Jahrhundert in den USA, dort aber geriet die Sache lange Jahrzehnte wieder in Vergessenheit. Letztlich waren es ein deutscher und ein österreichischer Arzt, die das Fasten maßgeblich in der Medizin verankerten.

Die Methode nach Otto Buchinger

Es ist das Jahr 1920, es herrscht alles andere als Überfluss. Der Erste Weltkrieg ist kaum zwei Jahre vorbei; Krieg, Missernten und Hunger setzen den Deutschen stark zu. Fleisch, Brot und Mehl sind begehrt. Die Menschen essen, was sie kriegen können. Bereits zu dieser Zeit geht der Arzt Otto Buchinger seinen Weg. Im kleinen hessischen Örtchen Witzenhausen an der Werra behandelt er Patienten mit Fastenkuren. Trotz aller Kritik und viel Spott, dem sich Buchinger gegenübersieht, spricht sich der Erfolg der Fastenmethode herum. Immer mehr Menschen pilgern zu ihm und wollen die erstaunliche Fastentherapie am eigenen Leib erleben. Buchingers Kurheim, später in Bad Pyrmont, wird so innerhalb von wenigen Jahren neben der Bircher-Benner-Klinik in Zürich und dem Monte Verità im Tessin zu einem der wichtigsten Orte der Lebensreformbewegung.

Otto Buchinger wurde 1878 in Darmstadt geboren, eine gute Gesundheit war ihm nicht gegeben. Schon als Kind und Jugendlicher litt er unter wiederkehrenden Erkältungen, Mandelentzündungen und grippalen Infekten. Er studierte Medizin und wurde Arzt bei der Kriegsmarine. Hier, konfrontiert mit ungesunder Ernährung und reichlich Alkoholkonsum, begann Buchinger sich für Ernährungstherapie und die Möglichkeiten der Lebensstilmedizin zu begeistern. Nach 16 Jahren musste er 1917 seinen Dienst in der Marine quittieren. Er erkrankte an einer schweren Gelenkentzündung und einem Nierenleiden. Bald konnte er nur noch am Stock gehen. Man legte ihm nahe, nach Freiburg zu reisen, um dort den Fastenarzt Gustav Riedlin aufzusuchen, der von amerikanischen Fastenärzten beeinflusst wurde und Fasten als die stärkste Therapie in der Naturheilkunde betrachtete. Seine Prämisse: »Hunger ist der beste Koch, Fasten der beste Arzt.« Die neunzehntägige Fastenkur bei Riedlin wurde für Buchinger zum Heilungs- und Erweckungserlebnis: »Nach 19 Tagen war ich dünn, aber ich konnte wieder alle Gelenke wie ein junger Mann bewegen.«

Buchinger fastet seitdem bis an sein Lebensende regelmäßig und ernährt sich außerdem vollwertig. Er, der als Kind immer krank gewesen war und seinen Militärdienst aufgrund von Invalidität hatte aufgeben müssen, ist nun dauerhaft bis ins hohe Alter gesund. Er stirbt mit 88 Jahren. Mehr noch: Er widmet seine ärztliche Kunst dem »Heilfasten« und wird zusammen mit dem Österreicher Franz Xaver Mayr die prägende Gestalt in der deutschsprachigen Fastenmedizin. Heute sind die Kliniken Buchinger Wilhelmi in Überlingen und Marbella an der Südküste Spaniens die Leuchttürme des klinischen Fastens.

Beim Fasten nach Buchinger wird täglich eine gewisse Kalorienmenge in Form von flüssiger Nahrung aufgenommen. Diese beträgt nach dem traditionellen Konzept 200 bis 300 kcal und mit eventuellen Ergänzungen maximal 500 kcal, um den Fettabbau in der Leber nicht zu bremsen. Auf feste Nahrung wird ausdrücklich verzichtet, um möglicherweise einen durch Kauen ausgelösten Hunger nicht zu fördern. Dieses modifizierte Fasten nach Buchinger ist die derzeit in Europa am häufigsten eingesetzte Methode und wird meist auch als Saftfasten bezeichnet.

Dieses therapeutische Fasten ist als vielfältiges Therapieprogramm angelegt. Die Methode besteht somit nicht nur in der Beschränkung der Kalorienzufuhr, sondern ist in eine ganzheitliche Behandlung eingebettet. Dazu gehören verschiedene Formen der Bewegungstherapie und das Erlernen von Entspannungsverfahren.

Bewegung hilft, Säure abzuatmen. Entspannung begleitet idealerweise die umfangreiche Umstellung, die das Fasten für den Körper bedeutet. Aber Entspannung und absolute Ruhe sind keine Voraussetzungen, um zu fasten. Für viele Menschen ist es unproblematisch, während des Fastens weiter normal zu arbeiten. Ich empfehle allerdings ein ausgedehntes Entspannungs- und Bewegungsprogramm für einen intensiveren gesundheitlichen Erfolg.

Zusätzlich wird die sogenannte Ausleitung angewandt, die meist etwas übertrieben als Entgiftung bezeichnet wird. Durch einen einleitenden Abführtag, Schwitzen in der Sauna bei niedrigen Temperaturen, Leberwickel sowie große Trinkmengen in Form von Wasser und Tee werden die Regenerationsprozesse unterstützt und Schadstoffe aus den Körperzellen ausgeleitet. Bei uns in der Klinik erhalten die Patienten täglich einen Leberwickel (ein heißes Tuch auf die Haut in Leberhöhe legen, darauf eine Wärmflasche für die Dauer einer halben Stunde), weil man davon ausgeht, dass die Leber während des Fastens verstärkt arbeiten muss und ihre Durchblutung durch die Wärme angeregt wird. Eine Freiburger Studie belegte kürzlich diesen Effekt.

Die Methode nach F. X. Mayr

Fanz Xaver Mayr wird 1875 in einem österreichischen Bergdorf geboren, in Gröbming in der Steiermark. Als Jugendlicher zieht er aus Beobachtungen an Tieren Rückschlüsse darauf, dass Ernährung und Verdauung ganz wesentlich die Gesundheit bestimmen. Schon damals hat er ein heute brandaktuelles Thema im Visier: den Darm. Während des Medizinstudiums und erst recht während seiner ärztlichen Tätigkeit in Karlsbad stellt er immer wieder fest, wie schlecht es den Menschen geht, wenn etwas mit ihrer Verdauung nicht stimmt. Seine Therapie konzentriert sich darauf, mit gut verdaulichem Essen sowie Fasten den Darm zu beruhigen. Da er erkennt, dass auch schnell verschlungenes und schlecht gekautes Essen als Ursache für Verdauungsprobleme in Frage kommen, entwickelt er eine Fastentechnik, die mit einer »Kauschule« verbunden ist. Beeinflusst hatte ihn der amerikanische »Kau-Guru« Horace Fletcher, ein 1849 geborener Geschäftsmann, der durch Käsehandel reich geworden war. Dieser war schwer übergewichtig und litt unter zunehmenden Gesundheitsproblemen. Auf den Ratschlag eines Bekannten hin begann er alle Speisen so lange zu kauen, bis sie sich im Mund fast komplett zersetzt hatten. Sie schmeckten dann nach nichts mehr und konnten wie Flüssigkeit heruntergeschluckt werden. Mit dieser Technik und gleichzeitigem Intervallfasten – Fletcher aß nur noch einmal am Tag – nahm er in kurzer Zeit 25 Kilogramm ab. Zusätzlich begann er, sich sportlich zu betätigen. An manchen Tagen fuhr er über 100 Kilometer mit dem Rad, zunehmend ohne Gelenkschmerzen und ohne Konditionsprobleme. Seine eigene positive Gesundheitsgeschichte machte Fletcher publik und wurde ein Verfechter des Kauens. Auch durch andere Zeitgenossen wie Will Keith Kellogg, den Erfinder der Frühstücksflocken, verbreitete sich das »Fletchern«, das gründliche Kauen.

Auch Mayr nimmt das Kauen als ein zentrales Element in seine Fastentherapie auf. 30- bis 40-mal sollen die Fastenden einen Bissen Brot (am besten vom Vortag) im Mund zerkleinern und einspeicheln, bevor der Brei mit etwas Flüssigkeit hinuntergeschluckt wird. Dieser Vorgang nimmt dem Darm Arbeit ab und fördert die Verdauung, indem durch die Speichelenzyme die Nahrung schon vorverdaut wird. Darüber hinaus lernt man durch das bewusste und langsame Kauen achtsam und bewusst zu essen. Und das Sättigungsgefühl wieder wahrzunehmen. Denn darum geht es bei der Fastendiät von Mayr: mit dem Essen spätestens dann aufhören, wenn sich ein erstes Sättigungsgefühl einstellt. Dies passiert bei langsamem Kauen früher und das führt auch dazu, weniger zu essen. Auf Okinawa und in ganz Japan wird die Methode, nur

80 Prozent zu essen, als »Hara hachi bun me« praktiziert, siehe Kapitel »Ernährung«, S. 46.

Bei der Mayr-Methode kommen Getreide und Tee zum Einsatz sowie gut verdauliche Kost. Als Flüssigkeit zum Hinunterspülen des weich gekauten Brotes wurde von Mayr Milch angeordnet, diese würde ich heute nicht mehr als Fastenspeise empfehlen. Tierische Proteine machen einen Teil der Fasteneffekte nämlich zunichte, wie neuere wissenschaftliche Daten zeigen. Ich empfehle darum die modernere Variante mit Soja-, Mandel- oder Hafermilch.

Die heilende und vorbeugende Wirkung des Heilfastens

Das Fasten gibt Ärzten und Patienten eine schnelle Antwort auf die Frage, wie viel sich bei einer Erkrankung überhaupt mit Ernährung und Änderung des Lebensstils erreichen lässt. Natürlich können nicht alle Erkrankungen mit Ernährungstherapie, Bewegung und Stressreduktion behandelt oder kann diesen vorgebeugt werden. Der Effekt auf sehr viele nennenswerte Krankheiten ist jedoch erstaunlich.

Gerade bei chronischen Erkrankungen wie Bluthochdruck und Diabetes Typ 2 bietet sich die Kombination von Heilfasten mit nachfolgendem Intervallfasten (siehe S. 299ff. bzw. 304ff.) an. Außerdem führt Fasten relativ zuverlässig zu guter Gewichtsabnahme.

Die aktuelle Studienlage, vor allem die Daten aus der Laborforschung, sind rundum beeindruckend. Das Spektrum der günstigen Wirkungen lässt sich nicht immer eins zu eins auf den Menschen übertragen und auch viele Fragen sind noch offen, dennoch geben uns Ärzten die Daten einen gewissen Eindruck. Zur Zurückhaltung ist zu raten, wenn es um Fasten und Krebs (siehe S. 204ff.) geht. Doch eindeutig positive Effekte des Fastens sind insbesondere für folgende Krankheiten belegt:

Die Wirkung bei Bluthochdruck

Bei den meisten Menschen fällt der Blutdruck beim Fasten um 25 bis 30 mmHg ab, also weitaus mehr, als sich mit einem blutdrucksenkenden Medikament erzielen lässt. Zur blutdrucksenkenden Wirkung des Fastens möchte ich eine Studie von Alan Goldhamer erwähnen. Goldhamer leitet seit vielen Jahren eine Fastenklinik in Kalifornien und hat dort Zigtausende von Patienten behandelt.

Sein Fasten ist ein reines Wasserfasten, also eine Nulldiät, die wir so nicht empfehlen. Dennoch sind Goldhamers Ergebnisse hinsichtlich der Blutdruckverbesserung durch Fasten bemerkenswert. An seiner Studie nahmen 174 Patienten teil. Bei allen wurden die Blutdruckwerte vor und nach dem Fasten verglichen. Die Probanden fasteten elf Tage, an die sich ein sechstägiger Kostaufbau anschloss. Der systolische, obere Blutdruckwert sank im Mittel um 37 mmHg, bei schweren Hypertonikern, Stadium III, sogar um 60 mmHg (von 190 mmHg auf 130 mmHg). Dies sind Resultate, wie sie durch Medikamente nur sehr schwer zu erreichen sind – und wenn doch, dann nur unter Inkaufnahme einiger Nebenwirkungen. Hinzu kommt: Die positiven Wirkungen auf Blutdruck und Stoffwechsel senken das Risiko für spätere Gefäßerkrankungen wie einen Herzinfarkt oder Schlaganfall.

Sehe ich vergleichbare Ergebnisse bei einem meiner Fastenpatienten als betreuender Arzt, dann weiß ich, dass auch nach dem Fasten mit einer vegetarischen, vollwertigen Ernährung plus Bewegung viel zu erreichen ist. Sehr wahrscheinlich kann dieser Patient zukünftig auf einige Medikamente verzichten. Gibt es hingegen kaum einen Effekt des Fastens auf den Blutdruck, bleiben die Medikamente natürlich unverzichtbar.

Die Wirkung bei Rheuma

Die Wirkung des Fastens beim Rheuma wurde schon 1991 von skandinavischen Forschern um den Immunologen Jens Kjeldsen-Kragh belegt. Beeindruckend früh besserten sich in der zehntägigen Fastenphase fast alle Symptome bei Rheuma deutlich. Die vor dem Fasten dokumentierten Beschwerden wie der Schwellungszustand der Hände, die Entzündungszeichen im Blut und die Schmerzen, festgehalten in Kurven, zeigten alle steil nach unten. Das ist auch die Erfahrung, die der Heilfastenarzt Otto Buchinger am eigenen Leib machte, ich kann diese bei meinen Patienten ganz regelmäßig beobachten. Inzwischen ist die Wirksamkeit des Heilfastens bei Rheuma sogar in einer Metaanalyse belegt, also in einer Studie, die die verschiedensten Untersuchungen in ihren Ergebnissen miteinander vergleicht.

Gelenkarthrosen sind inzwischen eine Volkskrankheit geworden. Bei ihnen steht weniger die Entzündung (wie bei der rheumatoiden Arthritis) im Vordergrund, sondern eine lebenslange Über- und Fehlbelastung. Trotzdem: Auch die Arthrose hat einen entzündlichen Anteil. Entsprechend leiden viele Patienten unter Schwellungen und mitunter Rötungen der Gelenke. Die Fastentherapie hat hier eine gute Wirkung, vor allem der entzündliche Anteil bessert sich. Hinzu kommt, dass Fasten eine nachfolgende Ernährungsumstellung leichter macht, die mit einem Gewichtsverlust verbunden ist. Ein solcher entlastet weiter die Gelenke. Somit ist das Fasten als Teil einer vielfältig angelegten Therapie bei Arthrose geradezu prädestiniert. Lindern sich die Gelenk- und Muskelbeschwerden beim Fasten, sind die Chancen sehr hoch, bei dieser Erkrankung ebenfalls die Medikamente reduzieren zu können, zum Beispiel die Schmerzmittel-Dosis. Ein ähnlicher Effekt lässt sich bei erhöhten Cholesterinwerten oder bei Beschwerden infolge chronischer Darmerkrankungen beobachten.

Die Wirkung bei Diabetes

Medizinisch hat das Fasten bei Menschen, die an Diabetes Typ 2 leiden, eine sehr wertvolle Auswirkung, denn fast ohne Ausnahme sinkt bei Patienten, die Insulin spritzen müssen, danach der Bedarf an Insulin. Und der heilende Effekt hält noch lange nach dem Fasten an. Das ist gut so, da das Insulin zwar den Zucker senkt, aber das den Diabetes verursachende Übergewicht verstärkt. Insulin mästet geradezu. Der Hintergrund sei noch einmal beschrieben: Eine der Hauptaufgaben von Insulin besteht darin, Glukose aus dem Blut in die Zellen zu bringen, damit diese aus Zucker Energie gewinnen können. Beim Diabetes Typ 2 mit Insulinresistenz reagieren die Zellen nicht mehr auf das Hormon. Der Zucker kann dann nicht mehr in die Zellen eingeschleust werden und verbleibt im Blut. Als Reaktion produziert der Körper noch mehr Insulin, denn der Blutzucker ist der Trigger für die Insulinausschüttung. Dies führt zu ständig erhöhten Insulinwerten, um den Zucker wegräumen zu können, ohne dies aber erfolgreich zu schaffen. Der erhöhte Insulinspiegel verhindert Fettabbau im Körper und fördert zudem Entzündungen und Zellalterung.

Der Teufelskreis des Diabetes wird dadurch mit in Gang gesetzt: Weil Insulin nicht mehr so gut wirkt, schüttet der Körper verstärkt Insulin aus, das dann noch weniger wirkt. Auch eine Erhöhung der Insulindosis als Spritze reicht dann kaum noch aus. Denn es ist bekannt, dass es keinen Sinn macht, bei einer Resistenz die Dosis zu steigern. Das ist ähnlich wie bei einer Antibiotikaresistenz. Diese kann man am Anfang mit einer größeren Dosis des Antibiotikums durchbrechen. Das funktioniert aber nicht lange, sondern verstärkt nur den Teufelskreis aus Antibiotikagabe und Resistenzentwicklung. Die Lösung ist einzig im Gegenteil zu finden: Der Einsatz von Antibiotika muss drastisch eingeschränkt werden, damit sich resistente Bakterien nicht mehr vermehren können.

Analog dazu wird durch das Fasten der *Circulus vitiosus* beim Diabetes durchbrochen: Die Zellen erholen sich, das Insulin ist auf einmal wieder stärker wirksam. Bei den fastenden Patienten in unserer Klinik können wir dieses Phänomen direkt an den notwendigen Insulindosen vor und nach einer Fastenwoche ablesen. Oft sind es vor dem Fasten 80 oder 100 Einheiten Insulin, die täglich gespritzt werden müssen, nach dem Fasten nur noch 20 oder 30 Einheiten. Manche können ihr Insulin sogar ganz weglassen. Auch hier gilt: Keine medikamentöse Therapie kann so etwas erreichen!

In unserer Klinik beobachten wir seit vielen Jahren immer wieder diese fantastische Wirkung des Fastens bei Diabetes Typ 2. In zwei kleineren Studien konnten wir belegen, dass der Blutdruck und der wichtige HbA1c-Wert, der die durchschnittliche

Blutzuckereinstellung der letzten drei Monate angibt, sowie auch andere Risikowerte rasch und gut absinken. In zwei weiteren Studien mit übergewichtigen Patienten mit Diabetes Typ 2 konnten wir zeigen, dass schon nach einer Woche eines ambulanten Heilfastens sich die Blutzuckerregulation sehr deutlich besserte und der Effekt mehrere Monate lang anhielt. Der berühmte Gerontologe und Fastenforscher Valter Longo, Direktor des Institute of Longevity of the School of Gerontology an der UCLA (University of Southern California in Los Angeles) hat bei Mäusen in einer sehr aufsehenerregenden Arbeit noch mehr erstaunliche Resultate vorgelegt. In dieser führte das wiederholte Fasten bei einigen Tieren sogar zur Heilung des Diabetes Typ 1, indem sich die bei dieser Erkrankung zerstörten insulinproduzierenden Zellen in der Bauchspeicheldrüse neu bildeten. Ich denke, beim Menschen wird dieses Wunder kaum zu erzielen sein, aber eventuell lässt sich durch Fasten die Insulindosis auch bei Diabetes Typ 1 in hohem Maße reduzieren. Dieser Frage gehen wir gerade in einer laufenden Studie zusammen mit der Universität Witten/Herdecke nach.

Fasten könnte vielen Diabetikern nützen. Diabetes und Insulinresistenz sind leider ein inzwischen sehr verbreitetes und immer weiter zunehmendes Krankheitsbild. In Deutschland gab es nach dem Zweiten Weltkrieg kaum Diabetiker, inzwischen sprechen wir von 8 Millionen Menschen mit Diabetes Typ 2.

Wichtig für Patienten mit Diabetes Typ 2

Während des Fastens muss mit dem Insulin pausiert oder dieses reduziert werden. Das sollte immer unter ärztlicher Anleitung erfolgen. Ein sehr häufig verordnetes Diabetesmedikament, Metformin, darf ebenfalls während des Fastens nicht eingenommen werden.

Patientengeschichte Diabetes Typ 2

Christina F. (57), frühberentete Krankenschwester aus München, leidet an Diabetes Typ 2, an Rheuma und an Polyneuropathie (PNP), einer Erkrankung, die die Nervenfasern schädigt und sich in starken, immer wieder auftretenden Schmerzen der Gliedmaßen äußert. Ihre Beschwerden bekämpft sie mit Heilfasten und Ernährungsumstellung.

»Das Fasten hat bei mir den Teufelskreis der Beschwerden durchbrochen.«

Dass die Ernährung den ganzen Körper beeinflusst, habe ich am eigenen Leib erfahren. Ich leide seit 30 Jahren an Diabetes Typ 2, an Rheuma und an Nervenschmerzen in Armen und Beinen, die man Polyneuropathie nennt. Meine Insulineinheiten mussten über die Jahre so stark gesteigert werden, dass ich immer weiter zunahm – denn zusätzliche Hormone regeln nicht nur den Blutzuckerspiegel, sondern steigern auch den Appetit. Irgendwann wog ich bei meiner Größe von 1,56 Metern ganze 84 Kilo. Das Gewicht machte natürlich die Gelenkbeschwerden noch schlimmer.

Das war der Moment, an dem ich begann, viel über richtiges Essen zu lesen – und die Kohlenhydrat-Beilagen wegzulassen, also Nudeln, Reis, Kartoffeln. Das fiel mir erstaunlich leicht und ich war innerhalb von ein paar Wochen fast fünf Kilo los. Vor allem verflüchtigte sich aber noch etwas anderes: meine Nervenschmerzen! Bis dahin waren sie durch kein Medikament zu bändigen gewesen, sondern immer wieder aufgeflammt. Auf einmal waren sie einfach weg! – Mitten in diesen Erfolg brach allerdings eine große psychische Belastung, weil meine Mutter zum Pflegefall wurde, erst das Gehör auf einem Ohr verlor, dann auf einem Auge erblindete. Meine Gelenke begannen quasi zu schreien, ich kam morgens kaum mehr aus dem Bett. Meine Rheumatologin, der ich von der erfolgreichen Ernährungsumstellung erzählt hatte, fragte mich, ob ich die schon einmal selbst erreichten Ziele nicht mithilfe professioneller

Unterstützung im Immanuel Zentrum für Naturheilkunde wiederaufnehmen wolle.

Ich sagte ja – und blieb zwei Wochen stationär in der Klinik am Berliner Wannsee. Beim Heilfasten gab es zuerst einen Tag nur Reis und Gemüse, an diesem Tag wurden meine Insulin-Medikamente zunächst reduziert, dann weggelassen. Ab Tag zwei gab es drei Mal am Tag 150 Milliliter Gemüsesaft sowie mittags und abends eine dünne Fastensuppe, in der mal eine Möhre, mal eine Kartoffel schwammen. Dazu Wasser und dünner Tee. Das Fasten fiel mir erstaunlich leicht, ich hatte nie wirklich Hunger – aber große Sorge, dass mein Blutzucker mir übel mitspielen könnte. Er reagierte auch, besonders nachts unterzuckerte ich etwas. Sicherheitshalber kam dann immer um zwei Uhr eine Schwester messen, teilweise bekam ich etwas Traubenzucker. Sieben Tage klappte das Fasten wunderbar, dann sollte ich aufhören, weil sich etwas Wasser in den Beinen einlagerte.

Trotzdem: Der Erfolg durch das Fasten war enorm! Ich war mit 74 Kilo in die Klinik gegangen und ging mit 69 Kilo, benötigte nur noch ein Viertel der bisherigen Insulin-Dosis und war tatsächlich schmerzfrei und ohne Rheumamedikamente. Ein Teil der Beschwerden kam wieder, als ich zu Hause war, aber geringer – und Wunder darf man eben nicht erwarten! Aber das Fasten hat bei mir den Teufelskreis der Beschwerden durchbrochen, die sich vorher gegenseitig gesteigert haben. Ich habe die Ernährung ohne Kohlenhydrate beibehalten und versuche gerade zusätzlich, auf vegetarische Kost umzusteigen. Bisher habe ich oft Wurst oder Fleisch gegessen, aber gelernt, dass das den Entzündungscharakter meiner Rheumakrankheit nur befeuert hat. Fleisch auf einen Schlag wegzulassen gelingt mir nicht, aber ich experimentiere mit Tofu, Leinsamenbratlingen, Aufstrichen aus dem Reformhaus. Ich versuche, das Fleisch einzuschränken und pro Jahresquartal ein bis zwei Kilo weiter abzunehmen. Bisher läuft es ganz gut!

Wenn die Nerven- oder Gelenkschmerzen wiederkommen, versuche ich andere Dinge aus der Klinik dagegenzusetzen: Kalte

Wassergüsse oder das Abreiben des Körpers mit einer trockenen Badebürste. Ehrlicherweise wäre ich wohl mit nichts anderem als dem »Abarbeiten« von vielen hilfreichen Ratschlägen beschäftigt, wenn ich alles umsetzen wollte, was ich gelernt habe, aber das geht ja nicht ... Man will ja leben und nicht nur Pläne erfüllen. Aber einiges habe ich als sehr positiv für meinen Körper wahrgenommen – und das mache ich jetzt regelmäßig. Beispielsweise einen feuchtwarmen Leberwickel, das bringt mich mittags etwas runter, gibt mir Ruhe. Und es scheint der Leber zu helfen, die durch das, was ich durch Ernährung verbessert habe, auch besser in der Lage ist, den Stoffwechsel umzusetzen. Die Leber filtert ja Giftstoffe aus – und ich fühle mich jetzt wirklich reiner und gesünder.

Die Wirkung bei Allergien

Wissenschaftliche Studien über das Fasten im Zusammenhang mit Allergien sind erst im Entstehen. Aber ich habe viele klinische Erfahrungen gesammelt, und da würde ich behaupten: Zahlreiche Patienten, die unter einer Allergie leiden, zeigen nach dem Fasten eine deutliche Besserung ihrer Beschwerden. Das kann Heuschnupfen, aber auch allergisches Asthma betreffen. Gut in Erinnerung ist mir ein Brandenburger Obstbauer, der während einer sehr starken Allergiebelastung mit asthmatischen Beschwerden zu uns in die Klinik kam. Bereits am dritten Fastentag war er zu seiner Überraschung völlig symptomfrei. Die Kunst besteht natürlich darin, im Anschluss eine für den Alltag praktizierbare Ernährungsform zu finden, die diesen Effekt stabilisieren kann. Siehe hierzu auch meine Ausführungen zum Intervallfasten.

Die Wirkung bei Hauterkrankungen

Bei Menschen mit Schuppenflechte oder Psoriasis zeigt das Fasten ähnlich gute Erfolge wie bei Patienten mit rheumatischen Erkrankungen. Dies betrifft sowohl die Symptome, welche die Haut selbst betreffen, als auch entzündliche Erkrankungen der Gelenke, wie etwa die gar nicht so seltene Psoriasisarthritis. Insofern rate ich jedem Psoriasis-Patienten, Fasten und eine nachfolgende vollwertige, vegetarische Ernährung als ergänzende Therapiemaßnahme auszuprobieren.

Bei Neurodermitis, Rosacea und anderen Hauterkrankungen zeigt sich die Wirksamkeit des Fastens nicht so eindeutig. Bei der Rosacea, einer Hautrötung im Gesicht mit deutlich erweiterten Gefäßen, sehen wir zwar sehr häufig gute Besserungen, bei einer Neurodermitis jedoch wechselhafte Verläufe. Auch in diesen Fällen ist es aber einen Versuch wert, individuell zu testen, ob regelmäßiges Fasten die Beschwerden lindern kann.

Die Wirkung bei Darmerkrankungen

Einige Darmerkrankungen bessern sich durch Heilfasten. Dazu zählen die chronisch entzündlichen Darmerkrankungen (CED) Morbus Crohn und Colitis ulcerosa sowie das Reizdarmsyndrom. Vermutlich liegt es daran: Zum einen weiß man heute, dass ein aus dem Gleichgewicht geratenes Mikrobiom (Darmflora) ursächlich für eine dieser Darmerkrankungen sein kann. Die Vielfalt des Mikrobioms, das heißt der Bakterienarten im Darm, nimmt nach dem Fasten zu und kann sich darum langfristig positiv auf CED auswirken. Zum anderen wird beim Fasten die Darmschleimhaut ab- und anschließend wieder neu aufgebaut. Entdeckt hat diesen Mechanismus der berühmte französische Pinguinforscher Yvon Le Maho. Pinguine teilen sich die Brutpflege, ein Partner hütet das Nest, der andere sucht Nahrung. Letzterer fastet wochenlang, wenn er auf

Futtersuche für den zurückgebliebenen Partner ist. Maho konnte feststellen, dass bei den Pinguinen auf Nulldiät vor allem an der Darmschleimhaut große Erneuerungen stattfinden. Im erweiterten Sinne könnte man hier von einem Selbstreinigungsmechanismus sprechen.

Die Wirkung bei neurologischen Erkrankungen

Die positiven Wirkungen des Fastens auf Gehirn und Nervenzellen und einige ihrer Erkrankungen wies Mark Mattson nach, einer der weltweit führenden Neurowissenschaftler an der Johns Hopkins University in Baltimore, USA. Fütterte er Mäuse mit einer fett- und fruktosereichen Nahrung, wurden diese nicht nur übermäßig dick, sondern auch dumm. Lern- und Gedächtnisprobleme zeigten sich hier schon bei Jungtieren. Durch Fasten konnten die Tiere wieder gesunden.

In der Tat ist eine präventive Wirkung des regelmäßigen Fastens und Intervallfastens für chronisch neurologische Erkrankungen wie Demenz, Multiple Sklerose, Morbus Parkinson, Schlaganfall und wohl auch für Epilepsie in unzähligen Laborversuchen dokumentiert worden. Nahrungskarenz führt unter anderem nämlich zu einer vermehrten Ausschüttung des Nervenzellschutz- und Wachstumsfaktors BDNF (Brain-Derived Neurotrophic Factor). Dieser verhindert nicht nur das Absterben von Gehirnzellen, sondern regt auch die Neubildung von Nervenzellen an, vor allem im Hippocampus. Diese Hirnregion ist für das Gedächtnis, die Erinnerung und Orientierung zuständig.

Warum aber, werden Sie sich fragen, sollte der Hippocampus auf Fasten mit Wachstum reagieren? Was zunächst merkwürdig klingt, macht evolutionsbiologisch Sinn. Lebt man in einem Gebiet, in dem es wenig Nahrung gibt und man permanent unter Hunger leidet, ist es von Vorteil, wenn man sich gut daran erinnern kann, wo es Nahrung geben könnte und auch wie man Gefahren das letzte Mal aus dem Weg gegangen ist. Während des Fastens passieren, neben der vermehrten Ausschüttung von BDNF, zahlreiche Umstellungen auf Stoffwechselebene, die für das Gehirn von Vorteil sind. Hier möchte ich vor allem die Ketone nennen, Stoffwechselprodukte, die beim Fasten aus Fettsäuren gebildet werden. Gerade für Hirnzellen, die erkrankt sind und Schwierigkeiten haben, Zucker zu verdauen, bilden Ketone eine Art »Heilnahrung«. Deshalb wird die ketogene Ernährung zum Beispiel bei Epilepsie gezielt eingesetzt. Sowohl durch Heilfasten als auch Intervallfasten kann man seinem Gehirn mehr Ketone zur Verfügung stellen.

Ketogene Ernährung – keine Empfehlung für das »Zuckerfasten«

Bei der ketogenen Ernährung wird fast vollständig auf Kohlenhydrate verzichtet, sie ist also quasi ein »Zuckerfasten«. Wie beim Fasten fördert sie die Autophagie und die Neubildung der Mitochondrien.

Es gibt zunehmend Hinweise für eine therapeutische Wirkung der ketogenen Ernährung bei neurologischen Erkrankungen. Sie wird in der Behandlung der Epilepsie eingesetzt, vor allem bei Kindern. Dort wirkt sie zweifellos und kann helfen, schwierige Behandlungssituationen zu überbrücken. Für die anderen neurologischen Erkrankungen ist die Wirkung noch nicht ausreichend durch Studien belegt.

Es gibt aber auch eklatante Nachteile der ketogenen Ernährung: Der völlige Verzicht auf Kohlenhydrate heißt auch, dass die gesunden Kohlenhydrate aus Vollkornprodukten fehlen – und damit die Ballaststoffe. Das erhöht nicht nur das Risiko für spätere Gefäßerkrankungen, sondern ist auch schlecht für die Darmbakterien. Das Problem für die Gefäße und das Herz verschärft sich, wenn man viel Fleisch und Milchprodukte zu sich nimmt, denn dann führt man direkt und im großen Stil ungesunde gesättigte Fette und entzündungsförderndes tierisches Eiweiß in den Körper. Aus diesem Grund haben wir auch in eigenen Studien zur ketogenen Ernährung versucht, diese möglichst mit fettreichen pflanzlichen Nahrungsmitteln zu entwickeln. Aber jede ketogene Ernährung, auch eine pflanzenbetonte, ist letztlich eine einseitige Ernährung.

In manchen Internetforen wird die ketogene Ernährung als »Allheilmittel« gepriesen, obwohl es keine ausreichenden Erkenntnisse darüber gibt, was bei dauerhafter Ketose im Körper eigentlich passiert. Entstehen möglicherweise Nachteile für Zellen und Stoffwechsel? Zweifellos ist die ketogene Ernährung für die besondere Situation der therapieresistenten Epilepsie sinnvoll. Und ein leichter regelmäßiger Ketonanstieg wie beim Intervallfasten oder eine »Ketonkur« wie beim Heilfasten scheint den Zellen gutzutun. Es wird sich aber erst in Studien zeigen müssen, ob sich der weitgehende Kohlenhydratverzicht generell gesundheitlich lohnt.

Aufgrund seiner bemerkenswerten Laborergebnisse mit Intervallfasten ist sich Mark Mattson ziemlich sicher, dass man durch regelmäßiges Fasten den genannten Hirnerkrankungen vorbeugen kann – selbst dann, wenn eine genetische Disposition besteht. Allerdings wird man erst durch Studien am Menschen endgültige Klarheit erlangen.

In der weltweit ersten klinischen Studie dieser Art von meiner Arbeitsgruppe zusammen mit der Neurologischen Abteilung der Charité unter Leitung von Friedemann Paul und dem Team von Valter Longo konnten wir belegen, dass sich Heilfasten (und eine ketogene Diät) positiv auf die Lebensqualität von Multiple-Sklerose-Erkrankten auswirkt. Wir hoffen, in einer aktuell laufenden größeren Studie diese Effekte bestätigen zu können.

Eine sehr ernste neurologische Erkrankung lässt sich unglücklicherweise nicht durch Fasten beeinflussen, sie verschlechtert sich eher. Es handelt sich um die Amyotrophe Lateralsklerose (ALS), auf die 2014 die Spendenkampagne »Ice Bucket Challenge« zur Bekämpfung der Krankheit weltweit aufmerksam machte.

Neurologische Schmerzsyndrome wie die Fibromyalgie wiederum bessern sich unter Fasten. In einer Studie konnten wir dokumentieren, dass die naturheilkundliche Behandlung mit Fasten hier bessere Ergebnisse erzielt als die reine Standardbehandlung mit Kortison und anderen Schmerzmedikamenten.

Die Wirkung bei Migräne und Kopfschmerzen

Migräne und chronische Kopfschmerzen sind häufige und sehr belastende Erkrankungen. Oft werden in der Therapie Medikamente eingesetzt, die dafür sorgen, dass im Hirn größere Mengen des Botenstoffs Serotonin (siehe S. 215 f.) zur Verfügung gestellt werden. Auch die Schmerzmittel ASS und Ibuprofen werden reichlich verschrieben. Die Problematik dieser Medikamente besteht darin, dass sie ab einer gewissen Schwelle selbst Kopfschmerzen auslösen oder diese verstärken können.

Um Kopfschmerzen oder Migräne zu lindern und langfristig zu heilen beziehungsweise die Häufigkeit ihres Auftretens zu verringern, wird Fasten von vielen Ärzten mit gutem Erfolg empfohlen. Beim Fasten passiert im Gehirn zweierlei: Einerseits wird dem Gehirn mehr Serotonin zur Verfügung gestellt; dieser Effekt hält weit über das Fasten hinaus an und ist auch der Grund für die stimmungshebende Wirkung. Andererseits ist das Fasten auch ein Entzug, ein »Entgiften« des Suchtmittels Schmerzmedikament. Aus diesem Grund können zu Beginn des Fastens Medikamentenentzugs-Kopfschmerzen oder ein Migräneanfall auftreten. Wir unterstützen in diesen Fällen die Patienten intensiv mit naturheilkundlichen Mitteln. Wichtig ist, dass dieser Schmerz überstanden wird, um das

Schema zu durchbrechen. Schafft man nämlich die ersten Tage und bringt das Fasten zu Ende, treten Migräne- und Kopfschmerzattacken meist viel seltener als vor dem Fasten auf – und oft langanhaltend.

Die Wirkung bei psychischen Erkrankungen

Die Stimmungsaufhellung des Fastens bis hin zur Fasteneuphorie ist ein bekanntes Phänomen. Wahrscheinlich wird es durch das erwähnte Serotonin, das Glückshormon, aber auch durch die vermehrte Ausschüttung von anderen körpereigenen »Glücklichmachern« wie den Endorphinen ausgelöst. In eigenen Studien konnte ich immer wieder diesen stimmungshebenden und antidepressiven Effekt beobachten.

Wichtig: Fasten sollte man nur bei leichten und mittelschweren Formen einer Depression, auf keinen Fall bei einer schweren. Die Gefahr, dass es zu einer unerwünschten Verschlechterung kommt, muss ausgeschlossen sein!

Fasten bei Krebs – noch nicht hinreichend erforscht

Eine Sonderrolle kommt dem Fasten im Rahmen einer Krebserkrankung zu. Eine Fülle von Daten aus Tierexperimenten weist auf eine präventive, aber auch therapeutische Wirkung von Kurzzeitfasten bei Krebserkrankungen hin. Komplexe Unterschiede in der Reaktion einer gesunden Körperzelle und einer Krebszelle auf die Situation des Fastens erklären diese Wirkung. Die beim Fasten entstehenden Ketone können von gesunden Körperzellen gut verarbeitet werden, von Krebszellen aber nur bedingt. Dadurch und durch den Wegfall der Wachstumssignale von Insulin, mTor und IGF-1 geraten die entarteten Krebszellen in eine ungünstige Stoffwechselsituation, die gesunde Körperzelle dagegen geht in den jahrtausendealten Fastenstoffwechsel über.

Klinisch am besten belegt ist derzeit das Fasten über 60 bis 84 Stunden begleitend zur Chemotherapie. In einer ersten Pilotstudie konnten wir signifikante Wirkungen bei Krebspatienten unter Chemotherapie auf die Fatigue (große Müdigkeit) sowie auf die Lebensqualität im Vergleich zu einer Normalkost feststellen. Derzeit wird die Wirksamkeit des 72-Stunden-Fastens begleitend zur Chemotherapie von unserer Forschungsgruppe in zwei größeren klinischen Studien erforscht.

Valter Longo ging noch einen anderen Weg, er entwickelte eine Diät, das »Scheinfasten« oder die »Fasting-Mimicking Diet«, die aufgrund ihrer besonderen Nährstoffzusammensetzung dem Körper eine Art Fasten vorgaukelt. Er und sein Team führen aktuell mehrere Studien zur Überprüfung einer solchen Diät während der Chemotherapie durch. Das Produkt für die begleitende Scheinfastentherapie unter Chemotherapie heißt »Chemolieve«.

Ergebnisse werden in ein, zwei Jahren erwartet. Bis dahin können keine konkreten Empfehlungen ausgesprochen werden.

Longos Pionierleistung war jedenfalls sensationell. Er fand heraus, dass gesunde Zellen und Krebszellen ganz unterschiedlich aufs Fasten reagieren. Viele Jahre lang hatte er an Hefezellen und Bakterien geforscht und entdeckt, dass diese gegen verschiedene Gifte geschützt sind, wenn man sie hungern lässt. Ihr Stoffwechsel geht dann in eine Art Winterschlafmodus. Das Gegenteil ist bei Krebszellen der Fall. Sie kennen diesen protektiven Modus nicht, sondern bleiben hungrig und nehmen jede Nahrung und damit auch das Zellgift während der Chemotherapie ungebremst auf. Eine solche Entdeckung ist natürlich der Traum aller Krebsspezialisten. Denn die Chemotherapie ist ja vor allem deshalb so nebenwirkungsbehaftet, weil sie nicht nur die Krebs-, sondern auch die gesunden Körperzellen angreift.

Longo hatte damit *den* Schlüssel zur Differenzierung entdeckt. Wir wissen schon lange, dass eine gesunde Körperzelle in ihren

Genen die Fähigkeit verankert hat, beim Wegfall von Nahrungsenergie zügig in den Fastenmodus umzuschalten. Alle Zellfunktionen werden dann heruntergeregelt, die Proteinsynthese wird gedrosselt. Dadurch passiert nicht mehr viel in der Zelle, aber aufgrund dieses Mechanismus ist sie gegen widrige äußere Einflüsse und Gifte geschützt. Die Krebszelle besitzt mutierte Gene, sogenannte Onkogene. Sie sorgen dafür, dass die Krebszelle auch ohne äußere stimulierende Signale weiterwachsen kann. Gleichzeitig machen die Onkogene die Krebszelle anfälliger für eine Schädigung durch Giftstoffe, da in diesem Zustand alle Schleusen offen stehen. Longo beschrieb die Situation für den Körper als »differenzielle Stressresistenz«. Einerseits bedeutet Nahrungsentzug Stress – die Krebszelle wird dadurch verwundbar –, andererseits kommt die gesunde Zelle damit hervorragend zurecht. Die gesunden Zellen gehen in den Schutzmodus, aber die Krebszellen, wie es ihrer Natur entspricht, bleiben hochaktiv, wachsen weiter und werden von der Chemotherapie stark dezimiert. Die Körperzellen schalten beim Fasten also in einen Ruhemodus, sie ducken sich weg, konzentrieren sich auf lebenserhaltende Maßnahmen wie Selbstreinigung und werden dadurch widerstandsfähiger. Tumorzellen hingegen bleiben aktiv und teilen sich weiter, das zeichnet sie aus – und macht sie verwundbar für die Gifte aus der Chemotherapie.

In seinen jahrelangen, experimentellen Laborversuchen konnte Longo die differenzielle Stressresistenz immer wieder nachweisen. Aber natürlich reichen Labor und Tierexperimente nicht aus, der Organismus Mensch ist viel, viel komplizierter.

Zum aktuellen Stand der Krebsforschung

In ersten Studien mit Patienten konnten Longo und seine Mitarbeiter die Reduzierung von Nebenwirkungen unter Chemotherapie durch Fasten nicht so eindeutig zeigen wie im Tierversuch. In zwei, allerdings sehr kleinen Studien (mit 13 beziehungsweise 20 Patientinnen, überwiegend mit Brustkrebs und unter laufender Chemotherapie) wurden zwar etwas weniger Nebenwirkungen bei den fastenden Patientinnen und auch weniger Schäden an gesunder DNS (Erbinformation) in ihren Zellen festgestellt als bei Patientinnen, die nicht fasteten. Aber wie gesagt, die Studien sind klein.

2014 begannen wir mit einer eigenen Studie. 50 Patientinnen mit Brust- oder Eierstockkrebs und geplanter Chemotherapie wurden in die Studie eingeschlossen. Während der Chemotherapie zeichneten wir die Lebensqualität, die Stimmung, das Befinden und die Nebenwirkungen der Behandlung auf. Da einige Frauen die Therapie unterbrachen, andere Behandlungen erhielten oder keine Zeit mehr für die aufwendigen Fragebögen besaßen, erhielten wir Daten von insgesamt 34 Patientinnen. Alle hatten in einer vorher ausgewählten Reihenfolge bei der Hälfte ihrer vier bis sechs Chemotherapie-Zyklen gefastet oder sich normal ernährt. Das Fasten begann dabei 36 Stunden vor der Chemotherapie und wurde bis 24 Stunden danach fortgeführt, also insgesamt über 60 Stunden. Und tatsächlich bestätigten unsere Ergebnisse die Hypothese von Longo: Die Patientinnen, die gefastet hatten, vertrugen die Chemotherapie sehr viel besser, mit weniger Beeinträchtigungen in ihrer Lebensqualität.

Dennoch rate ich bei einem Fasten unter Chemotherapie momentan noch zur Zurückhaltung. Kritische Onkologen haben durchaus recht, wenn sie einwenden, dass es zu früh ist, das Fasten während der Chemotherapie zu empfehlen. Es ist sehr wichtig, alle Voraussetzungen zu prüfen, das Gewicht engmaschig zu kontrollieren und das Fasten sehr genau zu begleiten. Momentan berücksichtigen wir diese Anforderungen in einer weiteren, größeren Studie. Auch die Kollegen aus Los Angeles setzen ihre Studien auf diesem Gebiet fort. Wir hoffen, dass wir in spätestens zwei bis drei Jahren genauer sagen können, wem das Fasten während der Chemotherapie hilft.

Ob das Fasten noch mehr kann, zum Beispiel den Krebs zusätzlich bekämpfen, lässt sich derzeit nur im Tierexperiment zeigen. Den Krebs auszuhungern, wäre ein Traum, doch so einfach ist es leider nicht. Aber möglicherweise kann eine Kombination aus gesunder Ernährung und periodischem Fasten tatsächlich die Therapie bei Krebs gut unterstützen. Denn inzwischen ist auch belegt, dass zum Beispiel Brustkrebs und Darmkrebs seltener auftreten, wenn eine gesunde Ernährung auf dem Speiseplan steht.

Wichtig: Fasten Sie als Krebspatient nur unter ärztlicher Aufsicht und am besten im Rahmen von Studien. Achten Sie auch darauf, dass Sie nicht zu viel Gewicht verlieren, Untergewicht muss dringend vermieden werden!

Sowohl Krebspatienten als auch solchen mit chronischen Krankheiten empfehlen wir nach dem Fasten, ihre Ernährung grundsätzlich in Richtung pflanzenbasiert und zuckerarm umzustellen. Damit wird das Immunsystem im Kampf gegen die Krankheit gestärkt. Für die Fastenphase selbst legen neuere wissenschaftliche Daten den Schluss nahe, die Fastenspeisen wie Brühe oder Schleim möglichst frei von tierischem Eiweiß und raffiniertem Zucker zu halten. Daher sind vegane Fastenformen wie das Buchinger-Fasten von Vorteil. Bei der Auswahl der zugeführten Säfte sollte darauf geachtet werden, eher Gemüse- statt süßer Obstsäfte aufgrund ihres Fruchtzuckergehaltes zu trinken.

Die Fasting-Mimicking-Diät nach Valter Longo

Nach vielen Jahren, in denen Valter Longo nur geforscht hatte, beschloss er, mehr als nur eine Fastenempfehlung auszusprechen. Er brachte eine Fasten-Lebensmittelproduktlinie auf den Markt. Das hat ihm viel Kritik eingebracht, obwohl die Gewinne aus dem Verkauf der Produkte komplett in eine Stiftung zur Förderung der Fastenforschung einfließen. Als ich Valter Longo das erste Mal während einer Tagung in der Klinik Buchinger Wilhelmi in Überlingen persönlich sprach, lautete eine meiner ersten Fragen an ihn in unserer angeregten Diskussion: »Warum ein Produkt?« Seine

Antwort war provokant, aber durchaus nachvollziehbar: »Nur ihr verrückten Deutschen liebt es zu fasten, bei uns in den USA ist das aber nicht der Fall.« Damit meinte er, dass Fasten, auch wenn es wissenschaftlich so vielversprechend ist, sich in Ländern ohne kulturelle Fastentradition kaum durchsetzen wird. Gar nichts oder nur wenig zu essen ist hier unvorstellbar. Ein Produkt, so seine Idee, mache Fasten leichter, vor allem in Ländern wie den Vereinigten Staaten. Longo wollte auch mehr Kalorien anbieten, denn zu dieser Zeit hatte er in mehreren Experimenten festgestellt, dass ein Teil der Fastenwirkung allein auf den Verzicht von tierischen Produkten sowie Zucker zurückgeführt werden kann. Lässt man beides weg, führt das wie beim »richtigen« Fasten bereits zu einer deutlichen Senkung der Konzentrationen von Insulin, IGF-1 (ein Marker für späteres Krebsrisiko) und mTOR (ein Enzym, das entzündliches Wachstum in Zellen fördert). Diese Beobachtung motivierte ihn, eine »Scheinfastendiät«, die Fasting-Mimicking-Diät zu entwickeln. In diesem Sinne sehe ich seine Diät auch positiv. Es gibt Differenzierungen des Scheinfastens je nach Erkrankung. Zum Beispiel bei Krebs das Chemolieve über 4 Tage, für Stoffwechselerkrankungen und zur Prävention das ProLon mit 5 Tagen. Ein Kurs besteht aus 5 Tagen. Am ersten Tag werden 1100 Kalorien, an den weiteren Tagen je 700 bis 800 Kalorien gegessen. Bei starkem Übergewicht oder starkem Metabolischem Syndrom kann diese Diät jeden Monat für fünf Tage oder alle zwei Monate praktiziert werden.

Auf dieser Basis stellte Valter Longo also ein weniger stark kalorienreduziertes, aber zucker- und tiereiweißfreies Fastenprogramm unter dem Namen »ProLon« zusammen. Es besteht aus fünf fertigen Tagesrationen für ein modifiziertes Fünf-Tages-Fasten-Programm. Der Nachteil: Es ist teuer. Der klare Vorteil: Man muss sich keine Gedanken über Einkaufen, Kaloriengehalt und Zubereitung machen. Tütensuppen, Nussriegel, Gemüsecracker und etwas Saft liefern die Tagesrationen – vegan und zuckerarm. An der bislang größten klinischen Studie am Menschen, die dieses Fastenprogramm überprüfte, war ich beteiligt. Wir untersuchten

100 freiwillige Teilnehmer aus Kalifornien. Die Hälfte der Probanden erhielt über drei Monate an jeweils fünf Tagen ProLon, die andere Gruppe sollte essen wie bisher. Nach drei Monaten (mit insgesamt drei Fastenzyklen) zeigte die Fasting-Mimicking-Diät gute Wirkungen. Die Teilnehmer verloren Pfunde, der Blutdruck sank, die Blutfette verbesserten sich und der Spiegel des Wachstumsfaktors IGF-1 reduzierte sich.

Ist die Fasting-Mimicking-Diät die Zukunft? Ich denke – auch wenn mir die Menge an Verpackung und die fehlende Frische nicht sympathisch sind –, dass sie für einige Therapiesituationen vermutlich genau das Richtige ist. Dazu zählt das Fasten während der Chemotherapie. In dieser Zeit ist es für Patienten und Onkologen unkompliziert und praktisch, alle Zutaten für das Fasten in einem einzigen Paket zu erhalten. Die Inhaltsstoffe sind präzise definiert und man erspart sich Fastendiätberatungen sowie zeitraubende Einkäufe.

Für den gesunden oder nur leicht Erkrankten, der Fasten präventiv einsetzen oder für sich ausprobieren möchte, erscheint mir eine Produktlinie allerdings überflüssig. Letztlich wird sich zeigen, wo die Scheinfastendiät zukünftig ihren Platz haben wird.

Weitere Wirkungen des Fastens

Die Stärkung des Immunsystems

Valter Longo und weitere Forscher beobachteten immer wieder günstige Wirkungen des Fastens auf das Immunsystem, Entzündungsreaktionen und die Stammzellproduktion im Körper. Auch hier zeichnet sich ab, dass Heilfasten zumindest unterstützend helfen kann. Darüber hinaus haben in den letzten Jahren Wissenschaftler aller Fachrichtungen herausgefunden, dass das Immunsystem wesentlich durch Art und Zusammensetzung der Darmbakterien, durch das Mikrobiom gesteuert und geprägt wird. In einer Studie aus Österreich untersuchten Wissenschaftler 2016, ob sich im Mikrobiom nach einer Buchinger-Fastenwoche Veränderungen nachweisen ließen. Und tatsächlich zeigte sich eine Zunahme der Diversität, also der Vielfalt der Bakterienstämme. Diese ist für ein gesundes Immunsystem maßgeblich.

Auch für andere Immunerkrankungen wie Kollagenosen, Allergien und chronisch neurologische Erkrankungen wie Multiple Sklerose mehren sich die Hinweise, dass sie durch Fasten gut und ergänzend zu behandeln sind.

Die Wirkung auf Erkältungen und wiederkehrende Infekte

Gegen häufige grippale Infekte hilft oftmals Fasten. Eine Erkältung bietet sich sogar als ein guter Fasteneinstieg an. Wir alle wissen es selbst: Quält uns ein Infekt, haben wir auf natürliche Weise von ganz alleine keinen Appetit. In diesem Fall empfehle ich sehr, seinem Instinkt zu folgen. Schließen Sie an die Erkältung ein Kurzzeitfasten von drei bis fünf Tagen an, das stärkt langfristig Ihr Immunsystem.

Auch Fieber ist ein guter Fasteneinstieg. Und: Fasten dämmt generell Entzündungsprozesse ein.

Fasten ist keine Abnehmdiät

Natürlich interessiert es jeden brennend, was mit seinem Gewicht passiert, wenn er fastet. Es ist ein großes Missverständnis, dass es beim Fasten vor allem um eine Gewichtsabnahme geht. Sie ist ein »Mitnahmeeffekt«. Auch würde ich niemandem diese Therapie empfehlen, wenn ausschließlich eine Gewichtsabnahme angestrebt und sonst keine Änderung der Ernährungs- oder Lebensstilgewohnheiten beabsichtigt wird. Glücklicherweise aber ist das Fasten für die meisten Menschen ein nachhaltiges Erlebnis, dass es eine ideale Maßnahme darstellt, um Motivation für einen gesünderen Lebensstil auszulösen.

Die Ursachen von Übergewicht werden heute vielschichtiger gesehen als noch vor einigen Jahren. Trotzdem gilt weiterhin, dass in den meisten Fällen eine zu hohe Kalorienaufnahme und/oder ein zu geringer Kalorienverbrauch (sprich: mangelnde Bewegung), die Hauptursache für Übergewicht darstellen. Ausgenommen sind hormonelle Ursachen, eine Schwangerschaft, eine Schilddrüsenerkrankung oder Medikamenteneinnahme.

Physiologisch ist weitestgehend festgelegt, wie viel Gewicht wir beim Fasten abnehmen: Der Körper baut Fett ab, um Energie bereitzustellen. Ein Gramm Körperfettgewebe liefert ungefähr neun kcal Energie. Wenn wir üblicherweise 2000 bis 3000 kcal am Tag verbrauchen – je nach Aktivität, und Frauen ungefähr 400 kcal weniger als Männer –, bedeutet dies, dass wir durchschnittlich 300 bis 400 Gramm Fett pro Fastentag verbrennen. Mehr geht nicht.

Trotzdem erfahren die meisten Fastenden aber eine sehr viel stärkere Gewichtsabnahme. Die Erklärung: Der Wegfall von Salz, der Anstieg entwässernder Hormone und schließlich der niedrigere Insulinspiegel führt bei den meisten Fastenden zu dem Verlust einer

Menge Wasser – normalerweise bewirkt Insulin unter anderem eine Rückhaltung von Salz und Wasser in den Nieren. Das ist übrigens der Grund, warum im Rahmen von Low-Carb-Diäten häufig erst einmal vermehrt entwässert wird; der Gewichtsverlust ist also zunächst vor allem ein Wasserverlust. Seien Sie darüber trotzdem nicht enttäuscht, denn die Entwässerung ist durchaus gut.

Auch wird an den ersten Tagen etwas Protein abgebaut. Es ist unklar, ob dies sowieso bereits beschädigtes Protein oder gutes Eiweiß ist. Jedenfalls liefert Protein weniger Energie, nur 4,1 kcal pro Gramm Eiweiß. Bei 30 Gramm Proteinabbau pro Fastentag kommt es hierüber anfänglich zu einem zusätzlichen leichten Gewichtsverlust.

Durch die hormonelle Umstellung wird ab dem ersten Fastentag sehr viel Natrium ausgeschieden, das im Körper eingelagerte Flüssigkeit mit sich nimmt. Wassereinlagerungen in den Beinen, Schwellungen in den Händen oder auch ein »aufgedunsenes« Gesicht minimieren sich. Bei Patienten, bei denen die Wassereinlagerungen ein medizinisches Problem darstellen, kann der Gewichtsverlust in einer Woche durchaus bis zu zehn Kilogramm betragen. Die Information, dass es sich bei den purzelnden Pfunden um zu viel Wasser im Körper handelt, ist für Fastende beeindruckend. Gleichzeitig ist dieses Wissen wichtig, um Enttäuschungen vorzubeugen. Zumindest ein gewisser Teil des Wasserverlusts wird nämlich wieder eingelagert, wenn man zum normalen Essen zurückkehrt, vor allem, wenn man wieder gesalzene Speisen isst. Aber oft verändert das Fasten das Geschmacksempfinden und viele benutzen im Anschluss an ihre Fastenwoche weniger Salz. Mit dem Ergebnis: Einige Wassereinlagerungen bleiben dauerhaft verschwunden. Aber wie gesagt, der Gewichtsverlust sollte nicht im Fokus stehen, primär geht es beim Fasten um andere Dinge, die Gewichtsabnahme ist nur ein angenehmer Nebeneffekt.

»Ich habe nur zwei Kilogramm in der ganzen Woche abgenommen und mein Bettnachbar acht«, höre ich so manches Mal. Ich kann meine Patienten dann damit trösten, dass es hinsichtlich des »Abspeckens«, also der Reduktion der Fettmasse während des Fastens, allen Menschen gleich ergeht. Jeder nimmt – je nach Grundumsatz und Bewegungsaktivität – zwischen zwei und drei Kilogramm Fettgewebe pro Woche ab. Nicht mehr. Der Rest ist nicht heiße Luft, aber temperiertes (Körper-) Wasser. Trotzdem ist das Heilfasten ein Schlüssel für die Gewichtsabnahme. Ich bezeichne es gerne als »Kick-off« für Menschen mit Übergewicht und den dadurch häufig schon vorhandenen Folgeproblemen. Das Bild vom Neustart ist hier durchaus angebracht.

Die Wirkung auf den Schlaf

Beim Fasten verändert sich ebenso der Schlaf, inwiefern genau, ist allerdings individuell sehr verschieden. Viele Fastende haben das Gefühl, weniger Schlaf zu brauchen oder/und wachen öfter nachts auf, ohne dies als unangenehm zu empfinden. Es gibt aber auch das Gegenteil: Manche Fastende brauchen mehr Schlaf und schlafen schlechter. Meiner Erfahrung nach sind dies vor allem Menschen, die unter einer starken Erschöpfung zu Beginn des Fastens leiden.

Fasten wirkt stimmungsaufhellend

Immer wieder wird über die positive Gemütslage, die gute Stimmung beim längeren Fasten berichtet. Ich wollte wissen, ob das wirklich zutrifft und habe dies bei meinen Patienten mittels vorbereiteter Stimmungsskalen und Fragebögen eruiert. Mit großer Neugierde haben wir dann die Fastenden täglich auf diese Weise ihre Gemütsverfassung bewerten lassen. Und tatsächlich: Die Laune verbesserte sich durchschnittlich spätestens ab dem vierten Tag. Allerdings verwandelt sich die gute Stimmung nicht bei allen in Euphorie, aber auch diese existiert (und nicht mal selten).

Wissenschaftlich ist belegt, dass beim Fasten größere Mengen des »Glückshormons« Serotonin im Gehirn verfügbar sind und auch andere Stimmungsaufheller (Endorphine) vermehrt produziert werden. Evolutionär gibt es auch dafür eine Erklärung. Hätten unsere Vorfahren angesichts von aufgebrauchten Vorräten depressiv in ihrer Höhle verharrt, hätte dieses Verhalten die Aussicht auf neues Futter sehr geschmälert. Uns gäbe es dann wohl nicht.

Übergewichtigere Menschen, kann ich aus langjähriger Erfahrung als Fastenarzt feststellen, geraten beim Fasten durchschnittlich in bessere Stimmung als schlanke. Dieser Umstand liegt vermutlich an der stärkeren Umstellung der Hormone. Bei Übergewichtigen ist die Veränderung der Stoffwechselhormone meist ausgeprägter, dieser Umstand wird beim Fasten nochmals begünstigt. Auch die schon erwähnten Ketone, die beim Abbau von Fett entstehen, werden für die Stimmungsverbesserung verantwortlich gemacht. Und schließlich ist es wunderbar für Körper und Seele, zu erleben, wie man ohne Essen prima zurechtkommt, an Gewicht verliert und gesünder wird. Diese Art Placebo-Wirkung des Fastens ist nicht zu unterschätzen und hebt die Stimmung ungemein.

Die Wirkung auf Sexualität und Fruchtbarkeit

Viele Legenden und Mythen ranken sich um die Wirkung von Fasten auf die Sexualität. Zweifelsfrei ist belegt, dass es während des Fastens zu einem Abfall der Sexualhormone Testosteron und Östrogen kommt. Auch weiß man von den CRONers (siehe S. 250 f.), dass permanente Unterernährung eher unfruchtbar macht. Das ist nachvollziehbar: Ist der Körper damit beschäftigt, seinen Grundumsatz aufrechtzuerhalten, denkt er in diesem Moment kaum ans Zeugen von Nachkommen. Später sieht das dann allerdings wieder ganz anders aus. Viele Patienten berichten von einer lebendigen Libido im Anschluss an die Fastentage. In vielen Fastenkliniken gibt es als Beweis dafür Pinnwände voll mit Babyfotos und dankbaren Grüßen.

Fasten schützt unsere Gesundheit

Fasten ist aber nicht nur eine wirksame Therapie bei bestehenden gesundheitlichen Problemen, sondern auch eine wunderbare Methode zur Prävention.

Tausende von gesunden Menschen fasten zu diesem Zweck jedes Jahr in Fastengruppen, Volkshochschulen oder Klöstern unter Anleitung von Fastenleitern und Ärzten. Die Resultate eines solchen ambulanten Fastens von Gesunden habe ich mit meiner Arbeitsgruppe untersucht und 2013 im Fachblatt *Research in Complementary Medicine* publiziert. An dieser Studie nahmen nach einem Aufruf durch die beteiligte Fastenleiterin 30 Frauen teil. Selbstverständlich wären auch Männer willkommen gewesen, aber wie so oft sind Frauen deutlich motivierter und engagierter, wenn es darum geht, etwas für ihre Gesundheit zu tun (wenn Sie diese Zeilen als Mann lesen, mögen Sie mir bitte die Kritik an unserem Geschlecht verzeihen). Zu unserer Studie: Alle 30 Frauen mit einem Durchschnittsalter von 49 Jahren wurden vor und nach dem Fasten ausführlich medizinisch untersucht. Bei ihnen wurden Blutfette, Blutdruck und Hormone sowie der Blutzuckerstoffwechsel gemessen. Nach dem einwöchigen Fasten zeigten sich starke Effekte: Es kam zu einer Gewichtsreduktion um knapp sechs Kilo bei den zu Beginn eher deutlich übergewichtigen Frauen, der obere systolische Blutdruckwert sank um 16 mmHg, der für die Herzgesundheit bedeutende LDL-Cholesterinwert um 30 Punkte und der Insulinwert von 14 auf 3 mg/dl. Des Weiteren besserten sich Stimmung, psychisches Befinden (Depressivität und Ängste), Müdigkeit und Schlafqualität gravierend.

Eine Bestätigung erbrachte eine Folgestudie auch für einen bekannten Teilaspekt des Fastens, die Regeneration der Fettleber. Forschungen der letzten Jahre haben gezeigt, dass auch die Leberverfettung eine ungute Rolle bei der Konservierung von zu viel Gewicht und den damit verbundenen negativen Folgen spielt. Als ich vor 25 Jahren meine ersten Ultraschalluntersuchungen der Leber durchführte, erklärte ich noch meinen Patienten: »Sie haben eine Fettleber, aber das ist ungefährlich.« Jetzt würde ich das nicht mehr sagen, im Gegenteil: Man weiß inzwischen, dass die Fettleber die Entwicklung von Diabetes und Bluthochdruck mit vorantreibt.

Alle drei Systeme – Insulin, Salz-Hormonstoffwechsel und Fettleber – können sich beim Fasten innerhalb von einigen Tagen radikal erholen. In eigenen Studien mit meinem Team konnte ich zeigen, dass nach einem siebentägigen Heilfasten die Zellen wieder sensibler auf Insulin reagieren und dass der Blutdruck rasch sinkt. In einer anderen Studie, zusammen mit der Ärztin und Fastenexpertin Françoise Wilhelmi de Toledo und Stefan Drinda von der Fastenklinik Buchinger Wilhelmi, zeigte sich, dass Patienten mit einer Fettleber nach einer Fastenkur ausgeprägte Verbesserungen zeigten. Das heißt, dass der Fettabbau nicht nur am Gewichtsverlust erkennbar war, sondern auch an einer »schlankeren« Leber.

Wer sollte nicht fasten?

Kinder, Jugendliche, Schwangere, stillende Mütter

Lebensphasen, in denen viel Energie für das Wachstum benötigt wird, sind nicht für das Fasten geeignet. Daher sollten Kinder und Jugendliche nicht fasten. Auch Schwangere und stillende Mütter sollten nicht heilfasten. Ein moderates Intervallfasten ist ihnen möglich, wenn es dabei nicht zur Gewichtsabnahme kommt.

Vorsicht bei Essstörungen und Untergewicht

Menschen, die in ihrem Leben bereits an Magersucht oder anderen Essstörungen wie Bulimie gelitten haben, sollten nicht mehrere Tage am Stück fasten. Zwar können sie erfahrungsgemäß sehr gut fasten, aber es ist nicht ausgeschlossen, dass bei ihnen die Essstörung wieder aufflammt. Deshalb empfehle ich Menschen mit solchen Vorgeschichten, nicht zu fasten.

Auch für Menschen, die an Untergewicht leiden oder bereits durch eine andere Ursache deutlich an Gewicht verloren haben, ist längeres (Heil-) Fasten nicht empfehlenswert. Die meisten Fastenärzte sehen die Untergrenze bei einem Body-Mass-Index (BMI) von 19. Im Zweifelsfall sollte dies immer mit dem Hausarzt besprochen werden.

Wird zum Fasten als unterstützende Therapie bei einer medizinischen Erkrankung trotz Untergewicht geraten, ist eine Überwachung in einer Klinik unbedingt erforderlich.

Fasten bei starkem Übergewicht?

Menschen mit moderatem Übergewicht fällt Fasten besonders leicht. Da in der Folge oft die Pfunde rasch purzeln, stellen sie nach Fastenende vielfach ihre Ernährung so um, dass weiter Gewicht reduziert wird. Alle Daten, die bislang an Kliniken von wiederholt fastenden, leicht übergewichtigen Patienten erhoben wurden, zeigen, dass es in der Regel nicht zu einem Jo-Jo-Effekt kommt. Allerdings sollte bei sehr starkem Übergewicht (BMI > 45) Heilfasten sorgfältig abgewogen werden. Stark adipöse Menschen leiden häufig unter Essstörungen, Essattacken oder psychisch belastenden Umständen, welche ursächlich die Überernährung hervorgerufen haben. In diesen Fällen kann es sinnvoller sein, gesundes regelmäßiges Essen oder Intervallfasten zu schulen oder andere medizinische Maßnahmen wie die Adipositas-Chirurgie (bariatrische OP, Magenband) zu erwägen. Hier empfehle ich die Rücksprache mit dem Haus- oder Facharzt.

Bei diesen Erkrankungen sollten Sie nicht fasten!

Es gibt Erkrankungen, bei denen ich das längere Heilfasten nicht empfehle, da Nebenwirkungen durchaus häufiger zu erwarten sind. Zu ihnen gehören:

- **Gicht:** Traten Gichtanfälle bereits in der Vergangenheit auf, kann ein solcher unter Fasten erneut ausgelöst werden. Durch Nahrungsverzicht und den dadurch initiierten Fastenstoffwechsel steigt der Harnsäurespiegel im Blut und kann einen erneuten Gichtanfall bewirken. Ist nur die Harnsäure erhöht und wurde noch kein Gichtanfall erlebt, kann ein Fastenversuch gestartet werden. Aber nur in einer Klinik unter Kontrolle des Harnsäureblutspiegels.

- **Gallenkoliken und Gallensteine:** Wer unter Gallenkoliken und Gallensteinen leidet, sollte mit dem Fasten vorsichtig sein. Sind aktuell oder in den letzten Monaten Koliken aufgetreten, rate ich ganz davon ab. Es könnte dann während des Fastens oder im Anschluss zu einer Kolik kommen. Sind Gallensteine im Ultraschall zu sehen, die aber keine Beschwerden machen, kann stationär unter Beobachtung gefastet werden.
- **Herzerkrankungen, starke Leber- oder Nierenfunktionseinschränkungen:** Menschen mit schweren Beeinträchtigungen von Herz, Leber oder Nieren sollten nicht fasten beziehungsweise nur in einer Spezialklinik mit Überwachung. Für manche Lebererkrankungen (eine schwere Fettleber) ist Fasten eine gute Therapie, aber auch in dem Fall bedarf es einer medizinischen Kontrolle.
- **Netzhautablösung:** Bei Netzhautablösung, akuter Schilddrüsenerkrankung und seltenen genetischen Stoffwechseldefekten sollte keinesfalls gefastet werden.
- **Diabetes Typ 1:** Während für Diabetes Typ 2 und 3 das Fasten eine sehr gute Therapie ist, sollte bei Typ 1 nur in Ausnahmefällen gefastet werden. Zwar gibt es einzelne Patienten mit Diabetes Typ 1, die mit Fasten positive Erfahrungen gemacht haben, aber das nur mit Zustimmung des Facharztes und einem stationären Fasten.
- **Depression:** Fasten hilft bei leichten Formen der Depression, bei schwereren Varianten sollte darauf verzichtet werden, da es für Körper und Psyche eine Veränderung darstellt und – gerade an den ersten Tagen – das System sensibilisiert, das heißt, noch empfindlicher macht. Eine schwere Depression könnte sich unter Fasten verschlimmern.

Kann man fasten, wenn man Medikamente einnimmt?

Wer regelmäßig Medikamente einnehmen muss, sollte nur unter ärztlicher Begleitung heilfasten, beim ersten Mal am besten in einer Klinik. Beim Heilfasten müssen nämlich einige Medikamente abgesetzt oder deutlich reduziert werden. Dazu gehören Antidiabetika wie Metformin, entwässernde Blutdrucksenker oder Blutgerinnungshemmer wie Marcumar. Auch die Wirkung der Antibabypille kann sich abschwächen. Schmerzmittel können stärker den Magen reizen als sonst. Weiter eingenommen werden können alle Vitamine und dauerhaft eingenommenen Schilddrüsenmedikamente, sonstige Blutdrucksenker und Antidepressiva.

Für das Intervallfasten gibt es keine speziellen Aspekte, außer ein Diabetes wird mit Insulin behandelt. Die Dosis muss hier entsprechend angepasst werden.

Wichtig: Die Einnahme oder das Absetzen von Medikamenten beim Fasten (Heil- und Intervallfasten) sollte aber immer mit dem Arzt abgesprochen werden.

Heilfasten – das praktische Programm

Die wichtigsten Fragen zum Heilfasten – kompakt

Wenn man das erste Mal fastet, beschäftigen einen natürlich viele Fragen: Was kommt da auf mich zu? Wie fühlt sich das an, nichts zu essen? Wird es mir gutgehen? Werde ich großen Hunger haben? Fehlt mir nicht die Kraft? Hat Fasten Nebenwirkungen?

Antworten auf diese Fragen haben wir inzwischen durch Hunderttausende von Fastenverläufen erhalten. Natürlich gibt es immer wieder die individuelle Erfahrung, sowohl in die eine als auch in die andere Richtung, aber für die meisten lässt sich gut voraussagen, wie Fasten sich anfühlt.

Heilfasten ist ja eine der stärksten Umprogrammierungen des Körpers, die wir auf natürliche Weise erreichen können. Da selbst kleinere Reize und Herausforderungen wie zum Beispiel ein Saunabesuch, eine Radtour oder ein Schnupfen das Allgemeinbefinden deutlich beeinflussen können, ist klar, dass Heilfasten eine Menge subjektiver Veränderungen bewirkt. Damit die Umstellung von essen auf nicht essen leichter fällt, werden ein bis zwei Entlastungstage vorgeschaltet. Danach folgen die Fastentage, das Fastenbrechen und als Abschluss drei Aufbautage.

Einlauf – muss er sein?

Menschen, die an Verstopfung oder dem Reizdarmsyndrom leiden, wissen, dass man sich meistens besser fühlt, wenn der Darm entleert ist. Beim Fasten entsteht für dieses Verdauungsorgan eine sehr spezielle Situation. Üblicherweise wird die Darmentleerung, der Stuhlgang, vor allem durchs Essen angeregt. Jeder kennt das. Nach dem Aufstehen tut sich noch nicht viel, aber wenige Minuten nach dem Frühstück oder Mittagessen drängt es und man sucht die Toilette auf. Mediziner bezeichnen das als gastrokolischen Reflex: Ein Magen, der gefüllt ist, leitet diese Information über Nerven des Bauchraums an den Darm weiter, um sozusagen im unteren Teil des Verdauungsapparats Platz für Neues zu schaffen. Dieser Reflex wird beim Fasten nun nicht mehr bedient, es kommt ja oben nichts mehr nach. Eventuell verbleibt deshalb noch Darminhalt aus den Tagen, bevor man mit dem Fasten begonnen hat, länger im Darm. Dieses Gefühl ist nicht sehr angenehm, und so liegt es nahe, der Darmentleerung beim Fasten etwas nachzuhelfen.

Bei den meisten Fastentechniken steht daher am Anfang die Darmentleerung mittels Einnahme eines abführenden Salzes wie Glauber- oder Bittersalz. Zusätzlich werden regelmäßige Einläufe während des Fastens empfohlen, bei der Technik nach Buchinger zum Beispiel alle zwei Tage. In den USA, wo das Thema Darm, Stuhlgang und Einläufe äußerst schambehaftet ist, steht eine Darmentleerung beim Fasten meist nicht auf dem Plan. Für Valter Longo sind Einläufe bei seinen Patienten »undenkbar«, er ist auch der Meinung, dass diese nicht zwingend sind, weil die Fasteneffekte auf Zell- und Molekülebene stattfinden und nicht über den Darm.

Viele Patienten in unserer Klinik, die beides ausprobiert haben, also mit und ohne anfängliches Abführen plus weiterer Einläufe, berichten aber, dass sie durch die Darmentleerungen weniger Hunger empfinden. Dadurch sei das Fasten für sie angenehmer und gehe leichter vonstatten. Auch Kopfschmerzen, Abgeschlagenheit und Beschwerden, die in den ersten zwei Tagen nicht selten sind, werden durch Einläufe gelindert. An unserer Klinik empfehlen wir daher das traditionelle Fasten mit Abführen und Einläufen, jedoch nur dann, wenn der Patient dazu bereit ist. Keinesfalls ist das Fasten erfolglos, wenn man nicht »glaubert«.

Beim Intervallfasten benötigt man keine begleitenden Einläufe. Auch beim Heilfasten über längere Tage ist kein erneutes Abführen nötig, wenn man weiter spontan Stuhlgang hat. Es mag verwunderlich klingen, dass man überhaupt auf die Toilette muss, da ja nichts gegessen wird. Trotzdem arbeitet der Darm bei vielen Menschen. Er ist eben nicht nur ein passives Rohr, in dem das Essen weiterrutscht und verdaut wird, sondern es wird weiterhin aktiv Flüssigkeit vom Körper in den Darm abgesondert. Ebenso kommt es zur Abschilferung von Darmschleimhautzellen, siehe Mikrobiom, S. 31 ff. Darüber hinaus verändert sich auch die Darmflora schon nach wenigen Tagen.

Das Fasten mit Abführen und Einläufen ist in Europa also traditionell etabliert, aber je nach individueller Präferenz und Verdauung kann mit oder ohne Darmentleerung gefastet werden.

Einläufe

Ein Einlauf reinigt den Enddarm und einen Teil des Dickdarms. Sie benötigen dafür einen Irrigator (Einlaufbehälter aus Plastik mit Schlauch). Füllen Sie diesen mit 1 Liter lauwarmen Wasser und hängen den Behälter in Türklinkenhöhe auf. Knien Sie sich auf den Boden und schieben Sie sich den eingefetteten Darmschlauch ungefähr 20 cm in den After. Der Schlauch sollte nur Wasser und keine Luft mehr enthalten, damit diese nicht in den Darm gelangen kann. Öffnen Sie dann den Schlauch und lassen das Wasser in Ihren Darm einlaufen. Versuchen Sie, das Wasser für ein paar Minuten im Darm zu halten, ehe Sie auf die Toilette gehen. Einläufe lassen sich auch mithilfe eines Ballonklistiers durchführen.

Wie ist eine Fastentherapie aufgebaut?

Entlastungstage

An den ein, zwei Entlastungstagen, die das Fasten einleiten, isst man bewusst weniger und verzichtet auf Kaffee. Es gibt Reis/Gemüse, reichlich Obst, Äpfel, Birnen oder Orangen. Kauen Sie das Obst bewusst und ausreichend lange. Entlastungstage haben die Funktion, dass sich in der folgenden Fastenphase im Darm nur noch Nahrungsrückstände befinden, die leicht abbaubar sind. Obst, Gemüse und Reis zählen dazu. Hingegen faulen und gären Fleisch, zuckerhaltige Nahrungsmittel und Brot (vor allem aus Weißmehl), wenn sich die Darmpassage – wie es beim Fasten der Fall ist – verlangsamt. Das kann Blähungen und Bauchschmerzen hervorrufen und das Wohlbefinden erheblich beeinträchtigen.

An den Entlastungstagen passiert ansonsten nicht so viel. Es wird sich ein leichter Hunger einstellen, vor allem am Abend. Wer regelmäßig Kaffee trinkt, wird durch den Kaffeeentzug mit großer Wahrscheinlichkeit schon jetzt Kopfschmerzen bekommen oder am ersten Fastentag. Diese Schmerzen hören jedoch auf. Naturheilkundlich können Sie zur Linderung Schläfen und Stirn mit Minzöl einreiben. Viele Fastende berichten, dass sich durch Einläufe die Kopfschmerzen bessern (siehe S. 222).

Auch wenn Kaffee inzwischen durchaus als gesund bewertet und präventiv bei Diabetes, Lebererkrankungen und Parkinson empfohlen wird, zeigt der Entzugskopfschmerz, dass übermäßiger Kaffeegenuss eben auch eine Art Sucht sein kann. In diesem Fall ist es sehr gut, die Angewohnheit einmal zu unterbrechen. Die gute Nachricht für alle Kaffeefreunde: Nach dem Fasten schmeckt der Espresso wieder umso besser.

1. Fastentag

Der erste Fastentag sollte mit einer Darmreinigung beginnen, denn ein leerer Darm dämpft das Hungergefühl. Mehrfache Stuhlgänge können leichte Kreislaufbeschwerden verursachen, seien Sie umsichtig und schonen Sie sich.

Für die Darmreinigung lösen Sie 20 Gramm (schlanke Personen) oder 30 Gramm (vollschlanke Personen) Glaubersalz in ½ Liter Wasser auf. Am besten Sie trinken das Glaubersalz in einem Zug rasch aus und trinken für den besseren Geschmack etwas Zitronenwasser hinterher. Bei empfindlichem Darm oder auch sonst eher häufigem Stuhlgang sind 30 Gramm Bittersalz oder Passagesalz dem Glaubersalz vorzuziehen.

Ohne Nahrungszufuhr beginnt im Körper nun die Umstellung: In den nächsten 12 bis 24 Stunden werden die Zuckervorräte in der Leber aufgebraucht, und ein Orchester von Hormonen und Steuersignalen stellt den Körper auf den Ersatzbrennstoff Fett um. Das bedeutet, dass Fettreserven vor allem aus viszeralem Fett, das heißt um die inneren Organe herum, abgebaut werden.

Manche Fastende – ich gehöre dazu – haben anfangs vorübergehend stärkere Rückenschmerzen. Als Erklärung dient häufig die Entwässerung, die Einfluss auf die Bandscheiben nimmt. Diese Begründung ist jedoch nicht wissenschaftlich belegt. Es gibt also keine Erklärung für die Rückenschmerzen. Wichtig zu wissen ist, dass diese nur vorübergehend auftreten. Aber viele Fastende, die unter chronischen oder häufigen Rückenschmerzen leiden und bei denen sich diese während des Fastens leicht intensivieren können, sind dafür im Anschluss lange beschwerdefrei. Diese Reaktion wurde auch bei Fastenden mit Migräne dokumentiert: Während des Fastens kann anfänglich eine unangenehme Migräneattacke auftreten, aber nach dem Fasten stellt sich ein längerfristiger Schutzeffekt ein.

2. oder 3. Fastentag

Der zweite oder dritte Fastentag ist der »Krisentag«. Es ist die Phase, in der im Körper die gewaltige Umstellung der Stoffwechselprozesse passiert. Man fühlt sich müde und schlapp, hat Hunger, die Stimmung ist nicht die beste. Bleiben Sie dennoch standhaft, dieser Tag geht vorüber, ab jetzt wird es leichter. Und es lohnt sich!

3. oder 4. Fastentag

Am dritten oder vierten Tag folgt meist die stabile Phase. Jetzt zeigen sich die angenehmen und positiven medizinischen Wirkungen. Die Gelenke schmerzen weniger, Wassereinlagerungen und Spannungsgefühle gehen zurück, ein erhöhter Blutdruck normalisiert sich und die Stimmung wird immer besser. Ein leicht säuerlicher Atem entsteht, der sich durch das Trinken von Tee und/oder dem Lutschen von Zitronenscheiben abmildert. Manchmal wird die Haut trocken.

Einige Fastende berichten auch über Sehstörungen, am häufigsten handelt es sich um *Mouches volantes,* Trübungen im Glaskörper des Auges, die man als Fäden oder Schlieren sieht. Diese sind harmlos und treten nur vorübergehend auf. Ab dem vierten Fastentag sind die meisten Fastenden in einem guten Wohlbefinden, nicht wenige berichten sogar von einem Fasten-High (Fasteneuphorie).

Ich bin der Ansicht, dass man gleich länger fasten sollte. Denn hat man die ersten schwierigeren Tage hinter sich gebracht, geht der Rest leichter. Fastet man jeweils fünf Tage, muss man immer wieder von Neuem die ersten ein bis drei »härteren« Tage überstehen. In der Nettobilanz hat man also mehr davon, wenn man zehn Tage am Stück fastet und nicht nur fünf.

Fastenbrechen und Aufbautage

Das Fastenbrechen, die Beendigung des Fastens, ist elementarer und entscheidender Bestandteil eines guten und korrekt ausgeführten Fastens. Vernünftig gemacht, kann nachhaltig der Umgang mit Essen verändert werden, auch der Jo-Jo-Effekt ist dann Legende. Nach meinem ersten Fasten war ich nicht gerade ein Vorbild. Ich empfehle also in keinem Fall, ein Fastenbrechen mit Pizza oder Schokoladentorte zu praktizieren. Beginnen Sie morgens mit einem Apfel, den Sie langsam und genüsslich kauen. Nach dem Apfel am Morgen empfehlen sich dann für die Aufbautage für das Mittag- und Abendessen Suppen (siehe dazu den Fahrplan durch die Fastentage, S. 228 ff.).

Allgemeine Fragen rund um das Heilfasten

Allein oder in der Gruppe? Wie lange maximal?

Heilfasten kann zu Hause oder in einer Klinik durchgeführt werden. Als Faustregel gilt: Gesunde können allein oder in einer Gruppe zu Hause oder ambulant fasten. Kranke sollten, zumindest beim ersten Mal, in einer Klinik mit Fastenerfahrung fasten.

Die Länge des Fastens ist variabel. Ich empfehle mindestens fünf Tage, die Zeit kann bei Gesunden auf sieben bis zehn Tage, bei Kranken auf 14, 21 oder auch 28 Tage ausgeweitet werden. Es kommt dabei auf die individuellen Fettreserven an, und das gilt für Gesunde und Kranke, je nach Indikationsstellung.

Heilfasten ist nicht schwierig. Trotzdem sind Witze über teure Fastenkliniken – »Wo doch nur mit Wasser und Tee viel Geld verdient wird« – nicht ganz fair. Fasten ist wie ein hochwirksames Medikament, oder besser: wirksamer als Medikamente. Für die sachgerechte Therapie bedarf es darum auch einiges an medizinischem Know-how. Könnte man Fasten in eine Pille stecken, wäre es *der* Blockbuster, Milliardengewinne dürften garantiert sein.

Die Kur durchzuhalten fällt erstaunlich leicht

Es fällt schwer, wenn viel da ist, wenig zu essen – daher scheitern Diäten. Heilfasten, wenn also nichts da ist, fällt erstaunlich leicht, wenn die ersten ein bis zwei Tage überwunden sind. Gar nichts zu essen ist manchmal auch deswegen einfacher als wenig zu essen, da unser Körper seit Jahrtausenden daran gewöhnt ist. Nahrungsverzicht ist Teil unseres Urmensch-Verhaltens.

Fasten-Fahrplan durch 5 Fastentage

	1. und 2. Entlastungstag	1. Fastentag
Fastenmahlzeiten	reichlich trinken: mindestens 2,5 Liter Wasser ohne Kohlensäure/ungesüßte Kräutertees **Mahlzeiten:** **Früh:** 50 g Haferbrei mit Wasser aufkochen, mit Zimt und geriebenem Apfel **Mittag:** 50 g Naturreis oder Hirse mit 200 g Gemüse und Kräutern **Abend:** Gemüse-Kartoffel-Suppe	reichlich trinken: mindestens 2,5 Liter Wasser ohne Kohlensäure/ungesüßte Kräutertees **Früh:** Abführen mit Glauber-/Bittersalz (Salz in 500 ml warmem Wasser auflösen und schnell trinken) + 1 Liter Pfefferminztee **Mittag:** 250 ml Gemüsesaft z. B. Tomate, Rote Bete, Möhre **Abend:** 250 ml Gemüsebrühe
Unterstützende Maßnahmen	• sich innerlich auf das Fasten einstimmen z. B. mit einer Entspannungsmeditation • Bewegung an frischer Luft	• Fastenbeginn durch Darmentleerung (Salzeinnahme) • leichte Gymnastik zu Hause fördert Darmentleerung • Ruhephasen einbauen • 1 × pro Tag (optimal mittags): Anregung der Lebertätigkeit durch Leberwickel (30 Min.) • **Abend:** Einlauf, nur falls keine Darmentleerung eingesetzt hat
Fastenprozesse	Salzarme leichte Mahlzeiten • entwässern den Körper • bereiten den Körper auf das Fasten vor • entlasten die Verdauungsorgane	durch Darmentleerung Umstellung auf die Nahrung von innen • Körper baut Glykogen-Speicher (Glukose) in Leber ab • fortlaufende Entwässerung reduziert Blutdruck

	2. Fastentag	3. Fastentag
Fastenmahlzeiten	reichlich trinken: mindestens 2,5 Liter Wasser ohne Kohlensäure/ungesüßte Kräutertees **Früh:** 150 ml Gemüsesaft z. B. Möhre, Rote Bete **Mittag:** 150 ml Gemüsesaft z. B. Tomate **Abend:** 250 ml Gemüsebrühe	reichlich trinken: mindestens 2,5 Liter Wasser ohne Kohlensäure/ungesüßte Kräutertees **Früh:** 150 ml Gemüsesaft z. B. Möhre, Rote Bete **Mittag:** 150 ml Gemüsesaft z. B. Tomate **Abend:** 250 ml Gemüsebrühe
Unterstützende Maßnahmen	• Trockenbürstenmassage am Morgen zur Anregung der Durchblutung (1 × täglich möglich) • Leichte Bewegung, viel Ruhephasen • 1 × pro Tag (optimal mittags): Anregung der Lebertätigkeit durch Leberwickel (30 Min.)	• 1 × pro Tag (optimal mittags): Anregung der Lebertätigkeit durch Leberwickel (30 Min.) • Darmreinigung mit Einlauf • verstärkte Zungen-/Mundpflege • Bewegung integrieren z. B. Spaziergänge mit gutem Tempo (mind. 30 Min.)
Fastenprozesse	Glykogen-Speicher sind sehr leer, Körper stellt auf den Fastenstoffwechsel um: Ketonkörper werden aus dem Körperfett hergestellt ggf. kann leichte Schwäche auftreten durch Umstellung	Körper arbeitet im Fastenstoffwechsel: • Reparaturvorgänge laufen • Stoffwechselprodukte werden verstärkt ausgeschieden z. B. Aceton über Lunge ggf. ungutes Mundgefühl/verfärbte Zunge • Darmreinigung unterstützt Regeneration des Darms

Fasten-Fahrplan durch 5 Fastentage

	4. Fastentag	5. Fastentag
Fastenmahlzeiten	reichlich trinken: mindestens 2,5 Liter Wasser ohne Kohlensäure/ungesüßte Kräutertees **Früh:** 150 ml Gemüsesaft z. B. Möhre, Rote Bete **Mittag:** 150 ml Gemüsesaft z. B. Tomate **Abend:** 250 ml Gemüsebrühe	reichlich trinken: mindestens 2,5 Liter Wasser ohne Kohlensäure/ungesüßte Kräutertees **Früh:** 150 ml Gemüsesaft z. B. Möhre, Rote Bete **Mittag:** 150 ml Gemüsesaft z. B. Tomate **Abend:** 250 ml Gemüsebrühe
Unterstützende Maßnahmen	• 1 × pro Tag (optimal mittags): Anregung der Lebertätigkeit durch Leberwickel (30 Min.) • verstärkte Zungen-/Mundpflege • Bewegung integrieren z. B. Spaziergänge mit gutem Tempo (mind. 30 Min.) • Entspannungsübungen wie z. B. Yoga, Qigong einbauen • Saunaanwendungen regen Durchblutung an	• 1 × pro Tag (optimal mittags): Anregung der Lebertätigkeit durch Leberwickel (30 Min.) • Darmreinigung mit Einlauf • verstärkte Zungen-/Mundpflege • Bewegung integrieren z. B. Spaziergänge mit gutem Tempo (mind. 30 Min.) • Entspannungsübungen wie z. B. Yoga, Qigong einbauen
Fastenprozesse	Der Körper wird leichter und der Geist entspannter • Der Parasympathikus des Nervensystem ist nun aktiv (Entspannungsmodus) und das Serotonin wirkt verstärkt (Glückshormon) • Die zelleigene Müllabfuhr (Autophagie) läuft fortwährend, verdaut Zellmüll, gewinnt daraus Energie und stärkt die Zelle	5 Tage fasten bewirkt u. a.: • niedrigeren Blutzuckerspiegel • niedrigere Hormonspiegel (Insulin, IGF-1) • bessere Blutfettwerte • Senkung von Entzündungsparametern • Abbau von verzuckerten Eiweißen (AGEs) • reduzierter Blutdruck

	1. Aufbautag	2. und 3. Aufbautag
Fastenmahlzeiten	weiterhin reichlich trinken **Früh:** Apfel roh oder gedünstet, ggf. Leinsamen-Suppe **Mittag:** Gemüse-Karoffelsuppe **Abend:** Naturreis oder Hirse mit Gemüse und Kräutern	weiterhin reichlich trinken **Früh:** z. B. 50 g Haferbrei, dazu 1 Apfel oder 100 g Beeren mit Zimt **Mittag:** Salat oder Kartoffel mit Gemüse, 1 EL Lein- oder Olivenöl **Abend:** Gemüsesuppe
Unterstützende Maßnahmen	• Ballaststoffreich, salzarm, langsam essen, gut kauen, Sättigung beachten • ggf. milchsauer vergorenen Sauerkrautsaft (250 ml) • Leberwickel auflegen • nur leichte Bewegung, Ruhephasen einbauen	• Ballaststoffreich, salzarm, langsam essen, gut kauen, Sättigung beachten • ggf. milchsauer vergorenen Sauerkrautsaft (250 ml) • Leberwickel auflegen • Bewegung einbauen
Fastenprozesse	Ballaststoffreiche, salzarme, zuckerfreie Ernährung ist gut für den Aufbau der Darmflora/Mikrobiom. Der Stoffwechsel stellt sich wieder um. Ketonkörperproduktion wird zurückgefahren. Der Geschmackssinn ist geschärft.	Der Körper lagert wieder Wasser an und das Gewicht steigt. Die Sensibilisierung der Geschmacksnerven durch das Fasten macht frühere Gewohnheiten leicht veränderbar. Neue Erfahrung stärkt Selbstbewusstsein. Fasten bringt innere mentale Stärke und einen achtsameren Umgang mit sich.

Nicht umhin kommt man beim Fasten um ein gewisses Maß an Selbstdisziplin. Gegen den inneren Schweinehund muss man – gerade in den ersten beiden Tagen – ankämpfen. Interessant ist die Tatsache, dass sich aus erzwungener Nahrungsrestriktion, der wir immer wieder ausgesetzt waren, im Lauf der Jahrhunderte Rituale bewussten Verzichts entwickelten. Diese sind Bestandteil fast aller Weltreligionen und auch spiritueller Lebensformen.

Bleibt immer noch die Frage nach dem Durchhalten. Klar, es wurde in Fastenzeiten nicht selten geschummelt. Nicht von ungefähr erfanden die Mönche 1054 das Klosterbier, um wenigstens etwas Herrliches trinken zu können, wenn sie schon nichts essen durften. Ganz gewitzt nannte man es dann auch Fasten- oder Starkbier. Doch den Mönchen war dieses Getränk auf Dauer zu wenig handfest, und so entwickelten sie hochkalorische Fastenmehlspeisen. Schließlich wurde das Fasten auf den Verzicht von Fleisch beschränkt, Fisch blieb erlaubt. Doch was ist ein Fisch? Für die Mönche war es jedes Wesen, das im Wasser schwamm. Darum fingen sie in der Fastenzeit alsbald die Biber aus den Flüssen und verspeisten so viele Tiere, dass dieser Umstand in Bayern das vorläufige Ende der Biber besiegelte.

Ähnliche Aufweichungen der Fastenregeln gab es bei den buddhistischen Mönchen in Japan und Indien. Fantasie ist sehr sympathisch, aber natürlich gehen durch diese genialen »Erfindungen« die wunderbaren gesundheitlichen Wirkungen des Fastens verloren.

Meine Durchhaltetipps

Lenken Sie sich ab mit allem, was Ihnen Spaß macht (außer essen und trinken). Treiben Sie Sport, fasten Sie nicht allein, sondern in einer Gruppe. Trinken Sie bei aufkommendem Hungergefühl eine Tasse Kräutertee. Denken Sie an den gesundheitlichen Gewinn und daran, wie stolz Sie sein können, wenn Sie durchhalten.

Wie oft kann man Heilfasten?

Traditionell wurde in Anlehnung an die religiösen Vorgaben gefastet. Im Islam ist es der Ramadan, der neunte Monat des islamischen Mondjahrs, im Buddhismus lehnen manche Mönche und Nonnen nach zwölf Uhr die Nahrungsaufnahme ab, im Judentum ist Jom Kippur der große Fastentag und im Christentum wird im Frühling gefastet, von Aschermittwoch bis Ostersonntag (insgesamt vierzig Tage). Da Fasten auch etwas mit Aufbruch und neuen Vorsätzen zu tun hat und außerdem dabei die Kälteempfindlichkeit zunimmt, bietet sich der spätere Frühling aufgrund der Wärme und länger werdenden Tage als ein guter Zeitpunkt an. Aber auch andere Zeiträume sind möglich. In der christlichen Tradition ist eine weitere Fastenphase vor Weihnachten als Vorbereitung auf das Fest üblich.

In der Wissenschaft wird inzwischen mehr als einmal Fasten pro Jahr als positiv angesehen, ebenso regelmäßiges (periodisches) Fasten. Ich empfehle jährlich ein- bis zweimal Heilfasten über fünf bis zehn Tage. Menschen, die länger am Stück fasten können und wollen, sollten dies einmal im Jahr praktizieren.

Ein entscheidender Faktor ist aber letztlich das Ausgangsgewicht. Menschen, die übergewichtig sind und sich auch nach dem Fasten ihr Gewicht normalisieren wollen, können öfter fasten. Nichts spricht hier gegen vier oder sechs Fastenphasen pro Jahr (jeweils fünf Tage). Menschen, die zum Untergewicht tendieren, sollten sich zurückhalten – körperliche Schwäche und eine vermehrte Infektanfälligkeit könnten die Folgen sein.

Frieren und Übergewicht – was bedeutet dies für das Fasten?

Ist einem beim Fasten fortwährend kalt, ist dies ein Hinweis darauf, dass der Körper seine Temperatur herunterfährt, um Energie zu sparen. Das ist nicht weiter beunruhigend, es wird nur etwas frischer im Körper.

Frieren Sie sehr, empfehle ich eher kein längeres Heilfasten, denn dadurch könnte der Grundumsatz anhaltend gesenkt werden. Der Körper verbraucht dann weniger Energie, die Fettreserven werden weniger angegangen und eine weitere Gewichtsabnahme nach Beendigung des Fastens könnte sich schwierig gestalten. Sind Sie zudem übergewichtig, sollten Sie besser das Intervallfasten (siehe S. 244 ff.) in Ihren Alltag integrieren. Es führt nicht zu einer Absenkung des Grundumsatzes, sondern bewirkt, nach bisherigen Erkenntnissen, eher das Gegenteil.

Lassen Sie, wenn Sie stark beim Fasten frieren, Ihre Schilddrüsenwerte durch den Hausarzt überprüfen.

Seltene Komplikationen nach einer längeren Fastenkur

Als Refeeding-Syndrom werden medizinische Komplikationen bezeichnet, die im Anschluss an eine längere Fastenkur in dem Moment auftreten können, wenn man wieder Nahrung zu sich nimmt. Das Syndrom ist auch ein Problem bei Patienten nach längerer Zeit auf der Intensivstation, ebenso bei Patienten mit Magersucht (Anorexia nervosa), die wieder normalkalorisch essen; es ist der Mangelernährung – oft über sehr viele Jahre hinweg – geschuldet. Ursache für das Refeeding-Syndrom sind die leeren Elektrolytspeicher, hier fehlt insbesondere Phosphor; aber auch Magnesiummangel kann ein kritischer Faktor sein. Der plötzlich erhöhte Insulinspiegel, wenn man nach dem Fasten zu reichhaltig isst, führt dazu, dass die Nieren Salz und Wasser zurückhalten. Das belastet nicht nur das Herz, sondern es kommt auch zu Wassereinlagerung im Gewebe (unter anderem geschwollene Knöchel). Diese werden auch als Auffütterungsödem bezeichnet. Bekannt wurde das Refeeding-Syndrom einem breiten Publikum durch den Performance-Künstler David Blaine, der sich 2003 in einem Plexiglaskasten in London über der Themse einschließen ließ und 44 Tage lang keine feste Nahrung zu sich nahm. Er verlor in dieser Zeit nicht nur 25 Kilogramm Gewicht, sondern auch sehr viel Muskel- und Knochenmasse und schadete dadurch seiner Gesundheit. Es versteht sich eigentlich von selbst, dass man eine Fastenkur nicht eingesperrt in einem Plexiglaskasten durchführen sollte.

Das Refeeding-Syndrom ist sehr selten, und wir haben es bei unseren Tausenden von fastenden Patienten bislang noch nie gesehen. Wir empfehlen bei Bedarf wichtige Mineralstoffe während des Fastens einzunehmen, zum Beispiel in Form von Basenpulver, und während der Aufbautage auf eine basenreiche, mineralreiche Kost zu setzen.

Gut auf das Fasten vorbereitet sein – praktische Tipps

Für gesunde Menschen, die eine Fastenkur außerhalb einer Klinik praktizieren können, sind fünf Tage für den Anfang ideal. Für die Behandlung einer Erkrankung sind längere Fastenphasen notwendig. Sie sollten stets in enger Abstimmung mit einem Arzt oder/und einer Fastenleiterin durchgeführt werden. Bei Fastenkuren von zwei bis drei Wochen ist eine Überwachung in einer Fastenklinik notwendig.

Es ist sinnvoll, sich im Vorfeld Gedanken über Länge und Zeitraum des Fastens zu machen, wobei es hilfreich ist, eine solche Phase mit dem beruflichen Terminkalender sowie der Familie oder dem Partner abzustimmen. Die meisten Menschen finden es angenehm, an einem Freitag oder Samstag mit dem Fasten zu beginnen, sodass man sich stressfrei auf die etwas krisenhaften ersten Tage einstellen kann. Das trifft natürlich nur dann zu, wenn man am Wochenende nicht arbeiten muss. Stellen Sie sich auch mental ein. Nehmen Sie sich in der Fastenwoche nicht zu viele Termine vor, zumindest keine anstrengenden. Möglicherweise fühlen Sie sich sehr vital und energiegeladen, aber eventuell ist auch das Gegenteil der Fall und Sie benötigen Zeit, sich zu erholen.

Vor dem Fasten sollten am besten alle Einkäufe getätigt sein (die Zutaten für die Entlastungs- und Fastentage). Suchen Sie mit Muße die Nahrungsmittel aus und achten Sie auf gute Qualität. Da keine großen Mengen an Säften, Suppen oder Getreideschleim verzehrt werden, kommt selbst Bio-Ware Sie nicht teurer zu stehen, als wenn Sie für den vergleichbaren Zeitraum normale Lebensmittel einkaufen würden.

Hier finden Sie unser Ernährungsprogramm für 10 Fastentage (2 Entlastungstage, 5 Fastentage, 3 Aufbautage) und die dazugehörigen Einkaufslisten:

Leichte Ernährung für 2 Entlastungstage

Empfehlenswert sind Bio-Lebensmittel. Es sollten ca. 2,5 Liter Wasser/Kräutertee pro Tag getrunken werden.

- Trinkwasser (ohne Kohlensäure)
- Verschiedene Kräutertees, Sorten nach Belieben
- 100 g Haferflocken (fein)
- 2 Äpfel
- 1 Packg. Zimt
- 100 g Naturreis oder 100 g Hirse
- 400 g Gemüse, z. B. Brokkoli, Tomaten, Möhren, Zucchini
- 400 g Kartoffeln (für Gemüse-Kartoffel-Suppe)
- 400 g Gemüse (für Gemüse-Kartoffel-Suppe), z. B. Möhren, Lauch, Sellerie
- 1 Topf Kräuter, z. B. Petersilie, Schnittlauch

Leichte Ernährung für 5 Fastentage

Empfehlenswert sind Bio-Lebensmittel. Es sollten ca. 2 bis 2,5 Liter Wasser/Kräutertee pro Tag getrunken werden und je 250 bis 300 ml Saft sowie 250 ml Brühe pro Tag.

Trinken Sie die Säfte und Brühen langsam, ähnlich schnell, wie Sie eine vergleichbare Menge an Obst oder Gemüse als ganze Frucht essen würden. Also langsam. Löffeln Sie alles schlückchenweise.

Mit frischen Kräutern wie Liebstöckel, Petersilie, Schnittlauch oder auch Thymian kann man den Geschmack der Brühe, die man mittags und abends zu sich nimmt, variieren. Sie können die Brühe selbst kochen und dann abfiltern oder einen Gemüsesaft kurz erhitzen – was praktischer wäre.

Verschiedene Kräutertees, Sorten nach Belieben; Tipps: Rosmarintee bei niedrigem Blutdruck, Lavendeltee bei Unruhe, Kamillentee bei Magenunwohlsein, Salbeitee bei ungutem Mundgefühl

- Trinkwasser (ohne Kohlensäure)
- Frische Kräuter (Liebstöckel, Petersilie, Schnittlauch, Thymian, Basilikum)
- 5 Zitronen, ungespritzt für Zitronenwasser
- 100 g Heller Leinsamen (optimal ist gebrochener Leinsamen) für Leinsamen-Schleim: 2 EL auf 250 ml Wasser 5 Min. aufkochen, Leinsamen absieben – bei Hungergefühl/Magenschmerzen und für Leinsamen-Suppe an den Aufbautagen: 2 EL auf 250 ml Wasser 5 Min. aufkochen, mit Körnern verzehren.
- 1,5 Liter Direktsäfte (Möhre, Tomate, Rote Bete oder Gemüsemischsäfte)
- Gemüse für selbst hergestellte Gemüsebrühe (ca. 1,5 bis 2 kg Gemüseeinsatz auf 1,5 l Wasser; für 5 Portionen)

Als Alternative bei Zeitknappheit zur selbst gekochten Brühe kann auch 150 ml Tomatensaft mit 150 ml warmem Wasser gemischt werden. Als reguläre Saftmahlzeiten dann andere Säfte auswählen.

Beispielrezepte

Kürbis-Brühe
600 g Hokkaido-Kürbis, 300 g Kartoffeln,
1 Porreestange, 300 g Möhren, 6 Lorbeerblätter,
6 Wacholderbeeren, ½ TL Meersalz

Rote Bete-Brühe
500g Rote Bete, 300g Kartoffeln, 1 Porreestange, 300g Knollensellerie, 200g Tomaten, 6 Lorbeerblätter, 4 Nelken, ½ TL Meersalz

Das Gemüse gut waschen, zerkleinern und mit den 1,5l Wasser zum Kochen bringen. Auf kleiner Stufe mindestens 60 Minuten kochen lassen. Gemüse absieben und evtl. mit sehr fein gehackter Petersilie, Basilikum oder Schnittlauch dazu servieren.

Für das Schleimfasten
(2 bis 3 × täglich Hafer- oder Leinsamenschleim)
300g heller Leinsamen (optimal ist gebrochener Leinsamen) und/oder 300g feine Haferflocken für 1 Portion Leinsamen-Schleim: 2 EL auf 250ml 5 Min. aufkochen, Leinsamen absieben; für 1 Portion Haferschleim: 2 EL auf 250ml 5 Min. aufkochen, Haferflocken absieben.

Leichte Ernährung für 3 Aufbautage

Empfehlenswert sind Bio-Lebensmittel. Es sollten ca. 2,5 Liter Wasser/Kräutertee pro Tag getrunken werden.

- Trinkwasser (ohne Kohlensäure)
- Verschiedene Kräutertees, Sorten nach Belieben
- Ggf. 750ml milchsauer vergorener Sauerkrautsaft

1. Aufbautag

- 1 Apfel
- 200 g Kartoffel und 200 g Gemüse (Möhre, Porreestange) für Suppe
- 50 g Naturreis oder 50 g Hirse
- 200 g Gemüse, z. B. Brokkoli, Tomaten, Möhren, Zucchini
- Kräuter, z. B. Petersilie, Schnittlauch

2. und 3. Aufbautag

- 2 Äpfel oder 200 g Beeren
- 100 g Haferflocken (fein)

Für 1 × Salat
50 g Feldsalat, 2–3 Tomaten, ½ Paprika, ½ Packg. Kresse, 4 Walnüsse, 1 EL Leinöl oder Olivenöl, etwas Pfeffer, Kräuter

Für 1 × Kartoffeln mit Gemüse
200 g Kartoffeln, 200 bis 300 g Gemüse, z. B. Brokkoli, Tomaten, Möhren, Zucchini, 1 TL Currypulver, 1 EL Leinöl oder Olivenöl, etwas Pfeffer, Kräuter

Für Gemüse-Suppe/Kürbissuppe (püriert)
1 Liter Wasser, 1 Hokkaido-Kürbis, 1 Porreestange, 1 Kartoffel, 1 EL Olivenöl, ggf. 1 TL Curry, ½ TL Meersalz

Gemüsesuppe (unpüriert)
1 Liter Wasser, 300 g Möhren, in kleinen Stückchen schneiden, 300 g Knollensellerie, in kleinen Stückchen schneiden. 1 Kartoffel, in kleinen Stückchen schneiden, 1 Porreestange, in kleinen Stückchen schneiden, 4 Lorbeerblätter (nach Kochen entfernen), ½ TL Meersalz, Kräuter, 2 Töpfe Kräuter (z. B. Petersilie, Schnittlauch).

Versuchen Sie, dem Kaffee in der Zeit des Fastens zu entsagen. Durch seine Gerb- und Bitterstoffe besitzt er eine anregende Wirkung und kann sowohl Appetit verursachen als auch die Magenschleimhaut reizen. Tees sind dagegen großartig, durch ihre Auswahl bleibt alles ganz ohne Kalorien abwechslungsreich. An kühleren Tagen schätze ich wärmende Ingwer- oder Fencheltees, im Sommer eher Minze und Zitronenverbene. Sie müssen sich aber nicht zur Flüssigkeitsaufnahme zwingen. Vertrauen Sie einfach Ihrem Durstgefühl.

Verabschieden sie sich freundlich ebenso von Süßigkeiten und Alkohol. Verschenken Sie die letzten Kekse und leeren Sie Ihren Kühlschrank weitgehend. Allerdings ist diese Radikalität nicht zwingend für den Fastenerfolg. Ich kenne viele Mütter und Väter, die fastend für ihre Familien kochen und mit ihnen am Abendbrottisch sitzen, ohne in Versuchung zu kommen. Das erfordert aber einiges an innerer Kraft.

Schließlich benötigen Sie noch das Abführsalz, eine Wärmflasche für den Leberwickel und einen Irrigator, wenn Sie Einläufe vornehmen wollen. Sie können die Säfte selbst pressen oder frisch gepresst erwerben. Eigenhändig zubereitete Säfte schmecken allerdings, da sie nicht erhitzt wurden, deutlich intensiver. Bevorzugen Sie eher herbere Gemüsesäfte anstelle von süßen Varianten wie Trauben-, Karotten- oder Apfelsaft. Untersuchungen in unserer Klinik konnten zeigen, dass durch den Verzehr süßer Säfte der insulinähnliche Wachstumsfaktor IGF-1 deutlich weniger abfällt. In der Folge wird der gewünschte Fasteneffekt in seiner Gesamtwirkung abgeschwächt.

Fastenhelfer

- Wärmflasche für den täglichen Leberwickel
- Trockenbürste mit Naturborsten für eine gute Durchblutung der Haut
- Zungenschaber für eine gründliche Reinigung der Zunge
- Zur einmaligen Darmentleerung für den Start ins Fasten 30 g Glaubersalz oder 30 g Bittersalz auf ½ Liter Wasser (bei Magen-Darm-Empfindlichkeit und Neigung zu Kopfschmerzen/Migräne)

- Einlaufgerät mit flexiblem Darmschlauch für die Darmreinigung während des Fasten
- Zitronenwasser zum Gurgeln und ggf. Ölziehen für die Mundhygiene

Bewegung und Wohlfühlprogramm

Gönnen Sie sich in der Fastenzeit bewusst Spaziergänge in der Natur, dazu Sonnen- und Lichtbäder zur Steigerung des Wohlbefindens. Herrlich ist auch ein kleines Wellnessprogramm mit langem Duschen oder einem Lavendelbad. Achten Sie darauf, keine zu heißen Bäder zu nehmen. Steigen Sie behutsam aus der Badewanne, da durch den niedrigeren Blutdruck beim Fasten Kreislaufprobleme auftreten können. Wenn Sie zu schnell die Wanne verlassen, wird Ihnen schwarz vor Augen oder Ihnen wird schwindlig.

Die Anwendung einer Hautbürste unter der Dusche regt die Durchblutung an. Gut sind auch Kneippgüsse in der Dusche oder Badewanne zur Durchblutungsförderung und Entkrampfung der Beinmuskulatur. Für einen gezielten Strahl ist ein Aufsatz für Ihre Dusche optimal.

Kneippguss

Auf eine normale Dusche kann zum Beispiel der aufsteigende Ganzkörperguss mit kaltem Wasser folgen: Man beginnt dabei am rechten Fuß außen, geht hoch bis zur Leistenbeuge, innen wieder hinunter; danach den Guss am linken Fuß und dem linken Bein anschließen. Nach dem gleichen Prinzip führt man das Wasser über die Arme, gefolgt von kreisenden Bewegungen über den Brustkorb und das Gesicht, zum Schluss ein Guss über den Rücken. Bei Müdigkeit oder Erschöpfung genügt auch der kleine Knieguss, der übrigens häufig auch bei Kopfschmerzen hilft.

Nicht zuletzt sind Fasten und Meditation ein wunderbares Paar, da beide sich in ihren guten Wirkungen wechselseitig verstärken. Unbedingt probieren.

Wiegen

Sie können sich täglich wiegen und ein Gewichtsprotokoll führen, aber seien Sie nicht enttäuscht. Gewichtsabnahmen beim Fasten werden auch durch das ausgeschwemmte Wasser verursacht. Wenn Sie sich wiegen möchten, empfiehlt sich dies morgens mit leichter Kleidung oder nackt und nach dem Stuhlgang (falls Sie einen solchen noch haben) oder nach dem Wasserlassen.

Nebenwirkungen des Fastens

Die typischen Nebenwirkungen des Heilfastens sind durchaus häufig, aber meist leichter Natur und vor allem vorübergehend. In den ersten Tagen können Kopfschmerzen, leichte Kreislaufstörungen, Übelkeit, Müdigkeit, ein unruhiger Schlaf, Magengrummeln sowie Rückenschmerzen auftreten.

Mögliche Magenschmerzen beim Fasten können durch eine Änderung der Fastenmethode umgangen werden, indem man statt ausschließlich Brühe und Flüssigkeit auch Schleim zu sich nimmt. Man fastet dann mit der gleichen reduzierten Kalorienmenge in Form von Reis, Hafer oder einem anderen Getreideschleim. Das ist vielleicht nicht jedermanns Geschmack, aber der Schleim schützt sehr effektiv die Magenschleimhaut.

Das hilft bei Nebenwirkungen

- Kopfschmerzen: Tragen Sie Minzöl äußerlich auf (Schläfen, Stirn); ein Einlauf kann ebenso wie ein heißes Fußbad helfen.
- Rückenschmerzen: Warme Auflagen oder Wärmflasche auf die schmerzenden Muskelstellen legen; ein heißes Bad nehmen; Yoga.

- Sodbrennen: Essen Sie einen Teelöffel Heilerde, Leinsamen- oder Haferschleim.
- Unruhiger Magen: Trinken Sie Kartoffelsaft oder/und Kamillentee.
- Kältegefühl oder Frieren: Trinken Sie Ingwer- oder/und Fencheltee; nehmen Sie ein heißes Bad; führen Sie wechselwarme Kneippgüsse durch.
- Kreislaufprobleme: Führen Sie kalte Kneippgüsse durch; bürsten Sie Ihre Haut; bewegen Sie sich; eine Ohrmassage hilft; trinken Sie Rosmarintee.
- Schlechter Atem, schlechter Geschmack: Lutschen Sie ein Blatt Minze oder eine Zitronenscheibe; achten Sie auf eine gründliche Mundpflege; reinigen Sie die Zunge morgens von ihren Belägen mit einem Zungenschaber; Ölziehen hilft ebenso (siehe S. 79)
- Übelkeit: Trinken Sie Ingwertee.

Aktuelle Informationen und Angebote zum Thema Fasten und Ernährung finden Sie unter

- www.prof-michalsen.de
- www.andreasmichalsen.com
- www.naturheilkunde.immanuel.de

Das Intervallfasten – die geniale Neuentdeckung für jeden Tag

Intervallfasten ist in Mode gekommen, zweifellos, doch überraschend spät – im Vergleich zu Hunderten von »Ernährungstrends« der letzten Jahrzehnte. Das ist erstaunlich, da Intervallfasten eine ganz einfache und auch naheliegende Sache ist: Letztlich bedeutet es nichts anderes, als nicht ununterbrochen – oder in sehr kurz aufeinanderfolgenden Abständen – zu essen. Und es muss klar gesagt werden: Intervallfasten ist *keine* Diät, denn es wird weder beabsichtigt, weniger zu essen (wobei das als Nebeneffekt durchaus oft der Fall ist), noch wird eine Ernährungsumstellung bezweckt. Das kann man natürlich gerne zusätzlich tun, muss man aber nicht.

Wie beim Heilfasten gibt es auch beim Intervallfasten mehrere Möglichkeiten: Man kann eine Pause der Nahrungsaufnahme von 12, 14 oder 16 Stunden einlegen, es sind aber ebenso ein oder zwei Tage in der Woche denkbar, weiterhin gibt es die Möglichkeit, täglich nur 500 bis 600 kcal zu sich zu nehmen. Intervallfasten ist nichts, was wir unserem Körper zumuten müssen, es ist die natürlichste Ernährungsform. Quasi eine Rückbesinnung auf unser urmenschliches Erbe: Einst wurde gegessen, wenn Nahrung vorhanden war, gab es nichts, musste der Körper mit dem Hunger zurechtkommen. Ich habe es schon erwähnt. Darum liegt ein intermittierendes oder periodisches Fasten nicht nur nahe, sondern fällt auch leicht – und ist darüber hinaus auch noch sehr gesund!

Fast alle Diäten scheitern, weil es gegen unsere Natur ist, über lange Wochen wenig zu essen. Kein Wunder, dass man sich danach den Magen vollschlagen möchte, was aber nur dazu führt, dass die Fettspeicher sich schneller als gewünscht wieder füllen. Ab und zu aber gar nichts essen – das lässt sich sehr gut machen.

Wir wissen nicht genau, wann der Mensch regelmäßige Zeiten für Frühstück, Mittag- und Abendessen festlegte und die Zwischenmahlzeiten erfand. Von Deutschland wissen wir, dass es im Mittelalter nach und nach zur Gewohnheit wurde, nicht mehr nur zwei, sondern drei Mahlzeiten zu sich zu nehmen. Abhängig war das davon, zu welchem Stand man gehörte (der Adel fand es lange Zeit vornehm, sich nur zwei Mahlzeiten servieren zu lassen). Das Mahlzeiten-Schema hatte also eher mit allgemeinen Gepflogenheiten zu tun und nicht mit einer bestimmten Notwendigkeit. Denn einer der Pioniere auf dem Gebiet der Chronobiologie, Satchidananda Panda, hat herausgefunden, dass 1200 Gene überhaupt erst im Fastenzustand aktiviert sind. Und dabei handelt es sich überwiegend um stoffwechselaktive Gene und solche, die das Immunsystem steuern. Ein eindeutiger Nachweis für unser biologisches Urprogramm.

Als ich einmal in Berlin einen Vortrag zum Fasten hielt, war mein Vorredner der Direktor des Berliner Zoos, Andreas Knieriem. Im nachfolgenden Gespräch brachte er zum Ausdruck, wie überzeugend er das Fastenkonzept in der Medizin fände. Er erwähnte die Löwen in seinem Zoo, die 30 bis 40 Kilogramm Fleisch auf einmal fressen und anschließend tagelang ohne Nahrung auskommen. Lebewesen in der Wildbahn seien alle schlank. Anders gesagt: Übergewichtige Wildtiere seien unbekannt. Hauskatzen und viele Hunde allerdings haben inzwischen ähnliche Gewichtsprobleme wie wir Menschen.

Zu Beginn meiner Forschung über das Intervallfasten musste ich mir des Öfteren von Ernährungsexperten die Kritik gefallen lassen, dass es sich hierbei wieder nur um eine neue Diät handle, und Diäten seien ja nun erwiesenermaßen nutzlos. Bei dieser Meinung liegt ein großer Denkfehler vor, denn Intervallfasten ist eben keine Diät – es wird lediglich an der Uhr gedreht und an unserem Denken: Meist haben wir ein schlechtes Gewissen, wenn wir eine Mahlzeit auslassen. Wir sollen ja regelmäßig essen! So sehr sind gesellschaftliche Normen in unseren Köpfen verankert …

Das Intervallfasten ist also keine neue Erfindung, sondern eher der Normalfall in der Geschichte der Menschheit, dazu ist er in unseren Genen festgeschrieben. Und wenn Menschen befürchten, dass sie nach mehreren Stunden des Fastens nicht mehr konzentriert und aktiv sein können – das Gegenteil ist der Fall. Grundsätzlich gelingt das Intervallfasten sehr viel besser und einfacher, als es sich die meisten vorstellen. Das Hungergefühl wird nicht größer, sondern geht wieder vorüber. Auch Magenknurren, oft als Hunger missdeutet, lernt man als vorbeigehendes Phänomen anders zu empfinden und zu bewerten.

Der Ursprung des Intervallfastens

In vielen religiösen Schriften wird das Intervallfasten erwähnt. So heißt es im Lukasevangelium (Lk 18,12): »Ich faste an zwei Tagen in der Woche.« Ursprünglich fastete oder teilfastete man in der christlichen Kultur zusätzlich zu der traditionellen Fastenzeit (über 40 Tage vor Ostern), zweimal pro Woche. Der Mittwoch erinnerte an den Verrat Jesu, der Freitag an die Kreuzigung. Aber diese Art von Erinnerung und Demutsritual wurde im Lauf der Jahrhunderte fast vollkommen aufgeweicht. Bei uns zu Hause war es allerdings noch teilweise erhalten. Mein Vater praktizierte am Freitag oft seinen Entlastungstag, und für die Familie gab es dann kein Fleisch, sondern Vegetarisches oder Fisch (und nichts Süßes).

Sehr lebendig ist das Intervallfasten als tägliche Handhabung im Ramadan, im Fastenmonat der Muslime. Der Rhythmus ist dann so, dass tagsüber gefastet wird, und erst nach Sonnenuntergang wird gegessen und getrunken. Oft artet das dann aber in Völlerei aus. Das scheint auch mit ein Grund zu sein, warum zum Beispiel das Ramadan-Fasten in vielen Studien medizinisch weniger günstig abschneidet als das medizinisch definierte Intervallfasten. Würde man Ramadan-Fasten in der klassischen Form, wie vom Propheten empfohlen, praktizieren, also maßvoller, wäre es sicher viel gesünder. Aber insgesamt zeigt das Ramadan-Fasten durchaus gesundheitliche Vorteile. Im Durchschnitt sinkt das Körpergewicht leicht, und auch die Blutfette und Cholesterinspiegel bessern sich. Wissenschaftlich ist das Ramadan-Fasten allerdings schwierig zu untersuchen, da je nach geografischem Ort und Jahreszeit die Tagesfastendauer zwischen neun und 20 Stunden variieren kann. An unserer Einrichtung haben wir ein dem Ramadan-Fasten sehr ähnliches religiöses Fasten untersucht, das Fasten der Bahai-Religion, die im Iran ihren Ursprung hat. Unter Leitung meiner wissenschaftlichen Mitarbeiterin Daniela Liebscher haben wir interessante Ergebnisse gefunden: vor allem eine deutliche Stimmungsverbesserung und eine Verschiebung der inneren Uhr um fast 1,5 Stunden.

Die Siebenten-Tags-Adventisten bildeten ja eine *Blue Zone* in Kalifornien, sie leben durchschnittlich 7 bis 10 Jahre länger als US-Amerikaner, die nicht dieser protestantischen Freikirche angehören. Zwar ist die hervorragende Gesundheit der Adventisten vor allem auf ihre vegetarische Ernährungsweise und ihren gesunden Lebensstil zurückzuführen, aber interessanterweise essen viele von ihnen ihre letzte Tagesmahlzeit bereits am Nachmittag. Damit praktizieren sie eine frühe Form des TRE (Time Restricted Eating) mit einem verlängerten Nachfasten. Im Rahmen der Adventist Health Study wurde dieser Faktor leider nicht erhoben, er könnte möglicherweise zur starken Lebensverlängerung beitragen.

Aber auch in der Medizin ist das Intervallfasten schon länger bekannt. Bereits im 19. Jahrhundert hat der 1839 in Pennsylvania geborene Fastenpionier Edward Dewey das verlängerte Nacht- oder Morgenfasten als Heilmittel empfohlen. Er selbst frühstückte nicht und beschrieb in seinem Buch *Fastenkur und Morgenfasten* seine bessere Stimmung und vitalere Verfassung. Morgens trank er nur eine Tasse Kaffee, weil er der Überzeugung war, das Frühstück sei einzig eine Gewohnheit, die die Nerven schwäche. Nur eine oder zwei Mahlzeiten am Tag, langsam verzehrt, sei hingegen ein Heilmittel für chronische Erkrankungen. Durch das Morgenfasten nehme man gleichermaßen an Gewicht ab und an Muskelkraft zu. Diese frühen Beobachtungen sind beeindruckend, denn sie wurden 150 Jahre später durch die Forschung bestätigt. Auch einen weiteren klugen Ernährungsgrundsatz hat Dewey formuliert: Man solle nicht essen, wenn man müde sei, sondern in dem Zustand erst einmal ruhen. Jeder kennt es: Man kommt erschöpft von der Arbeit oder einer anstrengenden Tätigkeit nach Hause. Es meldet sich dann das Hungergefühl, und man isst, oft mit Heißhunger, viel zu viel. Deweys Ratschlag kann ich nur bestätigen: Ruhen Sie sich erst 20 Minuten aus, wenn Sie nach Hause kommen, und essen sie später mit Muße. Probieren Sie es aus, Sie werden entspannter essen und deshalb weniger.

Intervallfasten in der Naturheilkunde

In der Naturheilkunde hat das Intervallfasten längst seinen Platz. Als Vorbereitung für das Heilfasten (Entlastungstage), nach dem Fastenbrechen oder bei Patienten, denen ein Heilfasten zu anstrengend ist, kommt ein Intervall- oder Teilfasten zur Anwendung. Dabei sind zwischen 800 bis 1200 kcal erlaubt. Vor allem eine verringerte Salz-, Fett- und Proteinzufuhr bewirkt den Fasteneffekt.

Die Empfehlung, nur zu essen, wenn man Hunger hat (beziehungsweise weniger zu essen), ist in vielen Kulturen zu finden, in Japan und Okinawa (»Hara hachi bun me«, siehe S. 46) oder in der Traditionellen Chinesischen Medizin (TCM). Auch gibt es religiöse Traditionen, bei denen gelegentlich ein Fastentag praktiziert wird, dazu gehörten die christlichen Mormonen im Bundesstaat Utah, USA. An der Brigham Young University in Utah wurde schon vor vielen Jahren eine interessante Untersuchung in der Kardiologie durchgeführt. In der Intermountain Heart Collaborative Study konnte bei mehr als 4500 Teilnehmern gezeigt werden, dass die Mormonen eine deutlich geringere Rate an Herz-Kreislauf-Erkrankungen aufweisen im Vergleich zu anderen Bevölkerungsgruppen. In einer Folgestudie mit 448 Teilnehmern wurde daraufhin das monatliche Fasten, das in dieser Glaubensgemeinschaft schon ab dem achten Lebensjahr praktiziert wird, unter die Lupe genommen. Bei allen Patienten, die sich einer Herzkatheteruntersuchung unterzogen, wurde die Praxis der monatlichen Fastentage erfragt und dokumentiert. Knapp 30 Prozent der Herzpatienten praktizierten Intervallfasten. Die Befunde zeigten bei den Fastenden unabhängig von allen anderen Risikofaktoren eine geringere Häufigkeit von Herzkranzgefäßerkrankungen und von Diabetes mellitus.

Seit zwei Jahren beraten mein Team und ich Patienten zum Intervallfasten. Fast alle Rückmeldungen haben den gleichen positiven Inhalt: Patienten, die intervallfasten, verlieren deutlich Gewicht, vor allem wenn sie stark übergewichtig sind. Blutzucker- und Blutfettspiegel sinken, und auch der Schlaf verbessert sich deutlich. Tagsüber fühlen sich die Intervallfastenden weniger müde. Bei manchen Patienten können anfänglich leichte Kopfschmerzen auftreten. Gesundheitlich ist es absolut empfehlenswert, auch »nur« einzelne Fastentage in sein Leben einzubauen.

Intervallfasten – die angenehme Form, Kalorien zu reduzieren

Die Frage, die Mediziner und Forscher beschäftigt, ist so alt wie die Menschheit selbst: Wie können wir unser Leben verlängern und dabei gesund bleiben? Für die Medizin wird diese Frage immer wichtiger, da ein Großteil der chronischen Erkrankungen, unter denen wir leiden, mit zunehmendem Alter häufiger auftritt. Das gilt für Arthrose, Demenz, Bluthochdruck, Diabetes, Parkinson, Herzinfarkt, Schlaganfall und Krebs. Vor diesem Hintergrund wanderte die Forschung zur Kalorienrestriktion in das Fachgebiet, welches sich mit dem Altwerden und der Lebensdauer des Menschen beschäftigt, nämlich in die Biogerontologie.

In den Dreißiger- und Vierzigerjahren machten Tierforscher eine spektakuläre Beobachtung: Ganz gleich, welche Lebewesen sie untersuchten, ob Fadenwürmer, Mäuse, Ratten oder Hunde, sie lebten deutlich gesünder und länger, wenn sie weder regelmäßig noch reichlich gefüttert wurden (sie erhielten eine 20 bis 30 Prozent reduzierte Futtermenge). Selbst in hohem Alter traten keine nennenswerten Erkrankungen auf. Seitdem hat man diese Beobachtung bei unterschiedlichen Organismen und Tierspezies wieder und wieder durchgeführt. Das Ergebnis war jedes Mal identisch: Täglich weniger Futter verlängert das Leben.

Doch vom Tier zum Menschen ist es ein weiter Weg, und die Umsetzung dieser Erkenntnisse auf den *Homo sapiens* erwies sich zunächst als steinig. Tägliche Kalorienreduzierung als Präventionsmaßnahme und Therapie? Wahrscheinlich würden sich die meisten Menschen trotz der prophezeiten Lebensverlängerung eher gegen eine solche Empfehlung entscheiden, denn eine dauerhafte Kalorienrestriktion wird als eine mühsame und wenig freudvolle Angelegenheit erlebt.

Trotzdem gibt es Menschen, die diese Art der permanenten Kalorienrestriktion praktizieren. Der US-amerikanische Gerontologe und Pathologe Roy Walford entwickelte ein solches Konzept der strikten kalorischen Restriktion für Menschen, genannt CRON (Calorie Restriction with Optimum Nutrition) – und fand dafür Anhänger. Aber CRONies sind nicht nur sehr dünn, sondern wirken auch nicht ausufernd lebensfreudig. Sie sind stark kälteempfindlich und fallen auf, weil sie selbst bei moderaten Temperaturen mehrere Pullover übereinander tragen. CRONies leiden häufiger unter Infekten, und es besteht bei den meisten wenig Interesse an Sex. Allein die eingeschränkte Lebensfreude kann sich negativ auf das Immunsystem auswirken und so die Infektanfälligkeit erhöhen. Trotz exzellenter Cholesterin-, Blutdruck- und Blutzuckerwerte kann also eine Lungenentzündung das Leben eventuell früh beenden. Eine dermaßen radikale lebenslange Kalorienrestriktion besitzt also durchaus eine gemischte Bilanz.

Das Intervallfasten ist eine sehr viel angenehmere Form der kalorischen Restriktion. Valter Longo, Luigi Fontana und andere Forscher hatten in ihren Studien schon länger damit begonnen, diesen Ansatz verstärkt zu verfolgen. Sie reduzierten nicht die Menge an zugeführten Kalorien, sondern begannen die Tiere nur in Intervallen zu füttern. Die Ergebnisse waren erstaunlicherweise dieselben wie bei CRON. In der Tat gibt es kaum Tiere, die bei einem begrenzten Nahrungsangebot sich dieses freiwillig in drei Mahlzeiten aufteilen. In der Regel wird alles sofort aufgefressen. Im Anschluss ist dann nichts mehr da, was man futtern kann, und es entsteht ein langes Fastenintervall. Der Clou des Intervallfastens besteht also darin, dass man gar nicht die Kalorienmenge reduzieren muss, sondern es reicht die Essenspause, um identische gesundheitliche Effekte zu erzielen.

Eines der Schlüsselexperimente hierzu lieferte Satchidananda Panda. Er fütterte zwei Gruppen von Mäusen mit gleicher Kalorien- und Nahrungsmenge. Die eine Hälfte der Mäuse hatte rund um die Uhr, also 24 Stunden lang, Zugang zu ihren Fressnäpfen. Die andere Hälfte bekam eine 16-stündige Essenspause aufgezwungen. Ein unumstößliches Gesetz der Ernährungs- und Gewichtsforschung lautete bislang: Ob jemand schlank oder dick ist, dafür ist nur die Kalorienmenge von Bedeutung. In Pandas Versuchen passierte jedoch plötzlich etwas ganz anderes: Die Mäuse der ersten Gruppe wurden dick, entwickelten eine Fettleber, Entzündungen und Diabetes und wurden außerdem äußerst träge. Die Mäuse der zweiten Gruppe mit dem veränderten Essensrhythmus (16 Stunden Fasten) blieben trotz der identischen Nahrung normalgewichtig, gesund und vital. Die Leber war fit, es zeigten sich weniger Entzündungen im Körper, die Menge an Gallensaft gewährleistete eine tadellose Verdauung und der Cholesterinspiegel sank. Die Mäuse wirkten auch frischer und dynamischer, einfach jünger. Nicht die Gesamtkalorienmenge, sondern die verkürzte Zeitspanne war also von Bedeutung!

Panda und anderen Forschern gelang über diese bahnbrechende Erkenntnis hinaus noch ein nächster großer Schritt. Es wurde erkannt, dass die gesamten Stoffwechsel-, Verdauungs- und Energievorgänge im Körper von sogenannten Clock-Genen, also Zeit-Genen, gesteuert werden. Diese schalten sich an und aus, abhängig vom Tageslicht. Dadurch wurde klar, dass es neben Kalorienzählen und Energiegehalt der Nahrung noch eine andere wichtige Realität gibt, nämlich das Timing. Die Frage, zu welcher Uhrzeit und in welchem Abstand wir unsere Mahlzeiten einnehmen, ist ebenfalls von entscheidender Bedeutung. Panda bezeichnet diese Art des Intervallfastens darum auch als »Time Restricted Feeding«, also zeitbegrenztes Füttern. Da wir Menschen zumindest in unserer mittleren Lebensspanne selbst essen und nicht gefüttert werden, passt der Ausdruck »Time Restricted Eating« (zeitbegrenztes Essen) meiner Ansicht nach besser.

Es bleibt aber noch zu klären, ob all diese Erkenntnisse vollumfänglich auch für uns Menschen zutreffen. »*Mice tell lies*«, lautet eine Meinung unter kritischen Forschern, Mäuse erzählen Lügen. Nicht zu reden von den ethischen Problemen bei Tierversuchen. Daher werden mit großer Spannung die endgültigen Ergebnisse zum Intervallfasten bei Menschen erwartet.

Welche Methoden gibt es beim Intervallfasten?

Beim Heilfasten variiert allein die Anzahl der Fastentage, beim Intervallfasten existieren unterschiedliche Möglichkeiten der Essenspausen. So kann nichts oder weniger als 30 Prozent des Energiebedarfs an ein oder zwei Tagen in der Woche gegessen werden. Und das Time Restricted Eating kennt tägliches Fasten mit unterschiedlicher Länge von Stunden.

Derzeit kann man nicht sagen, ob eine Methode der anderen überlegen ist. Meine Empfehlung: Schauen Sie, was für Sie passt, was sich in Ihren Alltag gut integrieren lässt und womit Sie sich wohlfühlen. Wie beim Heilfasten lässt sich die jeweilige Form des Intervallfastens trainieren. Es lohnt also, sich einmal darauf einzulassen und nicht gleich einen Bogen darum zu machen. Immer wieder begegne ich Patienten, die Intervall- oder Heilfasten strikt von sich weisen. Als Argument führen sie an, dass bei ihnen das Weglassen auch nur einer einzigen Mahlzeit zu einem Schwächegefühl führt. Sie glauben sogar, bei einem leeren Magen gleich sterben zu müssen. Dieselben Menschen sind dann völlig verblüfft, dass ihnen nach dem Überwinden einer ersten »Durststrecke« das Fasten erstaunlich leichtfällt.

Die ADF-Methode (»Alternate Day Fasting«)

Beim intermittierenden Fasten gibt es eine weitere Methode, die »Alternate Day Fasting« (ADF) heißt, sie wird »Eat-Stop-Eat Diet« (ESE) oder »Up-Day, Down-day« genannt. Bei der ADF-Methode nimmt man an den Fastentagen nur 25 Prozent der Nahrungsmenge zu sich, am darauffolgenden fastenfreien Tag kann man dann wieder so viel essen, wie man will. Und das alles im Wechsel: einen Tag fasten, einen Tag essen, einen Tag fasten ... Krista Varady, Ernährungswissenschaftlerin an der University of Illinois, untersuchte als Erste das ADF am Menschen und schrieb darüber ein Buch *The Every Other Day Diet*.

Mehrere kleinere klinische Studien zur ADF-Methode zeigten eine ähnliche Gewichtsabnahme wie bei einer täglichen kalorischen Restriktion, sogar mit leichten Vorteilen hinsichtlich des Insulinspiegels und der Reduktion der Fettmasse. Die Erklärung liegt nahe: Am Tag, der auf den Fastentag folgt, wird die ausgefallene Kalorienmenge vom Fastenvortag nicht wiederaufgeholt. Man schafft es schlicht nicht, doppelt so viel zu essen. Beim Intervallfasten sinkt also die Gesamtkalorienzufuhr und damit langfristig auch das Gewicht. In jedem Fall ist die Gewichtsabnahme nach mehreren Monaten stärker als beim »Time Restricted Feeding«, (siehe S. 255).

Ob das ADF noch zusätzliche gute Effekte hat, ist noch nicht ausreichend erforscht. Einschränkend muss man aber sagen, dass es den meisten Menschen nicht leichtfällt, in einem zweitägigen Rhythmus zu fasten und zu essen. Zudem ist das sozial nicht sehr verträglich und nur schwer im Alltag hinsichtlich Lebensrhythmus, Familienleben, Wochenenden, Feiertagen usw. praktizierbar.

In der größten Studie brachen knapp 40 Prozent der Probanden in der Fastengruppe ihre Teilnahme ab. Allerdings wurde in einem laufenden Forschungsprojekt der Universität Graz (InterFAST-Studie), geleitet von Frank Madeo, die ADF-Methode bei 100 Freiwilligen erfolgreich eingeführt. Die Teilnehmer blieben stark motiviert.

Die 2-Tage-Diät

Nach ADF kam die 2-Tage-Diät, sie wurde 2011 von der britischen Ernährungswissenschaftlerin Michelle Harvie, die am University Hospital of South Manchester arbeitet, zusammen mit dem Onkologen Tony Howell von der University of Manchester entwickelt, um die Gewichtsabnahme zu erleichtern. Diese Diätform wurde ursprünglich für an Brustkrebs erkrankte Patientinnen konzipiert: An zwei aufeinanderfolgenden Tagen in der Woche werden jeweils höchstes 600 kcal verzehrt. Im Fokus steht an diesen Tagen eine kohlenhydratarme Ernährung mit Milchprodukten, Tofu, Gemüse, Fisch, Obst und Eiern. Für die anderen Tagen wird empfohlen, mediterran zu essen.

Das 5:2-Fasten

Diese Fastenform hat der britische Arzt und Wissenschaftsjournalist Michael Mosley auf Grundlage des Konzeptes von Michelle Harvie definiert und durch seinen Bestseller *The Fast Diet* stark befeuert. 5:2 bedeutet, an zwei nicht aufeinanderfolgenden Tagen werden nur 600 kcal verspeist, optimal auf zwei Mahlzeiten mit je 300 kcal verteilt. Den meisten Menschen fällt diese Art des Nahrungsverzichtes leichter. Mosley empfiehlt an den Fastentagen vor allem Gemüse und Vollkorngetreide sowie reichlich Flüssigkeit. Harvie hat neben ihren Forschungen zur 2-Tage-Diät die meisten klinischen Studien zur Variante 5:2 durchgeführt. Sie konnte beweisen, dass diese Form des Intervallfastens der kontinuierlichen kalorischen Restriktion hinsichtlich der Gewichtsabnahme ebenbürtig ist, aber eine bessere Compliance zeigt: Die Menschen machen besser mit.

Die TRE-Methode (»Time Restricted Eating« – zeitlich begrenzte Nahrungsaufnahme) oder TRF (»Time Restricted Feeding«)
Den Tagesrhythmus des Essens zu verschieben ist für viele eine sehr attraktive Methode. Unklar ist aber bislang, welches Intervall von regelmäßigen Fastenperioden das Maximum an therapeutischem Nutzen mit sich bringt. Beim TRE ist davon auszugehen, dass eine tägliche Essenspause von 14 bis 16 Stunden (maximal 20 Stunden) das Optimum darstellt. Möglicherweise sind die Glykogenreserven der Leber für den Effekt entscheidend. Bei Frauen reichen die Glykogenvorräte vermutlich weniger lang (12 bis 14 Stunden) als bei Männern (16 bis 18 Stunden). Entsprechend beginnt bereits nach 12 bis 14 Stunden Fasten der erste Anstieg von Ketonen im Körper (siehe S. 285f.).

In der Praxis sieht TRE so aus, dass man das natürliche Nachtfasten verlängert. Man lässt entweder das Frühstück ausfallen oder verschiebt es auf eine spätere Zeit am Morgen. Oder man verzichtet auf das Abendessen (Dinner-Cancelling). Frühstückt man zum Beispiel morgens um 8 Uhr, isst man entsprechend am Vorabend schon vor 18 Uhr, um auf eine 14-stündige Pause zu kommen. Diese Form des Interfallfastens ist in der Regel leicht praktikabel. So muss hier auch nicht die Gesamtkalorienmenge verändert werden. Klinische Studien zeigen aber, dass allein dadurch, dass statt drei nur zwei Mahlzeiten pro Tag eingenommen werden, es bei den meisten Menschen in der Regel von ganz alleine zu einer Reduktion der Energiezufuhr kommt und in der Folge auch deshalb die Pfunde purzeln.

Welchen Rhythmus Sie wählen – frühes Abendessen und Frühstück oder späteres Abendessen und kein Frühstück –, sollten Sie individuell nach Ihren Gewohnheiten, der inneren biologischen Uhr und Ihrem Sozialleben entscheiden. Wenn das Abendessen die wichtigste gemeinsame Mahlzeit in der Familie ist, scheint es wenig sinnvoll, diese wegzulassen. Entscheidend ist, die letzte Mahlzeit drei Stunden vor dem Schlafengehen einzunehmen, parallel zur Ausschüttung des Schlafhormons Melatonin, die mit der Dunkelheit beginnt.

Ich persönlich verzichte meist auf das Frühstück oder frühstücke erst später auf der Arbeit. Viele Menschen haben am Morgen wenig Hunger, dieser Umstand begünstigt diese Form des Intervallfastens auf natürliche Weise. Man kann auch nichts falsch machen, wenn man das Frühstück ausfallen lässt. Kaffee und Tee ohne Milch und Zucker sind erlaubt.

Intervallfasten durch Entlastungstage (Reis-, Obst- Hafertage)
Ein oder zwei regelmäßige Entlastungstage in der Woche lindern stärkere Gesundheitsprobleme wie Diabetes und Bluthochdruck. An ihnen sollte ausschließlich Reis, Hafer oder Obst gegessen werden (siehe auch S. 224).

Neben Reistagen sind längere Reisdiäten und Reiskuren bekannt. In einer Studie von 2009 wurden 113 Patienten mit Bluthochdruck untersucht, entweder erhielten sie eine übliche Bluthochdruck-Ernährung (DASH-Diät) oder das CALM-BP-Programm. Dieses beinhaltet neben Empfehlungen für einen gesünderen Lebensstil vor allem eine spezielle vegetarische Ernährung mit braunem Reis. Nach vier Monaten zeigten beide Gruppen eine signifikante Blutdrucksenkung, aber vor allem in der Gruppe, die den braunen Reis aß, konnten die blutdrucksenkenden Medikamente häufiger abgesetzt werden. Auch weitere kleinere Studien zeigten mehrfach günstige Effekte beim Verzehr von Reis, vor allem eine Verbesserung des Zuckerstoffwechsels bei Diabetes und eine zunehmende Gefäßgeschmeidigkeit. Die Gefäße wurden biologisch wieder jünger.

Reistage
Ist von Reis-Diät die Rede, muss die Geschichte des deutschen und während der Nazizeit in die USA emigrierten Mediziners Walter Kempner erzählt werden. Noch heute kennt fast jeder Bluthochdruckspezialist in den USA die »Kempner Diet«. Kempner spezialisierte sich auf die Nierenmedizin, die Nephrologie, welche in engster Verbindung zur Bluthochdrucktherapie steht. Er war frustriert über die bescheidenen Behandlungsmöglichkeiten in seinem

Fachgebiet, denn damals existierten nur wenige Bluthochdruckmedikamente. Dann kam ihm die Idee einer denkbar einfachen Therapie. Sie basiert auf folgenden physiologischen Grundlagen: Wenn die Nieren nicht mehr richtig arbeiten, werden Salz, Wasser und Säuren ungenügend über den Harn ausgeschieden. Die im Körper verbleibenden Mengen lassen den Blutdruck steigen, und ein hoher Blutdruck verhindert wiederum, dass die Nieren richtig funktionieren. Der Blutdruck steigt weiter, das Herz muss stärker pumpen, Herzkrankheiten sind die Folgen. Warum, so Kempner, diesen Kreislauf nicht mit einer radikalen Diät, bei der Salz und Eiweiß reduziert werden, unterbrechen und die Nierenarbeit auf diese Weise erleichtern?

Kempner verordnete, basierend auf diesen Überlegungen, seinen schwer kranken Patienten eine äußerst salzarme Reis-Diät und etwas Fruchtsaft. Seine Diät war zwar mit 2000 kcal kein Fasten, aber durch den geringen Gehalt an Salz, Eiweiß und Fett besaß sie eine fastenähnliche Wirkung. Die Erfolge waren spektakulär. Bei einer großen Anzahl von Patienten normalisierten sich nach mehreren Wochen Blutdruck-, Blutfett- sowie Blutzuckerwerte, und auch die Herzfunktion verbesserte sich. Dennoch erlitt Kempner das Schicksal vieler Pioniere, die neue Wege außerhalb der üblichen Pfade einschlagen. Er wurde für seine Methode angefeindet, sie sei nicht umsetzbar, hieß es. Die Patienten hätten weder das Interesse noch die Disziplin, über eine Ernährungsumstellung ihre Krankheit zu heilen. Eine Fehleinschätzung. Die Reistage eignen sich hervorragend als Ergänzung nach dem Heilfasten. In diesem Sinne werden Reis-Diäten in unserer Klinik bei Bedarf eingesetzt.

Um das Jahr 2010 wurde bekannt, dass Reis Arsen enthält und sich dadurch möglicherweise das Krebsrisiko erhöht. Tatsächlich ist der Arsengehalt in Reis etwa zehnmal höher als in Getreide. Besonders hoch ist er in verarbeiteten Produkten wie Reiscrackern, Reiswaffeln oder Reismilch. Der Arsengehalt im Reis lässt sich aber auf einfache Weise reduzieren: Waschen Sie den Reis vor dem Kochen gründlich, indem Sie ihn zweimal zwei Minuten lang hintereinander in frisches Wasser geben (einmal waschen, dann das Wasser weg-schütten, und noch einmal frisches Wasser nehmen). Bevorzugen Sie Naturreis statt weißem Reis. Zwar enthält brauner Naturreis noch mehr Arsen, aber dafür wartet er mit einer größeren Menge an Ballaststoffen auf. Werden diese im Dickdarm verstoffwechselt, gelangt dadurch weniger Arsen über das Blut in den Körper. Zu den arsenarmen Reissorten zählt zum Beispiel Basmatireis.

Ich empfehle also gelegentliche Reistage, rate aber von einer wochenlangen Reisdiät ab. Aber eine solche Diät schmeckt so-wieso langweilig, sodass sie für die meisten Menschen nicht in Frage kommt.

Hafertage

Als Ergänzung nach dem Heilfasten empfehlen sich statt Reis- auch Hafertage. Hafer wurde bereits vor Jahrzehnten zur Behandlung des Diabetes eingesetzt, geriet aber etwas in Vergessenheit. Das Süßgras wurde in der Antike und im Mittelalter vor allem in Nordeuropa angebaut. Noch heute stammt der größte Teil der Welternte aus Nordeuropa, Russland und Kanada. Hafer wirkt vitalisierend und enthält große Mengen an Ballaststoffen wie Beta-Glucane, mehrfach ungesättigte Fettsäuren, B-Vitamine, Eisen und Calcium. Vor allem durch den hohen Gehalt an Beta-Glucanen senkt Hafer den Cholesterinspiegel, den Blutdruck und verbessert den Zuckerstoffwechsel. Er ist eine wertvolle Nahrung für das Mikrobiom im Darm. Hafer ist sozusagen ein Alleskönner (siehe auch S. 131 f.).

Allerdings sind Hafertage so drastisch blutzuckersenkend, dass Sie mit Ihrem Arzt Rücksprache halten sollten, falls sie Diabetes-medikamente einnehmen. Andererseits eignen sich Hafertage gut, um während eines Klinikaufenthalts die Blutzuckereinstellung zu verbessern. In den internistischen Abteilungen großer Kliniken der anthroposophischen Medizin wird Hafer schon seit vielen Jahren mit Erfolg eingesetzt.

So könnte Ihr Reis- oder Hafertag aussehen

Reistag
Legen Sie einen Reistag vor dem Fasten oder als wöchentlichen Entlastungstag nach dem Fasten ein: Kochen Sie drei Portionen Reis (je 50 Gramm) ohne Salz; etwas ungesüßtes Fruchtkompott oder Apfelmus sind zusätzlich erlaubt (aber nicht mehr als 200 Gramm pro Tag).

Hafertage
Am besten sind zwei aufeinanderfolgende Hafertage. Kochen Sie für morgens, mittags und abends jeweils 80 Gramm Vollkornhaferflocken in Wasser oder ungesalzener Gemüsebrühe. Als Gewürze eignen sich Pfeffer, Curry, Kurkuma, Zimt oder frische Kräuter. Auch 1 TL gehobelte Mandeln sind erlaubt. Dazu können Sie Rohkost essen (zum Beispiel Gurke, Kohlrabi).

Für welche Methode – ADF, 2-Tage-Diät, 5:2 oder TRE – soll man sich entscheiden?

Auch wenn die Studienergebnisse zum ADF und zum 5:2-Intervallfasten nicht schlecht sind, so glaube ich dennoch, dass beide Formen nicht dauerhaft im Alltag umzusetzen sind, jedenfalls nicht optimal. Dies spiegelt die relativ hohe Rate an Abbrechern der Studien in den Untersuchungen wider. Wenn wir den wichtigen Aspekt des individuellen Biorhythmus beziehungsweise der Chronobiologie berücksichtigen, also der inneren Uhr, dann empfehle ich das TRE in Kombination mit einem Entlastungstag alle ein oder zwei Wochen. Letzterer lässt sich als Wochenritual einrichten oder nach opulenteren, kalorienreicheren Tagen.

Einfaches Intervallfasten – man braucht nur eine Uhr!

Die Intervallfastenmethoden

ADF – Alternate Day Fasting
Einen Tag in der Woche fasten, einen Tag essen, dann wieder einen Tag fasten …

- An den Fastentagen nur 25 Prozent der üblichen Nahrungsmenge bzw. 500 kcal
- An dem darauffolgenden Tag wieder 100 Prozent der üblichen Nahrungsmenge, ca. 2000 kcal
- Dann wieder einen Fastentag … und so weiter

2-Tage-Diät
Zwei Tage in der Woche an zwei aufeinanderfolgenden Tagen nur je 600 kcal kohlenhydratarme Nahrung

An den restlichen Tagen der Woche mediterrane Ernährung

5:2-Fasten
An zwei nicht aufeinanderfolgenden Tagen der Woche fasten mit je 600 kcal, also zweimal am Tag 300 kcal, pro Fastentag. Z. B.

- Montags: Auf den Tag verteilt zweimal 300 kcal Gemüse, Vollkorngetreide und reichlich Flüssigkeit
- Dienstags, mittwochs: normale Kost, normale Menge
- Donnerstags: Zweimal 300 kcal
- Freitags, samstags und sonntags: normale Kost, normale Menge

TRE – Time Restricted Eating
Tägliche zeitlich begrenzte Essenspausen von 14 bis 16 Stunden. Das natürliche Nachtfasten verlängern. Z. B.

- Als Morgentyp, siehe S. 275 f.: Essen von 7 bis 15 oder 16 Uhr oder essen von 8 bis 16 oder 17 Uhr
- Als Abendtyp, siehe S. 275 f.: Essen von 10 oder 11 Uhr bis 19 Uhr oder essen von 12 bis 20 Uhr; am einfachsten: Frühstück weglassen und mit frühem Mittagessen beginnen
- Mittelweg: Essen von 10 bis 18 Uhr

Aber was ist die beste Länge für TRE? Und soll man das Frühstück oder das Abendessen canceln? Oder soll man gar nicht nur zwei, sondern zweieinhalb Mahlzeiten einnehmen, wie Longo vorschlägt? Den Spekulationen sind derzeit keine Grenzen gesetzt. Tatsächlich ist es schwierig, eine klare und präzise Antwort zu geben. Am Rande einer Konferenz mit Fastenexperten 2018 diskutierte ich mit Satchidananda Panda darüber. Ich fragte ihn, warum er sich bei seinen Tierstudien für 16 Stunden Fasten und acht Stunden Fressen entschieden hatte. Er schmunzelte und schaute mich mit heiterem Blick an, ehe er mir entgegnete: »Es lag an der familiären Situation meines Doktoranden.« Dieser war dafür verantwortlich, jeden Tag die Versuchstiere von den Käfigen mit freiem Futterzugang für das Fasten hinüber zu den Käfigen ohne Futterzugang zu transportieren. Da dieser gerade Vater geworden war und auf regelmäßigen Arbeitszeiten beharrte, wurde festgelegt, dass entsprechend seines achtstündigen Arbeitstags die Fresszeit der Tiere auf acht Stunden begrenzt wurde. Wie stark die Wissenschaft manchmal von ganz menschlichen Faktoren beeinflusst wird.

In jedem Fall sollte man nach neuesten Erkenntnissen nach dem Aufstehen eine Stunde warten, bevor man frühstückt. Erst nach einer Stunde sinkt der Melatoninspiegel richtig gut ab. Da Insulin und Melatonin sich wechselseitig beeinflussen, sollte man auf jeden Fall diese eine Stunde abwarten. Messungen zeigen außerdem, dass Kohlenhydrate oder Kohlenhydrate zusammen mit Proteinen am besten morgens zwischen 10 und 12 Uhr verstoffwechselt werden. Ich rate darum beim 16:8-Intervallfasten dazu, zwischen 10 und 18 Uhr zu essen – oder zwischen 12 und 20 Uhr, doch auf keinen Fall sollte man später als 12/12.30 Uhr zu Mittag essen beziehungsweise die kalorienreichste Mahlzeit einnehmen.

Aber natürlich gibt es auch physiologische Grundlagen für die jeweiligen Standpunkte. So wies der Neurologe Mark Mattson darauf hin, dass für einen guten Effekt in Bezug auf neurologische Erkrankungen vor allem die fasteninduzierte Bildung von Ketonen von Bedeutung ist. Diese Ketone entstehen ja erst dann, wenn der

Vorratszucker in der Leber, das Glykogen, aufgebraucht ist. Nun weiß keiner ganz genau, nach wie vielen Stunden das passiert. Mattson geht von 14 bis 16 Stunden aus, ich denke auch, dass man damit im grünen Bereich liegt. Ähnliches gilt auch für die Autophagie, die Zellreinigung, die ebenfalls beim Fasten entsteht.

Aufgrund meiner bisherigen Erfahrungen mit dem Intervallfasten rate ich jedoch von einem peniblen Zählen der Stunden ab. Mir erscheint es für den Erfolg wichtiger, dass das Intervallfasten gut in den eigenen Alltags- und Lebensrhythmus hineinpasst. Zwölf Stunden Nahrungskarenz sind ein guter Anfang, 14 Stunden noch besser. Wenn mehr Stunden ohne Essen Ihnen Stress verursachen, dann boxen Sie lieber nicht das höchste Intervall durch und quälen sich. Genauso verhält es sich meiner Meinung nach mit der Frage, ob nun eher am Frühstück oder am Abendessen gespart werden sollte.

Als Satchidananda Panda seine Pionierstudie plante, musste er erst einmal feststellten, wie dramatisch wenige Menschen in Kaliforniern überhaupt einen Essensrhythmus besaßen. Diese Beobachtung nahm er später zum Anlass, den chaotischsten Essern ein kurzes Intervallfasten von 14 Stunden zu verordnen. Er ließ die Teilnehmer dieser kleinen Folgestudie selbst entscheiden, wie sie die tägliche Fastenpause umsetzen wollten. Das Ergebnis: Nach 16 Wochen hatten die Probanden im Schnitt 3,5 kg abgenommen, sie fühlten sich energiegeladener und schliefen erholsamer. Diese Vorgehensweise von Panda, den Rhythmus individuell dem Fastenden zu überlassen, ist die bessere Lösung als für alle ein bestimmtes 08/15-Schema.

Physiologisch gesehen, gibt es allerdings eindeutige Belege. Zahlreiche Studien zeigen, dass die Stoffwechselantwort auf ein Essen in den Morgenstunden sowie mittags am günstigsten ausfällt. Diese Stoffwechselantwort führt zu weniger Fettanbau und geringeren Zuckerspiegeln. In ihren Vorträgen appelliert die tschechische Diabetologin und Intervallfastenforscherin Hana Kahleová sehr eindringlich, gut zu frühstücken und das Intervallfasten mit einem frühen Abendessen oder Dinner-Cancelling zu realisieren. Ich möchte aber, wie gesagt, keine starren Lösungen empfehlen. Wenn das Abendessen wie in den Mittelmeerländern der Höhepunkt sozialen Lebens ist, macht es wenig Sinn, diese Mahlzeit wegzulassen.

In fast allen traditionellen medizinischen Heilverfahren, etwa im Ayurveda oder in buddhistischen Kulturen wird empfohlen: reichlich zu Mittag zu essen. Im Ayurveda wird hierfür das Bild des Verdauungsfeuers (Agni) zur Erklärung verwendet. Das Agni sei mittags am stärksten, deswegen könne dann die Mahlzeit am effektivsten verdaut werden.

In einer Studie von 2013 wurde genau dies belegt. Mittels Fragebögen wurde abgefragt, wann wie viel gegessen wurde und wie groß das Risiko für Übergewicht war. Tatsächlich stellte sich bei den Personen, die mehr als ein Drittel ihrer gesamten Tageskalorienmenge um die Mittagszeit aßen, das Risiko für Übergewicht als am geringsten dar. Menschen, die abends zu Völlerei neigten, hatten hingegen ein doppelt so hohes Risiko.

Lassen Sie sich auch nicht durch Presseberichte verunsichern, in denen behauptet wird, dass Weglassen des Frühstücks sei schädlich für die Gesundheit. In einer der am stärksten in den Medien ausgewalzten spanischen Studie wurden Teilnehmer, die nicht frühstückten, über mehrere Jahre beobachtet. Bei ihnen wurde ein höheres Risiko für Herz-Kreislauf-Erkrankungen festgestellt. Viele Zeitschriften betitelten das Ergebnis mit Schlagzeilen wie: »Weglassen des Frühstücks – gefährlich für das Herz«. Bei genauerer Betrachtung der Studie konnten meine Kollegen und ich jedoch feststellen, dass diejenigen Parameter nicht ausreichend bereinigt wurden, die in viel stärkerem Maße als das ausgebliebene Frühstück für das erhöhte Risiko verantwortlich waren. Die Teilnehmer – Bankangestellte einer spanischen Großbank – wiesen nämlich eine Menge anderer Risikofaktoren wie Stress, Rauchen und einen ungesunden Ernährungsstil auf. Die schnelle Zigarette ersetzte oftmals das Frühstück.

Die heilende und vorbeugende Wirkung des Intervallfastens

Die Wirkung auf das Gewicht

Intervallfasten führt fast immer zu guter und nachhaltiger Gewichtsabnahme. Das ist umso mehr von Bedeutung, als dass herkömmliche Diäten und Schlankheitsprogramme langfristig nicht wirken. Ein eindrückliches Beispiel dafür war die Women's Health Initiative. In dieser Studie wurden 50 000 Frauen über sieben Jahre lang untersucht. Eine Gruppe der Frauen erhielt eine fettarme, kalorienarme Ernährung mit viel Getreide, Obst und Gemüse. Damit reduzierten die Frauen ihre Gesamtkalorienzahl um über 350 kcal am Tag. Gleichzeitig sollten sie sich vermehrt sportlich betätigen; 14 Prozent in dieser Gruppe kamen den Aufforderungen nach. Die andere Gruppe sollte ihren Lebensstil und ihre Ernährungsgewohnheiten weiterführen wie bisher. Man erhoffte sich in der aktiven Gruppe, die sich nun fettärmer ernährte, einen Gewichtsverlust von 16 Kilogramm pro Jahr. Das Endergebnis überraschte alle und war, ehrlich gesagt, schockierend: Der tatsächliche Unterschied zwischen den beiden Gruppen betrug noch nicht einmal ein Kilogramm Gewichtsverlust. Der Bauchumfang nahm sogar bei den Frauen in der Diät- und Bewegungsgruppe zu.

Die Nachteile einer Diät, bei der permanent ein leichtes Hungergefühl vorhanden ist, und die Abwehrmechanismen des Körpers, sich gegen die geringere Menge Nahrung zu wehren, sind interessanterweise beim intermittierenden Fasten nicht vorhanden. Hier werden diese sozusagen ausgetrickst. In der Regel kommt es auch zu keinem Untergewicht, was bei einer ständigen kalorischen Restriktion, den CRONies, ein Nachteil ist, sondern nur zur Gewichtsabnahme oder Gewichtsnormalisierung. Auch fällt das Intervallfasten leichter, da in den Phasen, in denen gegessen wird, ohne Beschränkung und mit vollem Genuss Nahrung erlaubt ist. Man hungert also nicht, sondern passt die Essenszeiten nur einem neuen Zeitrhythmus an, und weil das Intervallfasten nicht zu einer Absenkung des Grundumsatzes führt, kann es ideal zur Gewichtsabnahme genutzt werden.

Beim Heilfasten habe ich das Übergewicht bewusst nicht herausgestellt, denn die Gewichtsabnahme ist hier weniger ein Ziel, sondern eher eine erfreuliche Nebenwirkung. Eine bleibende Gewichtsabnahme im Rahmen des Heilfastens ist auch immer abhängig von den Ernährungsgewohnheiten im Anschluss.

Beim Intervallfasten ist das anders. Hier kommt es nach mehreren Wochen und Monaten fast immer zu einer spürbaren Gewichtsabnahme. Zum einen wird insgesamt weniger gegessen, zum anderen greift der Mechanismus Fettabbau durch Entleerung der Zuckerspeicher. Die gleiche Kalorie erzeugt dann weniger Fett (siehe das Kapitel »Stoffwechsel«). Grundsätzlich ist das Intervallfasten bezüglich der Gewichtsabnahme im Vergleich mit einer dauernden kalorischen Restriktion gleichwertig. Darüber hinaus hat es aber einige Vorteile: So wird zum Beispiel die Muskelmasse nicht abgebaut, die Muskelfunktion verbessert sich sogar. Insofern halte ich das Intervallfasten für die beste medizinische Methode zur Gewichtsabnahme überhaupt.

Wirkt TRE eigentlich deshalb, weil die meisten Menschen, wenn sie nur acht Stunden oder zwei Mahlzeiten essen, weniger Kalorien zu sich nehmen – oder führt dieser Essensmodus selbst zu einer Gewichtsabnahme? Die Antwort: Beides trifft zu. Tatsächlich nehmen Menschen, die intervallfasten, insgesamt weniger Kalorien zu sich. Aber es gibt auch spezielle Effekte. Dazu zählt sicherlich die Auswirkung des Intervallfastens auf den Insulin- sowie den Ketonkörperstoffwechsel.

Am besten ist es natürlich, sich gesund zu ernähren und intermittierend zu fasten. Eine unschlagbare Kombination!

Patientengeschichte Übergewicht und Arthrose

Dieter P. (65), Inhaber eines Fotogeschäftes in Soltau, hat mithilfe des intermittierenden Fastens in Form einer täglichen 16-stündigen Essenspause fast 17 Kilo abgenommen, seinen Blutdruck gesenkt und seiner Knie-Arthrose etwas Gutes getan.

»Das Fasten erlebe ich als Bereicherung und eine gute Strategie für mich und meine Gesundheit, ohne dabei auf irgendetwas verzichten zu müssen.«

Ich habe eine lange Diäten-Karriere hinter mir. Es gibt quasi nichts, was ich nicht ausprobiert habe, aber mein Gewicht kam immer wieder zurück. Seit ich mit Anfang 20 geheiratet habe, bin ich immer schwerer geworden. Sie ahnen es – meine Frau, selbst rank und schlank, ist schuld! Mein Spitzenwert: 118 Kilo bei 1,72 Metern Größe.

Das Schlimmste an Diäten war für mich immer, dass man es zwar irgendwann schafft, sie durchzuhalten, aber wenn man nur mal eine kleine Ausnahme macht, dann war's das, dann verschiebt man das Wieder-besser-essen auf morgen, übermorgen, nächste Woche … Im Sommer 2017 habe ich dann Prof. Michalsen im Fernsehen gesehen. Er erzählte vom intermittierenden Fasten und meinte, dabei würde man abnehmen, egal, was man isst – Hauptsache man lässt innerhalb von 24 Stunden eine 16-stündige Essenspause. Ich dachte, der spinnt ja, und wollte ihm und mir beweisen, dass das Blödsinn ist.

Schon am nächsten Tag habe ich begonnen, was ich bis heute durchhalte: morgens um 9 Uhr zu frühstücken, um 12 Uhr Mittag zu essen und um 17 Uhr Abendbrot. Danach esse ich konsequent nichts mehr! Mittags schaue ich, dass ich nicht mehr als 50 Gramm Reis oder Nudeln esse, dazu Fleisch, Fisch und viel Gemüse, aber ansonsten habe ich tatsächlich immer gegessen, worauf ich Lust hatte und bis ich satt war. Außerdem habe ich auf Alkohol meistens verzichtet. Natürlich habe ich auch mal gesündigt, zum Beispiel um 17 Uhr zwei Bratwürste mit Brötchen verputzt – aber die Pfunde purzelten trotzdem. Mein tiefstes Gewicht: 101 Kilo! Das

Beste an diesem Fasten – für mich eine Ernährungs-Strategie und keine Diät – ist, dass man ganz einfach wiedereinsteigen kann, wenn man mal zwischendurch, zum Beispiel im Urlaub, an Weihnachten, Geburtstagen oder sonstigen Gelegenheiten, damit aufhören sollte. Sobald ich wieder penibel auf die Zeiten und die 16-stündige Pause achte, geht es bergab – mit dem Gewicht!

Meine Gesundheit profitiert auch: Mein Blutdruck liegt nicht mehr bei 140 zu 100, sondern pendelt sich bei 125 zu 80 ein. Mein Sohn und meine Schwiegertochter, beide Internisten, sind positiv beeindruckt. Ich konnte eine meiner beiden Blutdrucktabletten ganz weglassen, die zweite in der Dosierung reduzieren. Und auch meinen Knien geht es besser. Ich habe Arthrose in beiden Beinen, die Veranlagung liegt in der Familie. Bei langen Autofahrten taten die Beine schnell weh, abends waren meine Beine oft angeschwollen und wurden richtig dick, nachts konnte ich die Beine ohne Schmerzen nicht übereinanderlegen und habe schlecht geschlafen. Seit ich intermittierend faste und diese Essenspause einhalte, sind die Schwellungen einfach weg, wie auch die Beschwerden nachts und beim Autofahren. Meine Arthrose ist sicher nicht verschwunden, aber ich komme viel besser zurecht.

Ich habe vielen bei uns von der Methode erzählt, nicht alle kommen gut damit zurecht, gerade Frauen haben berichtet, nur wenig damit abzunehmen. Wahrscheinlich kommt es aber immer auch ein wenig darauf an, wie konsequent man ist. Für mich war diese Essenspause eine wirkliche Überraschung und ich erlebe das Fasten als Bereicherung und eine gute Strategie für mich und meine Gesundheit, ohne dabei auf irgendetwas verzichten zu müssen.

Die Wirkung bei Diabetes

Eines der wichtigsten Experimente zum Intervallfasten wurde von der Diabetologin Hana Kahleová durchgeführt, mit 54 Diabetes-Typ 2-Patienten. Die erste Gruppe sollte eine definierte Menge an Lebensmitteln und Kalorien auf sechs kleine Mahlzeiten pro Tag verteilen. Die andere Gruppe der Teilnehmer sollte ihr Frühstück zwischen sechs und zehn Uhr morgens und das Mittagessen zwischen 12 und 16 Uhr einnehmen; auf das Abendessen sollten sie verzichten. Summa summarum ergab das eine Essenspause von ungefähr 16 Stunden. Nach mehreren Wochen wurden die Probanden untersucht, und die Ergebnisse waren beeindruckend: Bei den Intervallfastenden konnten nicht nur verbesserte Zuckerwerte, ein Rückgang der Fettleber und niedrigere Blutfette gemessen werden, sie hatten auch deutlicher an Gewicht verloren als die Teilnehmer der Vergleichsgruppe. Die seit Jahrzehnten praktizierte Empfehlung für Diabetespatienten, auf Zwischenmahlzeiten nicht zu verzichten, war damit für immer beerdigt.

Der Fastenforscher Mark Mattson wurde einmal in einem Interview gefragt, warum er glaube, dass Diabetologen auf die Idee kamen, ihren Patienten Zwischenmahlzeiten zu empfehlen. Er antwortete lapidar, dass es wohl mit einer gewissen Bequemlichkeit der Ärzte zu tun hätte, denn mit Zwischenmahlzeiten ließen sich die Medikamente deutlich einfacher einstellen. Zur Entlastung der Diabetologen sei gesagt, dass verständlicherweise bei Patienten, die mit Medikamenten behandelt werden, der Wunsch besteht, eine Unterzuckerung zu vermeiden. Zwischenmahlzeiten plus Insulin scheinen eine gleichmäßige, sichere und gute Einstellung zu ermöglichen. Heute weiß man aber, dass dauerhaftes Essen Krankheiten befeuert. Auch das Argument, dass man lieber öfter essen soll, damit man nicht vor Heißhunger zum Junkfood greift, scheint zunächst plausibel. Allerdings ist die Wirklichkeit eine andere: Regelmäßiges häufiges Essen verleitet nicht zu weniger Junkfood, sondern zum Gegenteil. Es wird mehr Junkfood konsumiert!

Für den Blutzucker und seine Regulation durch Insulin ist es tatsächlich besser, morgens viel zu essen. Die gleiche Menge Kohlenhydrate abends führt häufiger zu einem ungünstigeren Insulinspiegel. Aber eine Sache wird hier vorschnell übersehen: Diese Erkenntnis bezieht sich nur auf die Krankheit Diabetes. Ob ein Intervallfasten etwa bei Bluthochdruck mit einer anderen Zeiteinteilung womöglich besser wäre – darüber weiß man bislang nichts.

Die Wirkung auf Bluthochdruck und Fasten als Herzschutz

Ein Intervallfasten führt bei den meisten Menschen zu einer Blutdrucksenkung. Daten aus Laborversuchen zeigen, dass das Herz besser gegen Durchblutungsstörungen geschützt ist. Ein gewisser protektiver Effekt vor Herzinfarkt könnte also bestehen. Diese Vermutung ist allerdings noch nicht durch Studien am Menschen ausreichend gesichert.

Patientengeschichte Bluthochdruck und hoher Cholesterinspiegel

Ingrid B. (68), Rentnerin aus der Nähe von Braunschweig, leidet erblich bedingt unter Bluthochdruck und zu hohem Cholesterin. Beidem ist sie nach jahrelanger medikamentöser Behandlung mit Heil- und Intervallfasten mit Erfolg zu Leibe gerückt.

»Es ist nie zu spät, sich etwas Gutes, etwas für sich zu tun!«

Ich bin im wahrsten Sinne schnell auf 180 – ein Mensch, der mit Blutdruckspitzen auf Stress reagiert. Das zusammen mit zu hohem Cholesterin haben mir meine Gene in die Wiege gelegt. Meine Mutter ist mit 72 verstorben, meine Schwester mit 68 nach

Schlaganfällen und langer Pflegezeit – sie war also, als sie ging, so alt wie ich jetzt! Lange habe ich geglaubt, ich sei ausgeliefert, quasi Sklave meiner Gene. Aber dem ist nicht so, man kann gegen Vorbelastungen angehen und es ist nie zu spät, sich mit der Gesundheit zu beschäftigen und sich etwas Gutes, etwas für sich zu tun!

Ich habe über Jahre verschiedene Betablocker für den Blutdruck eingenommen. Ich reagierte mit Asthma, war ständig matt und müde. Irgendwann fand ich ein Mittel, das einigermaßen ging. Als ich dann aber zusätzlich auch noch Cholesterinsenker nehmen sollte, streikte ich quasi – und suchte nach Alternativen. Ich bin nicht gegen die Schulmedizin, aber ich glaube, dass es gut ist, das Wissen aus der Naturheilkunde mit einzubeziehen.

In der Klinik von Prof. Michalsen habe ich eine Heilfastenkur gemacht – und mir ging es direkt am ersten Tag spürbar besser. Am dritten Tag bekam ich Hunger, trank dann viel Wasser und er verflog. Als die Kur nach fünf Tagen endete, saß ich vor meinem Apfel und dachte: Eigentlich brauchst du den noch gar nicht. Ich fühlte mich leicht und frei. Nicht abhängig. Früher habe ich so oft gesagt: Ich brauche erst mal einen Kaffee, sonst geht gar nichts! – Nein, brauche ich nicht!

Ich habe die erholten und frischen Geschmacksknospen nach dem Fasten genutzt, um meine Ernährung umzustellen. Ich bin nicht zur Voll-Veganerin geworden, wie man es mir empfohlen hat, ich möchte nicht auf jeder Feier ›die mit den Sonderwünschen‹ sein – aber ich ernähre mich, so gut es geht, ohne Fleisch und Milchprodukte. Das ist mir zwar am Anfang gar nicht so leicht gefallen, vor allem, weil ich ja nicht nur für mich, sondern auch für meinen Mann koche, der gerne Fleisch isst. Jetzt brutzle ich meist ein gesundes Gemüsegericht, mal isst mein Mann einfach mit, mal bekommt er ein Steak dazu. Alkohol trinke ich seit Jahren nicht, weil ich gemerkt habe, wie er mir schadet.

Und ich faste intermittierend, mache also jeweils 16 Stunden innerhalb von 24 Stunden eine Essenspause. Weil das Abendessen meinem Mann und mir heilig ist, wir gemütlich zusammensitzen und uns austauschen, lasse ich das Frühstück weg. Ich trinke nur einen Tee und mache dann meine »Morgenrunde«: fünf Kilometer schnelles

Gehen, also quasi Walken, durch die Felder und den kleinen Wald, die an unser Zuhause grenzen. Früher bin ich die Strecke jeden Tag mit meiner Hündin gelaufen, die leider verstorben ist – ich habe den Weg danach beibehalten. Das Spazieren würde mit vollem Magen eh nicht gut gehen, und wenn ich heimkomme, freue ich mich richtig darauf, etwas Gutes zum Mittagessen zu kochen und zu genießen. Gemüseaufläufe mit Sojasahne, Suppen – es gibt herrliche Gerichte.

Das intermittierende Fasten hat einen ähnlich euphorisierenden Effekt auf mich wie das Heilfasten. Mir geht es prima, ich bin meistens gut gelaunt, und wenn ich meine Routine – das Teetrinken, die Runde und die neuen Essenszeiten – mal verlasse beispielsweise im Urlaub, dann fehlt sie mir richtig. Mein Blutdruck liegt mittlerweile nicht mehr bei 180 zu 100, sondern ist auf 130 runter. Und ich nehme nur noch eine geringere Dosis des Blutdrucksenkers. Ein zweites Medikament konnte ich ganz weglassen. Um das Cholesterin zu senken, waren überhaupt keine Medikamente mehr notwendig. Mein LDL-Wert ist von 230 auf 144 gesunken.

Als ich vor all den Veränderungen stand, habe ich zuerst gedacht: Das schaffst du nie, das ist ja furchtbar viel – aber ganz ehrlich: Das sind alles nur faule Ausreden. Ich habe die Verantwortung für mich und muss meinen Weg gehen. Mittlerweile sehe ich die Veränderungen nicht als Last, sondern als Gewinn.

Die Wirkung bei Autoimmunerkrankungen

Autoimmunerkrankungen wie Multiple Sklerose, Rheuma, Morbus Crohn, Polymyalgia rheumatica und Diabetes Typ 1 nehmen seit vielen Jahren extrem zu. Die Ursachen sind nicht eindeutig geklärt. Vieles deutet aber darauf hin, dass die Ernährung, die Zusammensetzung des Mikrobioms und Stress eine Rolle spielen. Auch Fettzellen produzieren entzündungsfördernde Botenstoffe wie Interleukin-6 und TNF-alpha. Dank neuer Medikamente, die genau diese Stoffe blockieren (TNF-alpha-Blocker und IL-6-Blocker), lassen sich diese Erkrankungen heute besser behandeln als noch vor vielen Jahren. Die Medikamente kontrollieren aber lediglich die Symptome, heilen sie jedoch nicht. Setzt man das Medikament aufgrund von Nebenwirkungen ab, kommen sie zurück, manchmal sogar verstärkt.

Neben Fett bestimmt auch das Salz das autoimmunologische Entzündungsgeschehen im Körper. Fördern wir also Fettabbau und Salzreduktion durch Heilfasten oder/und Intervallfasten und ernähren uns gesund, ist das eine gute Therapiekombination, um Entzündungsprozesse im Körper zu hemmen.

Die Wirkung bei Darmerkrankungen

Zumindest beim Intervallfasten beobachtet man den »Housekeeper-Reflex«, eine Angewohnheit des Dünndarms, sich selbst zu reinigen, wenn mehrere Stunden kein Essen anflutet. Zur Gesunderhaltung der Darmfunktion ist dies sehr nützlich. Intervallfasten könnte sich darum auch auf Darmerkrankungen positiv auswirken.

Die lebensverlängernde Wirkung des Fastens

Viele wertvolle Einsichten für das Intervallfasten stammen aus der Forschung an Mäusen. Dabei ist aber zu berücksichtigen: Die Lebensspanne von Mäusen ist kurz, und 24 Stunden Fasten sind für eine Maus sehr viel »länger« als in der menschlichen Zeitrechnung. Entsprechend verliert die Maus mehr Gewicht in dieser Zeit als ein Mensch, nämlich 25 bis 30 Prozent ihres Körpergewichts. Mäuse sind aber auch schneller in ihren Reaktionen. Daher müssen wir diesen Faktor einberechnen, wenn wir Ergebnisse aus der Forschung an Mäusen auf Menschen übertragen wollen. Ich bin der Meinung, dass wir keine weiteren Tierversuche mehr für das Thema Fasten benötigen. Jetzt geht es darum, am Menschen die Ergebnisse zu überprüfen, zu bestätigen und bestenfalls zu optimieren.

Intervallfasten – das praktische Programm

Die wichtigsten Fragen zum Intervallfasten – kompakt

Wie auch immer Sie das Intervallfasten gestalten, in jedem Fall sollte das Mittagessen Ihre kalorienreichste Mahlzeit sein. Achten Sie deshalb mittags darauf, gesund zu essen. Gut wäre es, nicht nur Brot zu essen, sondern auch Gemüse, überhaupt etwas Warmes. Denn von Anfang an sollte man sich einen Rhythmus angewöhnen, den man durchhalten kann. Der Körper und die Mitochondrien in den Zellen werden dadurch »trainiert«.

»Rhythmus« ist hier ein entscheidender Begriff. Aus der Chronobiologie ist bekannt, dass der Nucleus suprachiasmaticus, ein Bestandteil einer Hirnregion, die sich Hypothalamus nennt, unsere innere Uhr bestimmt. Gesteuert wird seine Funktion vor allem durch das Licht (Tag-Nacht-Rhythmus), also durch das Erkennen von Hell und Dunkel. Nach der inneren Uhr des Menschen richten sich alle Organe und Körperstrukturen, bis hin zur Blutzelle. Zusätzlich wird sie durch das Timing der Mahlzeiten biorhythmisch stark beeinflusst. Sie sollten zumindest in den ersten Wochen einen sehr festen Rhythmus aufbauen, bevor Sie mit dem Intervallfasten beginnen, damit die Zellen nicht durcheinandergeraten und quasi ein Dauer-Jetlag entsteht.

Ist der neue Essensrhythmus eingeführt und kommen Sie nach eigener Einschätzung damit gut zurecht, kann man später den Takt auch mal unterbrechen. Für den Alltag heißt das: Hält man sich an ihn an fünf Tagen in der Woche, kann man am Wochenende auch abseits des Rhythmus zum Beispiel ausgiebig brunchen. Man sollte allerdings nicht zu oft Ausnahmen machen, sondern es eher so handhaben wie diejenigen, die für ein oder zwei Tage einen Transatlantikflug absolvieren müssen. Sie bleiben meist in ihrem normalen Rhythmus, um einen Jetlag zu vermeiden. In diesem Sinne ist ein zu großer Mahlzeitenwechsel für den Körper ein Essen »gegen« das Licht und damit eine Art Stoffwechsel-Jetlag.

Ideal ist es natürlich, wenn man seinen Biorhythmus kennt. Dies ist das Arbeitsgebiet meines Kollegen Achim Kramer an der Charité. Kramer und seine Kollegen bestimmten hierfür die Aktivität von 20 000 Genen im Tagesverlauf und identifizierte zwölf Gene, die zuverlässig die individuelle innere Uhrzeit anzeigen.

In Zukunft wird es wohl möglich werden, das Intervallfasten zu »personalisieren«, indem man vorher seinen Chronotyp bestimmt. In einer Studie wollen wir demnächst herausfinden, ob diese Kenntnis das Intervallfasten noch effektiver macht. Bis dahin ist es hilfreich, sich selbst zu fragen, ob man eher ein Morgen- oder ein Abendtyp ist. Als Abendtyp ist es nicht unbedingt sinnvoll, sich zwingend ein reichhaltiges Frühstück anzugewöhnen. Für den Morgentyp wäre dies der Fall.

Eine Frage wird mir oft gestellt: »Wird das Intervallfasten durchbrochen, wenn ich nichts frühstücke, aber Milch und Zucker in den Kaffee gebe?« Meine Antwort: Es kommt auf die Menge an. Ein kleiner Schuss geschäumter Milch durchkreuzt nicht das Fasten, ein Cappuccino mit zwei Löffeln Zucker allerdings schon.

Am Abend gilt es, kalorienhaltige Getränke zu vermeiden. Hier vergessen viele den Alkohol. Nicht umsonst wird Bier auch als »flüssiges Brot« bezeichnet. Wer also abendfastet oder die Regel praktiziert, drei Stunden vorm Zubettgehen nichts mehr zu essen, sollte auf Alkohol verzichten.

Wer sollte nicht Intervallfasten?

Kinder und Jugendliche würde ich vom Intervallfasten ausnehmen, zumal von der Variante, bei der man das Frühstück auslässt. Ein gutes und reichhaltiges Frühstück ist nicht zuletzt für ihre Konzentrationsfähigkeit und schulischen Leistungen wichtig.

Ihr persönlicher Intervallfasten-Check

Probieren Sie aus, welches Intervallfasten am besten zu Ihnen passt, in Ihren privaten und beruflichen Alltag sowie in die Jahreszeit. Jede der vorgestellten Methoden birgt keine bekannt gewordenen Risiken, aber informieren Sie trotzdem Ihren Hausarzt, wenn Sie in medizinischer Behandlung sind. Das trifft vor allem zu, wenn Sie unter Diabetes leiden.

Welches Intervallfasten für Sie am besten passt, finden Sie durch folgende Fragen heraus:

Wie wach fühlen Sie sich morgens in der ersten halben Stunde nach dem Aufwachen?

1. *Überhaupt nicht wach*
2. *Ein bisschen wach*
3. *Ziemlich wach*
4. *Sehr wach*

Wie sehr sind Sie von Ihrem Wecker abhängig, wenn Sie morgens zu einer bestimmten Zeit aufstehen müssen?

1. *Sehr abhängig*
2. *Ziemlich abhängig*
3. *Etwas abhängig*
4. *Gar nicht abhängig, ich wache von alleine auf*

Wie ist Ihr Appetit in der ersten halben Stunde nach dem Aufwachen?

1. *Sehr gering*
2. *Ziemlich gering*
3. *Ziemlich gut*
4. *Sehr gut*

Wie leicht fällt es Ihnen üblicherweise, morgens aufzustehen?

1. *Überhaupt nicht leicht*
2. *Nicht sehr leicht*
3. *Ziemlich leicht*
4. *Sehr leicht*

Wenn Sie um 23:00 Uhr zu Bett gehen sollten, wie müde wären Sie dann?	❶ *Überhaupt nicht müde* ❷ *Etwas müde* ❸ *Ziemlich müde* ❹ *Sehr müde*

- Wenn Sie mehr als 14 Punkte haben, sind Sie eher ein Morgentyp, dann wäre ein Time Restricted Eating zum Beispiel von 7 bis 15 oder 16 Uhr gut für Sie.

- Wenn Sie 8 oder weniger Punkte haben, sind Sie ein Abendtyp, können das Frühstück weglassen und dann reichlich zu Mittag essen.

- Liegt Ihre Punktzahl dazwischen oder sind Sie insgesamt unsicher, wäre ein TRE von 10 bis 18 Uhr der Kompromiss.

Dies sind alles derzeit Schätzungen. Aktuell wird vom NIH (National Institutes of Health) in den USA eine große Studie durchgeführt, bei der untersucht wird, ob und für wen Early oder ein Late Restricted Eating besser ist – spätestens dann werden wir noch genauer wissen, was uns mehr gesundheitliche Vorteile bringt.

Quelle: Immanuel Krankenhaus Berlin

Gut auf das Intervallfasten vorbereitet sein – praktische Tipps

Starten Sie das Intervallfasten mit zwei Vorstufen:

- **Stufe 1:** Keine Snacks zwischendurch und abends keine kalorienhaltigen Getränke. Wenn Sie Alkohol trinken, dann zum Essen. Und Chips am Abend? Das dürfen Sie vergessen. Wenn Sie unbedingt noch ein spätes Geschmackserlebnis brauchen, wählen Sie Radieschen oder Gurkenscheiben.

- **Stufe 2:** Starten Sie mit einem verlängerten Nachtfasten (12 Stunden). Anschließend beginnen Sie mit der Methode, für die Sie sich entschieden haben. Ziehen Sie diese in jedem Fall zwei bis drei Wochen lang konsequent durch. Erst danach sollten Sie an Ausnahmen denken. Ein bis zwei Tage, an denen Sie den Rhythmus verändern, sind dann in Ordnung.

Wie lange soll ich auf diese Art fasten?

Ziehen Sie erst nach sechs Wochen Bilanz. Geben Sie dem Intervallfasten diese Chance. Die ersten drei bis vier Wochen sind die schwierigsten, danach beginnt sich der Körper, an den neuen Essensrhythmus zu gewöhnen. Mark Mattson vergleicht das Fasten mit Sport und erinnert daran, dass wir auch beim Sport eine gewisse Trainingsphase brauchen. Zu Beginn japsen wir bereits nach der ersten Runde Joggen, und am nächsten Tag plagt uns Muskelkater. Nach einer Woche schaffen wir schon zwei Runden, ohne dass es zwickt. Durch regelmäßiges Training wird der Körper immer fitter, das Joggen fällt immer leichter. So ist es auch beim Fasten.

Nach sechs Wochen fragen Sie sich: Fällt das Fasten noch schwer? Wie fühlen Sie sich, wie ist Ihr Schlaf? Hat sich das Gewicht verändert? Wenn Sie die Intervallfastenmethode, die Sie ausgewählt haben, nicht überzeugt, testen Sie eine andere. Wählen Sie wieder den Zeitraum von sechs Wochen. Anschließend können Sie entscheiden, ob Sie das Intervallfasten beibehalten möchten.

Für Sportler: Wenn der Glykogenspeicher nach einem Intervallfasten von 8 oder 10 Stunden über Nacht schon fast geleert ist, kann man den Übertritt in den Fastenstoffwechsel beschleunigen, indem man morgens eine mittlere sportliche Ausdauerbelastung von 30 Minuten durchführt. Dadurch geht der Stoffwechsel quasi im Turbogang in den Fastenstoffwechsel und zur Ketonbildung über. Da Intervallfasten gerade für Sportler meiner Erfahrung nach einige Leistungsvorteile bringt (u. a. durch den verbesserten Schlaf), empfehle ich eine Trainingseinheit, bevor man morgens isst. Sport hat zudem einen appetithemmenden Effekt, sodass sich das Intervallfasten dann mühelos noch um ein bis zwei Stunden verlängern lässt.

Patientengeschichte Sportler

Frederic K. (27) Athletik-Trainer des Basketball-Bundesligisten Rasta Vechta, nutzt intermittierendes Fasten, um seinen Schlaf zu verbessern und seine Leistung zu steigern.

»Schon nach kurzer Zeit habe ich gemerkt: Es musste was dran sein am Fasten!«

Zugegeben: Mit Fasten habe ich früher ältere Herrschaften verbunden, die krank sind oder zu viel wiegen – oder beides. Dass bewusster Verzicht bei Krankheit und Übergewicht helfen kann, hatte ich gehört – aber auf den Umkehrschluss, dass das, was Kranken hilft, auch Gesunden guttun müsste, bin ich lange nicht gekommen. Doch genauso ist es!

Ich habe als Personal Trainer zuerst in Braunschweig gearbeitet, mein damaliger Chef war Yogalehrer und hat den Menschen ganzheitlich gesehen. So kam ich zum ersten Mal in Kontakt mit den Themen Fasten und ayurvedische Ernährung. Ich war erst skeptisch, habe dann mit meiner Freundin als guten Neujahrsvorsatz Heilfasten probiert – und nach drei Tagen genervt und hungrig aufgegeben. Wenn man jeden Tag Sport treibt, dann ist nichts zu essen wirklich hart. Was ich aber schon nach dieser kurzen Zeit gemerkt habe, war, dass zwei chronisch entzündete Stellen in meinem Körper, an der Achillessehne und am Ellenbogen, spürbar besser wurden. Es musste was dran sein am Fasten!

Als Nächstes habe ich mich ans 6:1-Fasten rangetastet, also einen Tag in der Woche nichts zu essen. Da ich aber jeden Tag mehrere Stunden trainiere, war selbst dieser eine Fastentag hart für mich. Sport treiben konnte ich dann immer nur morgens, abends waren die Speicher leer, ich bekam Kopfschmerzen und schlechte Laune. Ich merkte aber, dass mir das Training morgens leichter fiel als an den Tagen, an denen ich nicht fastete.

Mittlerweile war ich nach Vechta gewechselt und probierte dort intermittierendes Fasten aus. Damit habe ich eine Form gefunden, die mir wirklich guttut! Ich esse in einem 8-Stunden-Fenster am Tag, meist zwischen circa 13 und 21 Uhr, mache dann 16 Stunden Pause. Ich lasse also das Frühstück weg, gehe morgens mit dem Hund raus, um frische Luft zu bekommen, trainiere dann, fahre zum Teamtraining mit der Mannschaft und esse erst danach. Immer das, worauf ich Lust habe: mal ein Mittagessen, mal Porridge mit viel Obst und Nüssen – was mein Energielevel gerade braucht. Erst habe ich häufig zu viel gegessen, sodass mir schlecht wurde, weil ich solchen Hunger hatte, aber nach einer Zeit regulierte sich das und ich habe ein gutes Maß gefunden. Abends esse ich sehr viel Gemüse, dazu Hülsenfrüchte.

Fast automatisch habe ich mit dem intermittierenden Fasten auch begonnen, mich vegetarisch, teils vegan zu ernähren. Meinen Fleischkonsum habe ich um circa 80 Prozent reduziert. Tierische

Produkte hemmen bei mir die Regeneration der Muskeln nach dem Sport. Ich habe jetzt fast überhaupt keinen Muskelkater mehr. Bei Milchprodukten habe ich gemerkt, dass ich schlechter schlafe, wenn ich abends beispielsweise einen Eiweißshake mit Milch anrühre. Jetzt nehme ich dafür einfach Wasser. Der Schlaf ist einer der großen Pluspunkte beim intermittierenden Fasten! Durch die Esspause scheint mein Darm ruhiger zu sein, ich schlafe besser ein und durch, habe das Gefühl, mehr Tiefschlaf zu haben, und bin morgens wesentlich erholter. Morgens trinke ich eine Mischung aus einem Esslöffel Apfelessig, einer frisch gepressten Zitrone und einer Prise Himalayasalz – das regt die Verdauung an und gibt einen Frische-Kick.

Ich lebe jetzt seit vier Monaten so und merke, dass ich leistungsfähiger werde. Ich stemme beim Bankdrücken mittlerweile beispielsweise 35 statt 27 Kilo pro Seite. Ich habe meist ein leichtes Hungergefühl beim Training, aber das stört nicht, im Gegenteil, es spornt an. Einer meiner Spieler sagt, sei ja klar: Löwen jagen auch besser, wenn sie Kohldampf haben.

Ich versuche ständig Dinge zu finden, die mir helfen, dass ich besser werde und mich besser fühle, schließlich kümmere ich mich um die Fitness eines Teams und muss mit gutem Beispiel vorangehen. In Braunschweig haben mittlerweile drei Profis das intermittierende Fasten ebenfalls für sich entdeckt. In Vechta habe ich es gerade einem verletzten Spieler empfohlen, damit er schneller regeneriert. Es laufen gerade mehrere Studien zum Thema Fasten und Training – und ich glaube, dass es in der Zukunft ein gutes Konzept für viele Sportler sein kann.

Gibt es bald die Fastenpille?

Aktuell beschäftigt sich die Forschung mit der Frage, ob sich die starken Effekte des Fastens nicht auch durch die Entwicklung einzelner molekularer Stoffe imitieren lassen. Frank Madeo hat einen der vielversprechendsten Stoffe identifiziert: das Spermidin. Der etwas auffällige Name rührt daher, dass Spermidin zuerst in

Samenzellen identifiziert wurde, aber an sich findet es sich in fast allen Körpergeweben; die Konzentration von Spermidin dort lässt mit dem Alter nach. Gesunde 100-Jährige haben eine auffallend hohe Spermidin-Konzentration im Blut. In Laborexperimenten ist Spermidin ein furioser Alleskönner und regeneriert die Erbsubstanz, Mitochondrien und verschiedene Gewebe, es wirkt entzündungshemmend, krebshemmend und fördert die Autophagie.

Attraktiverweise enthalten viele Nahrungsmittel wie Nüsse, Äpfel, Knoblauch, Zitrusfrüchte, Weizenkeime, Pilze, das japanische Sojagericht Natto oder das asiatische Malvengewächs Durian auch Spermidin, und es könnte also eine Möglichkeit sein, Langlebigkeit mittels stimulierter Autophagie durch Verzehr dieser Lebensmittel zu erreichen. Ich bin hier allerdings noch vorsichtig.

Die Erfolgsgeschichte – Heil- und Intervallfasten für ein längeres Leben

Valter Longo beschreibt in seinem Buch *Iss dich jung,* mit welchem Enthusiasmus er den Pathologen Roy Walford, aufsuchte, um in seinem Labor zwei Jahre lang mitzuarbeiten. Walford war aber auch einer der Forscher der Biosphäre 2, ein 1991 erbauter Gebäudekomplex in der Sonora-Wüste in Arizona, ein wissenschaftliches Projekt, um ein sich selbst erhaltendes Ökosystem zu schaffen. Das Team unter Walfords Führung musste unter schwierigen Bedingungen zwei Jahre mit kalorischer Restriktion auskommen. Es gab 30 Prozent weniger Kalorien für alle Teilnehmer des Experimentes. Doch das Ergebnis war wenig erfreulich. Nach dem Ende von Biosphäre 2, schreibt Longo, war das Team erschreckend mager und eine der reizbarsten Personengruppen, die ihm je untergekommen waren.

Dieser Misserfolg und die nur geringen Erkenntnisse aus den Untersuchungen an Mäusen und Ratten ließen Longo die Geheimnisse des Alterns zunächst an einfacheren Organismen untersuchen, und zwar an Hefen. Dies machte es möglich, das Rätsel des Alterns besser zu verstehen. Bis zum Jahr 1994 hatte noch niemand ein Gen entdeckt, das den Alterungsprozess im Organismus steuerte. Longo machte zwei einfache, aber beeindruckende Entdeckungen. Erstens: Ließ man die Hefen hungern, indem man ihnen nur sehr wenig Nährlösung verabreichte, blieben sie doppelt so lange am Leben. Zweitens: Gab man ihnen reichlich Zucker, beschleunigten sich Alterungs- und Sterbeprozess, unter anderem, weil zwei Signalstoffe – PKA und RAS – stark aktiviert wurden.

Damit war die Tür zur Fastenforschung weit aufgestoßen, und mehr und mehr wissenschaftliche Labore in den USA begannen, sich mit diesem Thema zu beschäftigen. Neben PKA und RAS zeigte sich auch, dass Wachstumshormone eine ungute Rolle im menschlichen Alterungsprozess spielen. Zu den Wachstumshormonen zählen Insulin und der Insulinwachstumsfaktor IG-1. Der Abbau des eigenen Fettgewebes wird durch die Absenkung des Insulinspiegels zusätzlich ermöglicht. Die Insulinreduktion ist eine zentrale, gute Wirkung des Fastens. Aber auch ein anderer wichtiger Player, das IGF-1, sinkt beim Fasten ab und bremst damit Alterungsprozesse. Diesen Zusammenhang wies Valter Longo mit sogenannten Laron- oder Dwarf-Versuchsmäusen nach. Hierbei handelt es sich um kleinwüchsige Mäuse, weil sie durch eine Genmanipulation nicht auf den Wachstumsfaktor IGF-1 reagieren. Sie leben länger als andere Mäuse, und wenn sie zudem kalorisch restriktiv ernährt werden, leben sie sogar doppelt so lange: nämlich vier statt zwei Jahre.

Auf der Suche nach ähnlichen Zusammenhängen beim Menschen fand Longo eine Dorfgemeinschaft in Ecuador, die genau diese Wachstumshormonresistenz aufweist. Alle Dorfmitglieder sind kleinwüchsig (unter 1,20 Meter), sie haben das Laron-Syndrom. Tatsächlich fand er heraus, dass sie trotz ihrer sehr schlechten und ungesunden Ernährung nur sehr selten an Diabetes, Krebs und anderen altersbezogenen Erkrankungen leiden. Rückschlüsse dieser Gruppe auf Menschen, denen der Rezeptor nicht fehlt, also quasi uns alle, lassen laut Longo vermuten, dass zwei große Nahrungsgruppen die ungünstigen Wachstumsfaktoren und Gene für das vorzeitige Altern ankurbeln: tierisches Eiweiß und Zucker. Ersteres erhöht die Konzentration des Wachstumshormons von IG-1, von mTOR, Zucker erhöht RAS und PKA.

Milch ist dabei einer der größten Proteinlieferanten. Wenn ich mit Valter Longo zusammen bin, kann ich mich immer wieder davon überzeugen, dass er hier sehr konsequent ist. In seinem Kaffee kommt kein Tropfen Kuh-, nur Sojamilch.

Die sieben Wahrheiten über das Fasten – aus der Wissenschaft und meiner Praxis

Ein Nahrungsverzicht hat erstaunliche gesundheitsfördernde Effekte, und das betrifft nicht nur das Heilfasten, die Fastenkur über mehrere Tage, sondern bereits stundenweise Esspausen. Beide Formen führen dazu, dass der Stoffwechsel angestoßen, ja hochgekitzelt wird. Die positiven Wirkungen habe ich hier noch einmal zusammengestellt:

❶ Fasten führt zu Fettabbau und Hormonumstellung

Beim Fasten jeglicher Art kommt es zum Fettabbau. Das ist nicht nur eine gute Nachricht unter ästhetischen Aspekten, sondern für den Körper insgesamt. Nach langen Jahren des wissenschaftlichen Streits wurde in den letzten zwei Jahren eindeutig nachgewiesen, dass Übergewicht negative Folgen hat. Das Risiko für Herz-Kreislauf-Erkrankungen, Krebs, Diabetes und für entzündliche Erkrankungen steigt eindeutig. Fettpolster, insbesondere im Bauchraum, die wir reduzieren, sichern darum unsere Gesundheit. Fett liegt eben nicht tatenlos im Körper herum, es sondert Stoffe in den Körper ab, die Entzündungen und Stoffwechselprobleme auslösen. Nach dem Fasten ist deshalb Fett um die inneren Organe, auf den Hüften, am Bauch sowie im Muskelgewebe deutlich abgebaut, und die entzündlichen Stoffe sind in sehr viel niedrigerer Konzentration im Blut nachweisbar.

Das Fasten führt zur Erholung verschiedener Hormone und Steuerungssysteme, die im Körper mit der Verdauung und Verarbeitung unserer Nahrung zu tun haben. Durch regelmäßiges und zu üppiges Essen werden diese übersteuert, überfordert und »resistent«. Fasten fungiert in diesem Fall als Reset-Taste.

② Ketonkörper – der geniale Energielieferant

Fasten führt zur Produktion der Ketonkörper. Sie sind vor allem für das Gehirn, erkrankte Nervenzellen und vermutlich auch bei Krebserkrankungen für die gesunden Zellen von Vorteil. Zudem wird beim Fasten ein Wachstumsfaktor für Nervenzellen ausgeschüttet, der bei chronischen Nervenerkrankungen günstig ist. Beim Fasten entstehen Ketone nach 12 bis 16 Stunden. Diese werden aber nicht nur durch Fasten produziert, sondern indem man auf Zucker und Kohlenhydrate in der Nahrung verzichtet und stattdessen vor allem fett- und eiweißreich isst. Energie wird in dem Fall überwiegend durch den Abbau von Fettsäuren und Proteinen bereitgestellt, da ja kein Zucker mit der Nahrung zugeführt wird. Die Situation hinsichtlich der Energieversorgung ähnelt dann der beim Fasten.

Man geht davon aus, dass der Glykogenspeicher in der Leber nicht ganz so groß ist. Er enthält nur circa 700 bis 900 kcal, mit denen der Körper 10 bis 16 Stunden lang versorgt werden kann, je nachdem, wie hoch der individuelle Grundumsatz ist. Wenn der Glykogenspeicher leer ist, sinkt der Blutzuckerspiegel und der Fastenstoffwechsel wird angeworfen. Die Fettzellen setzen Fettsäuren frei, und aus diesen baut die Leber einen Zuckerersatzbrennstoff, eben die Ketone, ß-Hydroxybutyrat und Acetoacetat.

Bei Diabetes Typ 1 ist ein typisch säuerlicher Mundgeruch wahrzunehmen, der durch Aceton ausgelöst wird, einem Stoffwechselprodukt beim Fettabbau. Da die Bauchspeicheldrüse kein Insulin mehr produziert und als Folge Zucker nicht mehr in die Zellen gelangen kann, baut der Körper stattdessen Fett ab und produziert Ketone. Auch Heilfastende riechen nach mehreren Tagen typisch säuerlich aus dem Mund. Das ist kein diagnostisches Alarmzeichen, sondern spiegelt dem Fastenleiter, dass das Fasten eingehalten wird.

Der Wechsel von Zucker auf Ketone als Botenstoff für Gehirn und Körper ist in Phasen vermutlich günstig. Schon länger vermuten Neurobiologen, dass bei Hirnerkrankungen Ketone Gutes bewirken. Viele Hirnerkrankungen schädigen die Zellen derart, dass sie den Zucker nicht mehr richtig aufnehmen und verstoffwechseln können. Ketone sind einfacher für die Energienutzung, und daher liegt die Vermutung nahe, dass bei neurologischen Erkrankungen wie Demenz, Parkinson und Multiple Sklerose Ketone als Energielieferant positiv zu bewerten sind. Das Glykogen in der Leber wird übrigens schneller verbraucht und der Wechsel von Zucker auf Ketone früher erreicht, wenn wir Sport treiben. Man kann das Intervallfasten also boosten, indem man nach dem Aufstehen Sport treibt oder, wenn man Dinner-Cancelling betreibt, noch am Abend eine Runde im Wald läuft.

❸ Hormesis – Reize aktivieren die Selbstheilung

Zu Beginn jeden Fastens beziehungsweise jeder Fasteneinheit entwickelt sich ein leichter Hungerstress für den Körper. Sehr kurzzeitig werden Stresshormone produziert, um die Umstellung auf den Fettabbau und die Reparaturprozesse in Gang zu bringen. Dieser kontrollierte kurze Stress (Eustress) ist für den Körper im Gegensatz zu dauerhaftem Stress (Distress), über den wir keine Kontrolle haben, positiv. Er bewirkt, dass sich der Körper der Situation besser anpassen kann. Auch Sport stellt einen solchen kurzzeitigen Stressreiz für den Körper dar. Es verwundert nicht, dass Fasten im Körper langfristig ähnliche Veränderungen auslöst wie ein regelmäßiges sportliches Training: Das Herz schlägt etwas langsamer, der Blutdruck normalisiert sich und die Muskelleistung nimmt zu. Der Körper nutzt diesen Eustress, um sich besser zu wappnen, und optimiert die Zellfunktionen. Die Stressreaktion aktiviert damit zugleich Gene und Proteine, die für Zellschutz und Reparatur zuständig sind. Fasten ist in dem Sinne also gleichsam ein »Training« für die Energiekraftwerke der Zellen, die Mitochondrien, die sich durch Fasten regenerieren und vermehren.

Bei der anfänglichen Fastenreaktion schüttet der Körper die Stresshormone Adrenalin und Noradrenalin sowie Cortisol aus. Nun wird mancher hier stutzig werden und daran denken, dass

Stress doch eher ungünstig ist. Jeder Notarzt weiß, dass man Adrenalin zur Anhebung des Blutdrucks und zum Antreiben des Herzens einsetzt, etwa bei einem Herzinfarkt oder Kreislaufschock, wenn das Herz langsam schlägt und der Blutdruck zu niedrig ist. Nun passiert aber beim Fasten trotz dieser Hormonanstiege nach ein paar Tagen das Gegenteil: Der Blutdruck sinkt und das Herz schlägt langsamer. Beides ist sehr gesund.

Am Beispiel des Stresshormons Cortisol haben Forscher herausgefunden, dass während des Fastens zwar mehr Cortisol im Gehirn anflutet, die Andockstationen hier aber reduziert werden. Dieser Vorgang ist vergleichbar mit dem beim Sporttraining. Anfänglich wird mehr Adrenalin ausgeschüttet, bei regelmäßigem Training aber entwickelt sich der langsame und das Herz schützende Sportlerpuls. Der Körper passt sich also an gesunden Stress an. Der Fastenstress entspricht Hormesis – einer klassischen Reiz-Reaktion der Naturheilkunde.

Aus diesem Grund lässt sich in fast allen Laborversuchen zum Fasten eine Schutzwirkung auf das Herz beobachten. Mattson, der selbst ein passionierter Läufer ist, führte einige Studien durch zu der Fragestellung, ob Sport und Fasten sich ergänzen oder eher keine gute Kombination sind. Die Ergebnisse zeigen, dass Sport und Fasten gleichermaßen dazu führen, dass Trainingseffekte in den Zellen – wie die Neubildung von Mitochondrien – sich verstärken. Damit ist die Frage beantwortet: Fasten und Sport ist eine sehr effektvolle Kombination. Fasten führt übrigens auch zu mehr Muskelkraft im Alter, wenn es mit Training verbunden wird.

Darüber hinaus fördert Fasten die Bildung von Stammzellen. Diese sind für die Erhaltung der Organe und die Zellfunktionen ganz wesentlich. Zusammen mit verschiedenen Zellreparaturmechanismen wirkt Fasten als innere Frischzellenkur. Das erklärt die gute Wirkung des Fastens beim Diabetes. Diabetes Typ 2 ist eine Alterskrankheit. Wenn sich Muskelzellen durch das Fasten regenerieren können, dann normalisiert sich ebenso ihr Stoffwechsel.

④ Autophagie – die Zellreparatur

Das vielleicht überraschendste Ergebnis der neueren Fastenforschung ist, dass Fasten tatsächlich »entschlackt« und verjüngt. Fastenstunden und Fastentage sind für den Körper Phasen, in denen er sich stärker der Reparatur von Genen, Proteinen und Mitochondrien widmen kann. Für die Fähigkeit des Körpers, sich durch Fasten selber zu reparieren, gibt es erste Bestätigungen durch Studien am Menschen. Matt und Mitarbeiter untersuchten bei Probanden vor und nach einer Mayr-Fastenwoche die Fähigkeit der Zellen, ihre DNS zu reparieren. Dafür entnahmen sie Blut und schädigten die darin enthaltenen Zellen durch UV-Bestrahlung. Anschließend maßen sie die erfolgte Rate an Zellreparatur in den geschädigten Zellen. Es zeigte sich, dass nach der Fastenkur eine erhöhte Reparaturfähigkeit vorlag. Diese Reparaturfähigkeit könnte langfristig auch bei anderen Krankheitsprozessen positive Langzeitwirkungen zeigen, etwa bei Krebs. Aber das sind bislang noch Spekulationen.

Während des Fastens ist es wichtig, dem Körper keine zusätzlichen Belastungen zuzumuten. Dazu gehört das Rauchen, das nicht nur im völligen Widerspruch zum »Entgiften« steht, sondern den durch das Fasten sensibler werdenden Körper zusätzlich belastet. Dadurch, dass der Blutdruck sinkt oder etwas wechselhaft sein kann, beobachten wir immer wieder, dass Patienten, die während des Fastens rauchen, starke Kreislaufprobleme bekommen, bis hin zum Kollaps. Rauchen sollte darum während des Fastens eingestellt werden. Das Fasten ist sogar ein idealer Zeitpunkt, um mit dem Rauchen aufzuhören. Das wäre dann eine schöne zusätzliche »Nebenwirkung« der Fastentherapie!

Noch besser untersucht als die Reparaturmechanismen ist die Autophagie. Einer der Protagonisten, der Autophagie-Forscher Frank Madeo, ist von seinen wissenschaftlichen Ergebnissen so beeinflusst, dass er inzwischen selber ein rigides Intervallfasten durchführt. Er isst nur noch zwischen 17 und 20 Uhr. In dieser kurzen Zeit isst er dann aber alles, was ihm schmeckt, und davon so viel, bis er richtig satt wird. Laut Madeo schaltet der menschliche Körper schon nach 14 bis 16 Stunden ohne Nahrung den Prozess der Autophagie an. Alte und beschädigte Zellbestandteile werden durch Autophagie abgeräumt und ersetzt. Das altgriechische Wort autophagos bedeutet frei übersetzt »sich selbst verzehrend«, »selbstfressend«. Das benennt ziemlich gut, worum es geht: Während des gesamten Lebens, vor allem beeinflusst durch unsere Art der Ernährung, sammelt sich in sämtlichen Zellen eine Art »Mikroschrott«. Dieser setzt sich aus deformierten und geschädigten Eiweißen und Zellbestandteilen zusammen. Mit dem Alter steigt die Last dieser Zellbestandteile. Der Vorgang, sich dieser Bestandteile anzunehmen, wird durch das Fasten stark gefördert, denn ohne Nahrungsnachschub versucht die Zelle, altes Material wiederzuverwenden. Für dieses Recycling ummantelt sie die defekten Eiweißteile mit einer Membran, das Gebilde wächst zu einem Autophagosom heran und verbindet sich mit Verdauungsenzymen der Zelle. Die alten Eiweißteile werden klein gehackt und können danach zum Aufbau neuer Proteine verwendet werden. Der Schlüssel zur Autophagie liegt unter anderem wieder bei einem alten Bekannten, dem Insulin. Ist der Insulinspiegel hoch, hemmt das die Autophagie, ist er niedrig wie beim Fasten, wird der Recyclingprozess angeschaltet. Inzwischen weiß man, dass für Alterungsprozesse und Erkrankungen wie zum Beispiel die Demenz eine gebremste Autophagie eine Rolle spielt.

Der Prozess der Zellreinigung scheint elementar für die Bekämpfung von Infektionen und für das Aufhalten von Alterungsprozessen zu sein. Täglicher Nahrungsverzicht über eine längere Zeit wirkt hier förderlich, ständiges Essen kontraproduktiv, oder, wie Madeo es ausdrückt: »Ein Portiönchen für jedes Hüngerchen ist evolutionsgeschichtlich Unsinn.«

5 Die Stärkung der Immunabwehr

Fasten unterstützt den Körper bei der Abwehr von Bakterien und Giften. Das ist vor allem wichtig unter einer Chemotherapie bei Krebs. Die Winterschlaffunktion der gesunden, fastenden Zelle schützt den gesunden Körper gegen die Wirkungen der Chemotherapie, macht aber die Krebszelle sensibler für die Therapie (siehe S. 240 ff.).

6 Heilwirkung auf das Mikrobiom

Neuere Studien belegen, dass verschiedene Formen des Fastens offensichtlich günstige Wirkungen auf das Mikrobiom ausüben. Fasten und Intervallfasten ermöglichen eine Erholungsphase für den Darm und normalisieren die Darmflora. Insbesondere die Darmbakterien können sich in dieser Zeit regenerieren und eine größere Vielfalt entwickeln. Das ist für die Prävention vieler Erkrankungen von großer Relevanz.

Die Wirkung des Fastens auf das Mikrobiom ist eine der möglichen Erklärungen, warum das Fasten gerade so gut auf Autoimmunerkrankungen wirkt. Es wird vermutet, dass diese vor allem im Darm ihren Anfang nehmen.

Übrigens besitzt auch das Mikrobiom einen Tagesrhythmus. Bei adipösen Menschen scheint dieser gestört. Laborversuche zeigen, dass Intervallfasten die Rhythmik wiederherstellen kann. Interessanterweise kann durch Fasten auch eine gestörte Darmdurchlässigkeit, die bei dem sogenannten Leaky-Gut-Syndrom besteht, verbessert und dadurch die Entzündungsneigung im Körper gesenkt werden.

7 Starke Wirkung auf die Psyche

Fasten hat starke seelische und emotionale Wirkungen. Es verbessert die Stimmung, fördert seelische und psychologische Ausgeglichenheit und bestärkt das Vertrauen, selbst etwas für die Gesundheit tun zu können. Es fördert die Selbstwirksamkeit und auch die Kraft, den »inneren Schweinehund« überwinden zu können.

Neurobiologisch besteht eine vermehrte zentrale Serotoninverfügbarkeit. Endorphine (Glückshormone) und Endocannabinoide (cannabisähnliche Stoffe, welche die Stimmung heben) werden vermehrt ausgeschüttet. Das erklärt die häufig zu beobachtende gute Stimmung bis hin zur Fasteneuphorie.

Was »denkt« sich der Körper, wenn kein Essen von außen mehr angeliefert wird? Der Körper ist klug und investiert keine Energie mehr in Wachstum oder Sex, denn diese beiden Vorgänge sind in einer Zeit der Nahrungsknappheit – der Körper weiß nicht, dass wir aus freien Stücken fasten – unwichtig. Hingegen ist es überlebensnotwendig, aktiv zu bleiben, um beim Sammeln und Jagen erfolgreich zu sein. Alles andere wäre fatal.

Mit Ernährung und Fasten heilen

Mein Therapieprogramm für ein gesundes Leben

Meine Therapien bei Übergewicht und chronischen Erkrankungen

Im Kapitel Ernährung habe ich auf der kleinen Weltreise in die *Blue Zones* gezeigt, dass wir mit einer traditionellen Ernährung gesund bleiben und lange leben.

Traditionelle Ernährung heißt:

- **vollwertig**
- **vegetarisch: laktovegetarisch mit Milchprodukten oder rein pflanzlich**
- **frische Lebensmittel**
- **viel Gemüse, Hülsenfrüchte, Gewürze**
- **Obst, vor allem Beeren**
- **Nüsse**
- **meine Superfoods mehrmals täglich, siehe S. 128 ff.**

Im Kapitel Fasten habe ich das zweite Geheimnis für Gesundheit und Langlebigkeit vorgestellt: die Kalorienbegrenzung. Ob als »Hara hachi bun me« – nur zu 80 Prozent den Teller leer zu essen –, ein bis zweimal jährlich Heilfasten oder tägliches Intervallfasten – jede dieser Formen kommt der Gesundheit zugute!

Eine gesunde traditionelle Ernährung in Kombination mit regelmäßiger Bewegung und Stressreduktion (vor allem Meditation) sowie regelmäßigem Fasten kann bei vielen Erkrankungen – unter anderem Bluthochdruck oder Gefäßverkalkungen, die zu Herzinfarkt und Schlaganfall führen, leichte Formen von Depression, Diabetes, Fettleber, Gicht, Reizdarmsyndrom, Arthrose oder Gallenleiden – heilend und vorbeugend wirken.

In diesem Kapitel finden Sie die meiner Erfahrung nach wichtigsten Behandlungsmethoden der häufigsten chronischen Erkrankungen und meine konkreten Empfehlungen für ein gesundes und langes Leben.

Meine Therapie bei Übergewicht

Warum alle Diäten gescheitert sind

Die unzähligen Diäten und Gewichtsreduktionsprogramme, die jährliche Flut von Ratgebern, Kochbüchern und Fernsehsendungen, die einzig und allein darum kreisen, wieder schlank zu werden – sie alle sind gescheitert.

Die Industrie entwickelt ständig neue vermeintlich wirksame Appetitzügler und Medikamente zur Gewichtsabnahme. Oft müssen diese jedoch wenige Jahre später wegen schwerer Nebenwirkungen wieder vom Markt genommen werden. Ein Sinnbild medizinischer Verzweiflung ist für mich auch die zunehmende Anzahl bariatrischer Operationen, bei denen massivem Übergewicht (Adipositas) mit Magenbändern, Magenballon oder Magenverkleinerung chirurgisch zu Leibe gerückt wird. Es gibt durchaus Situationen, in denen auch ich zu einem solchen Eingriff rate. Dennoch finde ich bedenklich, dass Medizin und Ernährungswissenschaft anscheinend nicht in der Lage sind, der permanent steigenden Zahl von Übergewichtigen, die von ihren Kilos nicht mehr runterkommen, mit weniger drastischen Maßnahmen zu helfen.

Noch nie wurde die Menschheit so alt wie heute, und noch nie war Übergewicht ein so weit verbreitetes Problem. Muskeln verbrennen die meisten Kalorien in unserem Körper. Ein Fünfzigjähriger besitzt jedoch weniger Muskelmasse als ein Dreißigjähriger, darum verbrennt man in diesem Alter grundsätzlich weniger Kalorien; der

Grundumsatz sinkt. Wenn also Ersterer genauso isst wie mit 30 Jahren, sich gleichzeitig aber weniger bewegt, nimmt er zwangsläufig zu.

Haben sich die Kilos bereits angesammelt, braucht es mit zunehmendem Alter ebenso mehr Zeit und Geduld, um abzunehmen. Das sage ich nicht, um Sie zu entmutigen, aber entscheidend für den Abnehmerfolg sind nun mal Geduld. Und realistische Ziele.

Viele Kilos in kürzester Zeit zu verlieren führt immer zum Jo-Jo-Effekt. Will heißen: Nimmt man etwa beim Heilfasten relativ schnell einige Kilos ab, sorgt das für gute Laune beim Patienten (und beim Arzt). Gleichzeitig steigert sich – bewusst oder unbewusst – die Erwartung, dass es in einem ähnlichen Tempo so weitergeht. Das soll es jedoch keineswegs, denn bei einem zu raschen Gewichtsverlust schlägt der Körper Alarm und setzt alle Hebel in Bewegung, um einen weiteren Gewichtsverlust zu verhindern. Die Körperzellen können ja nicht ahnen, dass das Fasten selbst gewählt ist und nach einem genauen Terminplan vonstattengeht. Bei einer zu schnellen Gewichtsabnahme senkt der Körper daher den Energieverbrauch und optimiert die Energieausbeute der Nahrung. Verzichten Sie daher auf Diäten und geben Ihrem Körper keine falschen Signale.

Bei Übergewicht ist deshalb vor allem das Intervallfasten sinnvoll, da es den Energieverbrauch des Körpers erhöht. Abnehmen fällt darum auch grundsätzlich leicht.

So gelingt das Abnehmen

Ernähren Sie sich pflanzlich-mediterran oder mediterrAsian

Beide Ernährungsarten führen über einen längeren Zeitraum als »Nebenwirkung« zu einer Gewichtsabnahme. Sie sollten jedoch auf Alkohol verzichten. Wie Zucker ist er eine »leere« Kalorie, egal, ob es sich um einen teuren italienischen Rotwein oder um mexikanisches Bier handelt. Weitere Favoriten sind die vegane und die laktovegetarische Ernährung (viel Obst und Gemüse, ergänzt durch

Milch und Milchprodukte). Wer sich vegan ernährt, hat einen etwas höheren Ruheumsatz.

Wollen Sie abnehmen und haben vor, Schweinefleisch durch Geflügel und Hühnchen zu ersetzen, so ist das leider keine erfolgreiche Strategie. Geflügel fördert unter allen Fleischsorten potenziell am stärksten eine Gewichtszunahme. Schuld daran ist die Aufzucht von fetteren, hormonbelasteten und meist noch mit anderen ungesunden Zusatzstoffen gefütterten Tieren in Massenhaltung. Wenn Sie auf den Umami-Geschmack (siehe S. 103f.) nicht verzichten wollen, empfehle ich übergangsweise pflanzliche »Schnitzel«-Optionen aus Tofu, Lupinen, Seitan oder Pilzen.

Andere Ernährungsformen, die ich auch schon in den vorigen Kapiteln erwähnt habe, wie die Atkins-, Paleo- oder Low-Carb-Diät sind nicht gesund und ich empfehle sie daher nicht. Eine vegetarische Low-Carb-Diät empfehle ich nur bei einem erhöhten Insulinspiegel wie bei Diabetes Typ 2. Lassen Sie bei Verdacht Ihren Insulinspiegel beziehungsweise eine eventuell beginnende Insulinresistenz bei Ihrem Hausarzt bestimmen.

Nochmals sei gesagt: Kohlenhydrate sind nicht gleich Kohlenhydrate. Achten Sie darauf, vollwertige, komplexe Kohlenhydrate wie Vollkorngetreide zu essen. Eine gute Möglichkeit, die potenziell dick machende Wirkung von Kohlenhydraten zu reduzieren, besteht darin, Kartoffeln, Pasta oder Reis abkühlen zu lassen. Dadurch entsteht resistente Stärke, die zu einer geringeren Insulinausschüttung führt. Sorgen Sie für eine ausreichende pflanzliche (!) Proteinzufuhr, denn Proteine sättigen gut. Verzichten Sie gänzlich auf tierische Proteine, diese kurbeln Entzündungs- und Alterungsprozesse im Körper an.

Auch sollten Sie Übergewicht fördernde Chemikalien vermeiden. Umweltgifte wie die persistenten organischen Schadstoffe (POP) – zu ihnen gehören etwa frühere Insektizide oder Dioxine, die bei industriellen Herstellungsprozessen entstehen – lagern sich im Fettgewebe an. Da diese Umweltstoffe über die Nahrungskette immer weiter angereichert werden, stecken sie vor allem in tierischen Produkten, insbesondere in Fisch.

Setzen Sie sich ein realistisches Ziel
Eine Gewichtsabnahme von ein bis zwei Kilogramm pro Monat sind optimal.

So können Sie den Appetit dämpfen und den Stoffwechsel ankurbeln

Immer wieder wird vollmundig Werbung gemacht für spezielle Tees, Pulver oder Heilpflanzen, die zu einer schlankeren Figur führen sollen. In der Regel wird Unsinn versprochen. Wirklich hilft hier Folgendes:

- **Apfelessig:** In eine Studie war der Verzehr von ein, zwei Esslöffeln Apfelessig mit einer Gewichtsabnahme von zwei Kilogramm nach drei Monaten verbunden. Finanziert wurde diese Studie zwar von einem Essighersteller, aber da die positive Wirkung generell von Essig auf Diabetes und Blutdruck bekannt ist, kann ich guten Gewissens Apfelessig ergänzend zum Abnehmen empfehlen. Nur ist es wichtig, ihn regelmäßig zu löffeln und sich nicht allein darauf zu verlassen.
- **Bitterstoffe:** Sie sind natürliche Fatburner. Bitterstoffe stimulieren sehr effektiv die Produktion von Verdauungsenzymen in Galle und Bauchspeicheldrüse und darüber die Fettverdauung. Bittere Aromen führen zudem zu einer schnelleren Sättigung und sind für das Mikrobiom günstig. Mittlerweile wird leider der bittere Geschmack aus immer mehr Gemüse- und Salatsorten herausgezüchtet. Ich empfehle, täglich Radicchio, Chicorée, Endiviensalat, Oliven, Kohl oder Wildpflanzen wie Löwenzahn und Giersch zu essen.
  Wenn Schokolade sein muss, eignet sich einzig Bitterschokolade.

- **Nüsse:** Ich werde nicht müde, Nüsse zu empfehlen. Sie sind einfach unschlagbar gesund. Obwohl Nüsse sehr fetthaltig sind, nimmt man trotzdem ab. Sie sättigen nämlich stark, und so isst man zu den Mahlzeiten am Ende weniger. Nutzen Sie auch das »Pistazien-Prinzip« (siehe S. 143 f.).
- **Trinken:** Hier funktioniert ein kleiner Trick: Trinken Sie vor dem Essen ein bis zwei Gläser Wasser. Der Stoffwechselexperte an der Charité, Michael Boschmann, und sein Team konnten nachweisen, dass dies die Gewichtsabnahme unterstützt. Am besten 15 bis 30 Minuten vor einer Mahlzeit. Wasser dehnt nicht nur den Magen, sondern besitzt selbst positive Stoffwechseleffekte (siehe S. 152 ff.).
- **Bewegung und Stressreduktion:** Diese beiden Faktoren sind nahezu genauso wichtig wie die Ernährung. Dem »Kummerspeck« rückt man langfristig nur dann zu Leibe, wenn man versucht, zu viel Stress zu reduzieren, seine Lebensorientierung wiederzufinden und Achtsamkeit zu entwickeln.

Intervallfasten bei Übergewicht

Nach allen derzeit vorliegenden Daten nehmen die meisten Menschen mit Intervallfasten ab, vor allem mit der 16:8-Methode (siehe S. 255). Eine derartige Essenspause von sechzehn Stunden erreichen Sie durch Verzicht auf oder ein frühes Abendessen. Lässt sich diese Möglichkeit nicht gut in Ihren Alltag integrieren, können Sie auch das Frühstück überspringen oder später einnehmen. Versuchen Sie die größte Kalorienmenge eines Tages in jedem Fall mittags zu essen.

Mit der 5:2-Methode kann man ähnlich gut abnehmen, aber sie ist schwieriger durchzuhalten und daher weniger nachhaltig. Auch unsere Patienten wechseln früher oder später zum einfach durchführbaren und sehr effektiven 16:8 Tag-und-Nachtfasten.

Längeres Heilfasten kann eine gute Initialzündung für eine Gewichtsabnahme sein. Es ist jedoch elementar wichtig, die Ernährung anschließend auch wirklich umzustellen. Gehören Sie zu den Menschen, die mehrere Monate nach einem Heilfasten mehr Kilos auf die Waage bringen als vorher – das sind aber nur sehr wenige –, sollten Sie Heilfasten nicht wiederholen. Zumindest nicht zum Zweck der Gewichtsnormalisierung. Probieren Sie dann lieber Intervallfasten aus.

Eine gute Ergänzung für die Zeit nach dem Heilfasten ist ein wöchentlicher Entlastungstag, zum Beispiel der Montag (siehe S. 259).

Meine Therapie bei Bluthochdruck

Etwa 25 Millionen Menschen in Deutschland leiden unter Bluthochdruck. Das ist eine so unvorstellbar hohe Zahl, dass man sich fast fragen muss, wer keinen Bluthochdruck hat. Die Gründe dafür sind bekannt: Einerseits wurden die medizinischen Grenzwerte in den letzten Jahren nach und nach gesenkt, andererseits begünstigt unser moderner Lebensstil diese Krankheit. Wir sitzen zu häufig, bewegen uns zu wenig, haben zu großen Stress und essen vor allem zu viel und zu ungesund. Bluthochdruck ist da geradezu zwangsläufig.

Auf meiner kleinen Reise zu den *Blue Zones* dieser Erde erwähnte ich Studien aus Uganda und Kenia, die ebenso wie aktuelle Untersuchungen bei Amazonas-Völkern nahelegen, dass Menschen auch im hohen Alter *keinen* Bluthochdruck bekommen, wenn ihre Lebensumstände »natürlich« sind, sie sich also ausreichend bewegen und traditionell gesund ernähren.

Eine groß angelegte französische Studie hat analysiert, welche Risiken ausschlaggebend sind, dass sich ein hoher Blutdruck entwickelt. Das Risiko erhöht sich um 17 bis 30 Prozent bei einer Ernährung, die reich an Salz, Fleisch und tierischem Eiweiß ist. Es sinkt um 15 bis 30 Prozent, wenn vorwiegend Obst, Gemüse, pflanzliches Eiweiß, Nüsse, Vollkornprodukte sowie kalium- und magnesiumhaltige Ballaststoffe auf dem Speiseplan stehen.

Der Verzicht auf Medikamente ist möglich

Es gibt eine Menge guter Medikamente, mit denen sich Bluthochdruck wirkungsvoll behandeln lässt. Bei vielen Patienten schlagen sie allerdings nicht mehr an, die Betroffenen sind »therapieresistent«. Oder die Nebenwirkungen sind intolerabel. Neuartige und aufwendige Methoden greifen wiederum in den Körper ein. So können heute Nerven der Nierenarterien, die eine »chronische Stresswirkung« erzeugen und dadurch zu einem Bluthochdruck führen, mithilfe eines Katheters gekappt werden.

Ich möchte Ihnen ans Herz legen, sämtliche Möglichkeiten einer Ernährungsumstellung auszuschöpfen, bevor Sie sich einer solchen Maßnahme unterziehen.

Grundsätzlich ist bei Bluthochdruck wichtig, viel Kalium und wenig Natrium, also Salz, zu konsumieren. Kaliumreich sind fast alle Pflanzen. Vermutlich haben unsere Vorfahren doppelt bis dreifach so viel Kalium aus Gemüse, Obst, Nüssen und Samen zu sich genommen als wir heutzutage. Dafür sind wir inzwischen Weltmeister im Verbrauch von Salz, dem Gegenspieler. Salz wird inzwischen fast jedem Lebensmittel zugesetzt. Gesund ist das nicht.

Übrigens ist es eine Legende, dass Bananen kaliumreich sind. Sie müssten täglich mehr als zehn Bananen essen, um die Minimaltagesdosis zu erreichen. Gute Kaliumquellen sind Blattgemüse, Süßkartoffeln, Hülsenfrüchte und Nüsse.

Meine Ernährungsempfehlungen bei Bluthochdruck

- **Salzarm:** Leiden Sie unter Bluthochdruck, versuchen Sie einmal, mehrere Monate lang auf Salz zu verzichten. Beobachten Sie in dieser Zeit Ihren Blutdruck.
  Die größten Salzquellen sind Brot, Käse, Wurst, Pommes frites und industriell verarbeitete Fleisch-, Geflügel-, Fisch- und Fertiggerichte. Eines der salzreichsten Produkte ist Pizza, und natürlich gehören auch Chips, Cracker und Co. dazu. Bevorzugen Sie lieber ungesalzene Erdnüsse.
  Man kann es sich abgewöhnen, zu salzhaltige Speisen zu essen. Oft ist nur der Geschmackssinn abgestumpft und verlangt deshalb nach mehr Salz. Eine der tollen Wirkungen des Heilfastens ist es, wieder richtig schmecken zu können – Ihr Geschmackssinn wird neu justiert.
  Versuchen Sie beim Kochen möglichst gar nicht erst zu salzen, experimentieren Sie stattdessen mit Gewürzen. Vielleicht schmeckt das Gericht am Anfang fad – ich würde sagen: anders –, aber nach einiger Zeit werden Sie bei einem Besuch im Restaurant denken, der Koch hätte die Speisen versalzen …
- **Fleischfrei:** Eine vegetarische, am besten vegane Ernährung ist die ideale Basis für eine langfristige Blutdrucksenkung. Auch mediterranes Essen senkt erhöhten Blutdruck, ebenso die DASH-Diät (siehe S. 351).
- **Vollkornprodukte:** Drei Portionen Vollkornbrot am Tag senken laut einer Studie den Blutdruck genauso stark wie ein modernes Blutdruckmedikament.

Was Sie weiterhin bei einem hohen Blutdruck tun können

- Trinken Sie keinen Alkohol, er treibt eindeutig den Blutdruck in die Höhe.
- Superfoods (Ihre blutdrucksenkende Wirkung ist vielfach wissenschaftlich belegt.)
- Leinsamen und Leinöl (25 bis 30 Gramm täglich)
- Walnüsse und ungesalzene Pistazien (eine Handvoll täglich)
- Hibiskus- oder grüner Tee (zwei bis drei Tassen pro Tag)
- Alkoholfreier Rotwein (gelegentlich)
- Rote-Bete- Saft (0,25 bis 0,5 Liter täglich)
- Nitratreiches Gemüse wie Spinat, Rucola, Mangold (eine Portion täglich)
- Olivenöl (täglich)
- Dunkle Schokolade (10 Gramm pro Tag)
- Obst wie Granatapfel und Blaubeeren (täglich eine Handvoll), auch Tiefkühlware
- Sojaprodukte wie Tofu, Tempeh oder Sojamilch (täglich ein bis zwei Portionen)

Wichtig: Beobachten Sie Ihren Blutdruck, wenn Sie Ihre Ernährung umstellen. Meist können schon nach relativ kurzer Zeit die Blutdruckmedikamente reduziert werden. Verändern Sie die Medikation aber nur nach Absprache mit Ihrem Arzt und nicht eigenständig.

Blutdruck heilen mit Fasten

Zur Vorbeugung, Behandlung und Heilung von Bluthochdruck empfehle ich:

Heilfasten

Heilfasten über mindestens sieben Tage hat in der Regel einen enorm blutdrucksenkenden Effekt. Das liegt an einer Kombination aus einer verstärkten Sekretion blutdrucksenkender Hormone, dem Verzicht auf Salz und Fett sowie einer Veränderung des Mikrobioms durch die Darmentlastung.

Der maximale blutdrucksenkende Effekt bei einer Fastenkur wird nach 14 Tagen erreicht. Sollten Sie Blutdrucksenker einnehmen, muss die Dosis der Medikamente unbedingt durch Ihren Arzt angepasst werden. Ist das Fasten beendet, kommt es meist zu einem leichten Wiederanstieg des Blutdrucks, die Werte bleiben aber überwiegend über mehrere Monate niedriger als vor dem Fasten. Heilfasten ist somit eine Riesenchance, um im Anschluss mit Intervallfasten und einer gesunden Ernährung eine nachhaltige Blutdrucksenkung anzustreben. Auch mit der Fasting-Mimicking-Diät (siehe S. 208ff.) lässt sich eine gute Blutdrucksenkung erzielen.

Intervallfasten

Bei vielen Menschen führt auch ein Intervallfasten zu einer Blutdrucksenkung, wenn diese Methode mit einer langfristigen Gewichtsabnahme verbunden ist.

Reis-Tage

Mit normalem Kaloriengehalt oder als Reis-Entlastungstage mit reduzierter Kalorienzahl kann mit einem Teilfasten eine erkennbare blutdrucksenkende Wirkung zustande gebracht werden. Entlastungstage lassen sich gut in den Alltag integrieren, zum Beispiel einmal wöchentlich nach oder vor dem Wochenende.

Meine Therapie bei Diabetes Typ 1, Typ 2 und Fettleber

Diabetes Typ 1 ist eine Autoimmunerkrankung, die häufig im Kindes- und Jugendalter auftritt und durch eine Zerstörung der insulinproduzierenden Zellen in der Bauchspeicheldrüse entsteht. Wie es zu dieser Fehlreaktion der eigenen Immunzellen im Körper kommt, ist bislang noch unklar. Es wird überlegt, ob es sich um die Folge von Infektionen handelt, aber auch die Rolle des Mikrobioms und bestimmte Ernährungseinflüsse im Säuglings- und Kindesalter werden diskutiert. Die Möglichkeiten der Ernährungsmedizin bei Diabetes Typ 1 sind begrenzter als bei Typ 2, aber vielfach kann man dadurch die Insulineinstellung verbessern.

Diabetes Typ 2, einst als eine Alterserscheinung angesehen, ist die häufigere Variante der Zuckerkrankheit. Weltweit steigt diese rasant an und bereitet Ärzten wie Gesundheitspolitikern große Sorgen. Die Erkrankung betrifft etwa zehn Prozent der Bevölkerung hierzulande, darunter immer mehr junge Menschen. Vor allem ist Diabetes Typ 2 mit Übergewicht (Bauchfett) und Bewegungsmangel verbunden. Die eigentliche Ursache liegt in der Insulinresistenz (siehe S. 39) als Folge langjähriger Fehl- und Überernährung.

Neue Medikamente sind inzwischen ein Milliardengeschäft. Diese Antidiabetika senken wirksam den Blutzuckerspiegel, kontrollieren die Symptome und schützen vor Folgeerkrankungen. Ihr Manko: Sie können Diabetes nicht heilen.

Durch eine Ernährungsumstellung lässt sich der Diabetes Typ 2 an der Wurzel packen. Mit einem Zusammenspiel aus regelmäßigem Heilfasten, Intervallfasten und einer optimalen Ernährung sehe ich bei meinen Patienten immer wieder, wie diese Erkrankung geheilt werden kann.

Besonders gut stehen die Chancen, wenn sie noch nicht länger als sieben bis zehn Jahre besteht. Bei längerer Krankheitsdauer wird es schwieriger. Wird Diabetes diagnostiziert, ist das der optimale Zeitpunkt, Ernährung statt Pillen als Medizin einzusetzen. Erste überzeugende Studien gibt es für die vegane Diät. Wer nicht auf tierische Produkte verzichten möchte, dem rate ich zu einer mediterranen laktovegetarischen Ernährung, also vegetarisch mit kleinen Mengen Käse und Joghurt. Alle Milchprodukte sollten aus Bio- oder Heumilch hergestellt sein.

Heute ist bekannt, dass einige Antidiabetika nicht nur direkt auf die Zucker- und Insulinregulation wirken, sondern über die Darmbakterien regulativ eingreifen. Das unterstreicht, wie wichtig eine gesunde Ernährung mit Ballaststoffen und präbiotischem Gemüse für das Mikrobiom ist.

Auf Süßstoff gänzlich verzichten

Als Diabetiker sollten Sie unbedingt auf Süßstoff verzichten. Einige Produkte wie Sucralose (in den USA »Splenda« genannt) verschlechtern nämlich die Blutzuckerregulation und fördern sogar Diabetes. Stevia und Erythrit lasse ich gelten (wenn auch ungern), sie beeinflussen zumindest nicht den Zuckerstoffwechsel.

Meine Ernährungsempfehlungen bei Diabetes Typ 2

- **Essig:** Balsamico-Essig, Balsamico-Creme oder auch Apfelessig können wunderbar schmecken. Patienten mit Diabetes Typ 2 sollten in der Küche reichlich Essig verwenden. In mehreren Studien konnte gezeigt werden, dass Essig die Blutzuckerwerte nach den Mahlzeiten verbessert. Der genaue Mechanismus dieser therapeutischen Wirkung ist noch nicht völlig geklärt. Wie bei der Roten Bete, Rucola und Spinat – also bei nitrathaltigen Gemüsesorten – scheint der Effekt aber auf eine Stickstoffmonoxid-Produktion (siehe S. 149 f.) zurückzuführen zu sein. Deshalb senkt Essig auch den Blutdruck.

Antidiabetische Wirkung hat deshalb ein schwäbischer Kartoffelsalat durch die Kombination von kalten Kartoffeln mit hohem Gehalt an resistenter Stärke und den sekundären Pflanzenstoffen in der Zwiebel und im Essig.

- **Obst:** Sie mögen sich wundern, aber auch bei Diabetes befürworte ich Früchte und Beeren. So sinnvoll es ist, Zucker, Süßstoffe und konzentrierte Süße aus Fruktose bei Diabetes zu vermeiden, so sinnvoll kann es sein, bewusst Obst zu essen. Dies hat grundsätzlich eine gute Wirkung. Bevorzugen Sie Beeren und Äpfel, bei Letzteren wirkt das Quercetin aus der Schale günstig.
  Vielleicht nicht uninteressant: In einem außergewöhnlichen Experiment aßen gesunde Studienteilnehmer täglich 20 Portionen Obst über viele Wochen. Diese Menge ist unvorstellbar hoch und natürlich mit einer enormen Aufnahme von Fruktose verbunden. Trotzdem blieben die Zuckerstoffwechselwerte bei den Probanden im gesunden Bereich.
- **Gemüse:** Ein Extrakt im Brokkoli hat, wie nachgewiesen werden konnte, eine ähnliche Wirkung wie das wichtigste Diabetesmedikament Metformin, das in der Leber die Bildung von Glukose bremst. Schwedische Forscher fanden heraus, dass das Senföl Sulforaphan im Brokkoli die Blutzuckersynthese in der Leber ebenfalls wirksam hemmt, wenn auch über einen anderen Wirkmechanismus.
- **Olivenöl und Nüsse:** Bei regelmäßigem Verzehr von Olivenöl sowie täglich 30 Gramm Nüssen können Sie einer Diabeteserkrankung vorbeugen. Auch für Pistazien und Mandeln ist ein Antidiabetes-Effekt bescheinigt. Mandeln senken zusätzlich den Blutfettspiegel.

- **Ingwer:** Ingwertee oder ein Teelöffel Ingwerpulver reduzieren den Appetit und verbessern eine Fettleber.
- **Hafer:** Das Süßwassergras besitzt eine nachgewiesene antidiabetogene Wirkung. Hafer als Frühstücksbrei oder regelmäßige Entlastungstage mit Hafer wirken sich günstig aus. Die Entlastungstage sind eine moderate Form des Fastens und helfen dem Zuckerstoffwechsel.
- **Leinsamen:** Die Samen des Flachses sind cholesterin- und blutdrucksenkend und unterstützen eine antidiabetische Ernährung.
- **Hülsenfrüchte:** Täglich Kichererbsen, Linsen oder Bohnen führen zu einer verbesserten Blutzuckerregulation.
- **Zimt:** Ist von Diabetes die Rede, wird oft auf dieses Gewürz hingewiesen – als Gegenmittel. Aber die Tücke liegt im Detail. Es gibt nämlich zwei verschiedene Sorten Zimt: Ceylon und Cassia. Die billige und daher häufiger verwendete Sorte Cassia hat tatsächlich eine antidiabetogene Wirkung. Aber sie enthält leider Cumarin, einen sekundären Pflanzenstoff, der in großen Mengen gesundheitsschädlich ist. Damit Cassia-Zimt wirkt, müsste man so viel davon essen, dass sein hoher Cumarin-Gehalt die Leber schädigt. Der teurere Ceylon-Zimt ist zwar verträglicher und Cumarin-frei, er wirkt aber leider nicht gegen Diabetes.

Mein Tipp: Langsames Essen hilft bei Diabetes Typ 2. Wenn Sie die Nahrung gut kauen, werden Stärke und Kohlenhydrate mit Speichelenzymen (vor allem Alpha-Amylase) durchmischt. Die Amylase spaltet im Mund Mehrfachzucker zu Einfachzucker und erledigt damit schon 30 Prozent der Verdauungsarbeit. Bei einem langsamen Essen tritt zudem das Sättigungsgefühl schneller ein, in der Folge wird weniger Insulin ausgeschüttet. In einer Studie wurde verglichen, was passiert, wenn man eine Portion Eiscreme in fünf Minuten herunterschlingt oder sich dafür aber 30 Minuten Zeit lässt. Letzteres reduzierte ungünstige Stoffwechselreaktionen um 25 Prozent! Bitte das Essen genießen und nicht schlingen.

Diabetes heilen mit Fasten

Es gibt auch bei dieser Krankheit mehrere Alternativen, die helfen, am besten ist eine Kombination verschiedener Methoden:

Heilfasten
Ein längeres Heilfasten wirkt sich bei Diabetes Typ 2 günstig aus, insbesondere bei einer zusätzlichen Fettleber. Schon nach einem ein- oder zweiwöchigen Heilfasten verbessern sich Blutzuckerspiegel und Insulinresistenz deutlich, die Symptome der Fettleber bilden sich zurück. Ich empfehle ein Fasten nur mit Gemüsesäften. Obstsäfte sind zu fruktosereich und fördern eine Fettleber.

Allerdings sollte diese Fastenmethode nur unter ärztlicher Begleitung durchgeführt werden. So ist es zum Beispiel wichtig, das Diabetesmedikament Metformin sofort abzusetzen, da es die Zuckerbildung in der Leber hemmt. Dieser Prozess ist aber in der Zeit, in der gefastet wird, wichtig, um Zellen und Gehirn, neben den Ketonen, mit Zucker zu versorgen.

Bei Patienten mit Diabetes Typ 1 kann Heilfasten zu einer Verbesserung der Insulinwirkung führen, aber aufgrund der komplexen Stoffwechselsituation treten häufiger Fasten-Nebenwirkungen auf. Deshalb ist eine ärztliche Überwachung, am besten in einer Klinik, die auf Diabetes Typ 1 spezialisiert ist, noch mehr angeraten.

In Tierexperimenten des Forscherteams um Valter Longo konnte mit einer Scheinfastendiät Diabetes Typ 1 geheilt werden. Diese Ergebnisse sind so aber noch nicht auf den Menschen übertragbar.

Eine Verbesserung des Stoffwechsels mit einem geringeren Insulinbedarf im Nachhinein ist aber durch Heilfasten tatsächlich möglich.

Intervallfasten

Das Intervallfasten wirkt hervorragend bei Diabetes Typ 2, bei Typ 1 kann es unter Überwachung versucht werden. Wie bei der Gewichtsabnahme empfiehlt sich auch hier der Verzicht auf oder ein frühes Abendessen. Bei Diabetikern führt eine Kohlenhydrat- und Energiezufuhr am Abend zu einer stärkeren Insulinausschüttung als morgens – vermutlich aufgrund einer Interaktion mit dem Schlafhormon Melatonin.

Ideal sind zwei Hauptmahlzeiten am Tag, ein reichhaltiges Frühstück mit Haferflocken, Vollkornbrot, Beeren und Obst sowie ein Mittagessen (in jedem Fall vor 17 Uhr). Verzichten Sie auf Zwischenmahlzeiten.

> Bei Diabetes Typ 1 darf nur unter ärztlicher Aufsicht gefastet werden.

Patientengeschichte Diabetes Typ 1 und Rheuma

Lena H. (33), Produktentwicklerin in der Lebensmittelbranche aus Lüneburg, leidet an Diabetes Typ 1 und Rheuma. Beidem setzt sie intermittierendes Fasten entgegen – mit Erfolg.

»Die Reinigung durchs Fasten tat meinem System richtig gut.«

Unter Diabetes Typ 1 leide ich bereits seit meinem 12. Lebensjahr. Dank der ganzen technischen Neuerungen komme ich damit aber eigentlich gut zurecht. Ich habe eine Insulin-Pumpe und einen Blutzuckersensor, der auf meinem Arm klebt und ständig meine Werte misst. Klar passe ich bei Lebensmitteln auf, eine Cola ist eher nichts für mich, und ich merke auch, ob ich Vollkornbrot esse oder ein Croissant, aber insgesamt habe ich wenige Einschränkungen. Wenn ich mal über die Strenge schlage, steuere ich mit der Pumpe gegen.

Das größere Problem sind für mich die Rheuma-Schübe geworden, unter denen ich seit Anfang 2017 leide. Am Anfang hatte ich nur Schmerzen in den Füßen, schob das aufs Joggen oder zu lange Wanderungen. Als die Hände dazu kamen und stark anschwollen, ging ich dann aber doch mal zum Arzt, der mich direkt zum Fachkollegen überwies mit entsprechender Blut-Kontrolle. Rheuma. In meinem Alter. Die Lösung sollte für mich MTX heißen. Das ist eine Art Chemo Light, ein Zellgift, das Nebenwirkungen wie Übelkeit und Kopfschmerzen hat, mit dem man nicht in die Sonne gehen soll, keinen Alkohol trinken – und nicht schwanger werden. Ich hatte zwar keinen akuten Kinderwunsch, aber mit damals 32 Jahren ein solches Medikament anzufangen kam mir trotzdem absurd vor. Wir versuchten es daraufhin mit einer schwächeren Variante eines Basismedikamentes. Die wirkte aber ehrlicherweise nicht großartig, zumindest nicht immer.

Mein Rheumatologe schlug daraufhin die Klinik von Prof. Michalsen vor. Krankenhaus? Davor schreckte ich zuerst zurück. Als aber die Beschwerden immer schlimmer wurden, ich tagelang kaum aus dem Bett kam, entschied ich mich. Ich hatte mittlerweile nicht mehr die Kraft, irgendwas zu schaffen: Ich stand morgens auf, ging zum Job, kam heim, legte mich zwei Stunden hin, stand zum Essen auf und ging wieder ins Bett. Ob die Müdigkeit vom Rheuma oder vom Medikament kam, wusste ich nicht. Aber ich wollte nach Alternativen suchen.

Ich hatte etwas Sorge, ob Fasten und Diabetes miteinander verträglich sind – und ich unterzuckerte auch teilweise, meist nachts. Aber ich trank dann einfach zusätzlichen Apfelsaft und so klappte es. Kurz vor der Klinik hatte ich acht Wochen Kortison nehmen müssen, da tat die Reinigung durchs Fasten meinem System richtig gut. Meine Gelenkbeschwerden wurden wesentlich besser und blieben auch noch Wochen nach dem Fasten einfach weg. Leider kamen sie dann zurück, aber zumindest nicht mehr so stark wie bisher.

Um dem entgegenzuwirken, faste ich jetzt intermittierend, also esse jeweils 16 Stunden am Tag nichts. Mal lasse ich das Frühstück weg, wenn ich beispielsweise abends mit Freunden essen gehe, mal das Abendessen, wenn ich sonntags mal gemütlich frühstücken möchte. Das geht problemlos. Außerdem verzichte ich auf Fleisch und Milchprodukte, weil sie die Entzündungsprozesse im Körper anfachen sollen. Ich esse stattdessen viel Gemüse und Obst, viel Müsli, Linsen, Kartoffeln, Vollkornbrot. Mein Freund ernährt sich entsprechend mit, er steht zum Glück eh nicht so auf Fleisch, isst aber gern mal ein Stück Käse. Im Winter mische ich mir Ingwer, schwarzen Pfeffer, Kurkuma, Muskatnuss und Zimt mit einem Schuss Öl zu einer Paste, von der ich jeden Morgen einen Teelöffel mit Wasser aufkoche. Kurkuma hilft gegen die Entzündungen, der Rest schenkt Stärke. Um meine Gelenkschmerzen weiter in Schach zu halten, habe ich zusätzlich fest vor, zwei Mal im Jahr zum Heilfasten zu gehen.

Meine Therapie bei Arteriosklerose, Herzinfarkt, Schlaganfall

Die moderne Kardiologie ist ein Segen bei der Therapie eines akuten Herzinfarkts, bei Rhythmusstörungen und bei einem Schlaganfall. Bei einem Herzinfarkt kann das betroffene Herzkranzgefäß mittels Herzkatheteruntersuchung mit einem Stent offen gehalten werden, um die Durchblutung des Herzmuskels wiederherzustellen; Herzklappenfehler können minimalinvasiv behandelt werden.

Meist liegt schon über viele Jahre eine chronische Erkrankung der arteriellen Blutgefäße, eine Arteriosklerose, einem Herzinfarkt oder Schlaganfall zugrunde. Die Arteriosklerose bleibt durch die eben beschriebenen Eingriffe letztlich unbeeinflusst und kann weiter fortschreiten, wenn die Risikofaktoren (erhöhte Blutfette, Bluthochdruck, Übergewicht, Stress, Rauchen) nicht angegangen werden. Leider wird die medikamentöse Therapie gegen einen potenziellen Herzinfarkt oder Schlaganfall von den Patienten meist überschätzt. Die herzschützende Wirkung von cholesterinsenkenden Statinen wird etwa zwanzigmal wirksamer eingestuft, als sie tatsächlich ist. Das ist fatal, denn wenn man glaubt, dass mit der Einnahme eines präventiven Medikament alles in Ordnung ist, schränkt dies die Motivation und Bereitschaft ein, etwas im Leben zu ändern. Wozu sich dann noch Mühe geben, um gesund zu werden?

Meine Empfehlung: Freuen Sie sich über die Errungenschaften der Medizin und die neuen Medikamente, aber Sie sollten sich darüber im Klaren sein, dass sie kein Allheilmittel sind. Mit einer Pille ist eben nicht alles erledigt. Viel wichtiger bei bestehenden oder drohenden Herz-Kreislauf-Erkrankungen sind ein gesunder Lebensstil mit Nikotinverzicht, Fasten und entsprechender gefäßschützender Ernährung.

Präventive und heilende Ernährung für Herz und Gefäße

Bei einer Arteriosklerose werden mit einer veganen, fettarmen Ernährung sowie einer mediterranen Diät die besten Ergebnisse erzielt. In bemerkenswerten Studien konnte eine vegane Diät eine Rückbildung der Gefäßverkalkungen initiieren. Die Leiter dieser Untersuchungen, die US-Amerikaner Dean Ornish und Caldwell Esselstyn, pochen darauf, dass die Ernährung bei einer koronaren Herzkrankheit daher sehr fettarm sein muss. Auf Basis vieler weiterer Studien empfehle ich eine möglichst pflanzenbasierte Ernährung, die aber nicht zwingend fettarm sein muss. Achten Sie jedoch darauf, dass sie nur minimale Mengen von tierischen Fetten enthält.

Meine Ernährungsempfehlungen für Herz und Gefäße

- **Leinsamen:** Die Flachssaat ist cholesterin- und blutdrucksenkend.
- **Beeren:** Dunkle Beeren wie Blaubeeren und Brombeeren sowie als Exot die indische Stachelbeere Amla reduzieren das Herzinfarktrisiko. Ein traditionelles ayurvedisches Produkt ist Chyavanprash, dessen Hauptbestandteile Amla und Sesamöl sind.
- **Öle:** Zur Prävention sind Olivenöl, Rapsöl und Leinöl hervorragend geeignet.
- **Knoblauch und Rote Zwiebeln:** Beide Lauchgewächse halten die Gefäße geschmeidig.
- **Nüsse:** Walnüsse, Pecannüsse, Paranüsse und Mandeln senken den Cholesterinwert, den Blutdruck und reduzieren das Gewicht; zudem verbessern sie das Fettsäureprofil.
- **Ingwer:** Die gesunde Knolle senkt den Triglyceridspiegel.
- **Kurkuma:** Die Gelbwurz senkt Cholesterinwerte.
- **Hülsenfrüchte:** Minimieren das Arteriosklerose-Risiko (ungesalzene Erdnüsse haben ebenfalls diese Eigenschaft).
- **L-Arginin:** Diese wertvolle Aminosäure in Kürbiskernen, Mandeln, Pinienkernen, Hülsenfrüchten und Erdnüssen wirkt blutdrucksenkend und gefäßentspannend.
- **Rote Bete:** Diese Rübe und anderes nitrathaltiges Gemüse wie Spinat, Salat, Mangold, Rucola sind effektiv zur Vorbeugung von Herzinfarkt und Schlaganfall.
- **Granatapfelsaft:** Wer täglich 0,1 Liter davon trinkt, so konnte in einer Studie von Dean Ornish nachgewiesen werden, erwirkt eine verbesserte Durchblutung der Herzkranzgefäße.

Fasten für Herz und Gefäße

Die Risikofaktoren, die zu koronarer Herzkrankheit und Schlaganfall führen, können sowohl durch Intervallfasten als auch durch periodisches Heilfasten nachhaltig behandelt werden. Auch regelmäßige Entlastungstage oder Intervallfasten in Kombination mit gefäßprotektiven Medikamenten sind sehr wirksam.

Bei akuten Ereignissen wie einem Herzinfarkt oder Schlaganfall sollte bis drei Monate im Anschluss nicht heilgefastet werden, weil das Herz noch zu instabil ist. Bei bestehender Herzinsuffizienz kann gefastet werden, gerade die entwässernde Wirkung stellt eine gute ergänzende Therapie zur Medikation dar. Fasten Sie in dem Fall aber bitte nur unter ärztlicher Betreuung in einer Klinik.

Meine Therapie bei Nierenerkrankungen

Unsere Nieren verrichten Höchstleistungen, und das tagtäglich: Innerhalb von 24 Stunden filtern sie bis zu 150 Liter Blut und produzieren daraus ein bis zwei Liter Urin.

Eine chronische Nierenerkrankung mit zunehmendem Verlust der Nierenfunktion (Niereninsuffizienz) kann durch Entzündungen, Autoimmunerkrankungen oder eine langjährige Einnahme von Schmerzmitteln hervorgerufen werden. Am häufigsten kommt es zu einer Schädigung der Nieren durch bestehende chronische Erkrankungen wie Diabetes und Bluthochdruck. Letzterer ist der größte Risikofaktor für eine nachlassende Nierenfunktion im Alter. Dieses Nachlassen kann sich allmählich fortsetzen und schließlich zu einem völligen Verlust der Nierenfunktion und damit der Notwendigkeit einer regelmäßigen Dialyse führen. Viel früher lebensbedrohlich ist aber bei einem chronischen Nierenleiden die Gefahr eines Herzinfarkts oder Schlaganfalls.

Für eine chronische Nierenschwäche besteht leider keine Heilung. Wichtig ist, den Funktionsverlust der Nieren zu stoppen oder abzubremsen. Vermeiden Sie alle nierenschädigenden Medikamente und lassen Sie die Risikofaktoren (Bluthochdruck, Diabetes, erhöhter Cholesterinspiegel) behandeln. Das ist auch das zentrale Ziel der Ernährungstherapie. Deshalb sind die Empfehlungen zur Ernährung bei Nierenerkrankungen dieselben wie bei Bluthochdruck, Diabetes und Arteriosklerose. Zusätzlich gibt es Besonderheiten:

Meine Ernährungsempfehlungen für Nierenkranke

- **Proteinarme Ernährung:** Verzichten Sie bei einer chronischen Nierenerkrankung auf tierisches Eiweiß. Fleisch, Fisch und Geflügel setzen die Nieren messbar unter Stress, man nennt das Hyperfiltration. Der Verzicht auf tierisches Protein ist auch deshalb so wichtig, weil es kranke Nieren doppelt belastet: Eine hohe Säurebelastung kommt dadurch noch hinzu.
  Schreitet die Nierenerkrankung so weit fort, dass eine Dialyse notwendig wird, könnte aber wieder eine größere Menge Protein benötigt werden. Richten Sie sich nach den Empfehlungen Ihres Nephrologen, auch was er mengenmäßig rät, wenn es um kaliumhaltiges Gemüse und Obst geht.
- **Säurearme Ernährung:** Diese basische Ernährung verzögert die Verschlechterung einer bestehenden Nierenerkrankung. Säurebelastend sind Fleisch, Milchprodukte und Fisch. Zum Säure-Basen-Haushalt siehe S. 86ff.
- **Phosphorarm:** Phosphor ist wie Calcium ein wichtiger Mineralstoff. Er wird über die Nahrung als Phosphat aufgenommen und im Körper zu Phosphor umgewandelt. Normalerweise werden zu hohe Mengen Phosphor mit dem Urin ausgeschieden. Bei Nierenfunktionsstörungen

kann der Phosphatspiegel im Blut erhöht sein, darum besteht hier die Gefahr einer zu hohen Zufuhr. Vorsicht: Phosphor wird aus tierischen Produkten, Brot, Getreide oder colahaltigen Getränken viel leichter aufgenommen als aus pflanzlichen Quellen.
Als besonders negativ betrachte ich Phosphatformen, die als Lebensmittelzusatz beigemengt werden. Kaufen Sie aus diesem Grund keine Produkte mit den phosphorhaltigen Zusatzstoffen E338, E343, E450, E452, E1410, E1412, E413 oder 1414. Phosphat schädigt nicht nur über die Säurebelastung die Nieren, sondern auch das Herz.

- **Salzarm und Flüssigkeitsaufnahme:** Die Nahrung bei Nierenerkrankungen sollte salzarm sein. Als überraschend unwirksam hat sich bei einer Niereninsuffizienz das Trinken großer Wassermengen erwiesen (siehe S. 152 ff.). Trinken Sie hingegen reichlich Wasser bei Nierensteinen oder wiederkehrenden Blaseninfekten. Sind Sie Dialysepatient, folgen Sie den Hinweisen Ihres Nephrologen.

Fasten bei Nierenproblemen

Bevor es die Dialyse gab, rieten Nierenspezialisten ihre Patienten zu Fasten- und Durstkuren. Oft besserte sich dadurch der Zustand der Nieren, allerdings hielt der Effekt nie lange an. Nachdem die künstliche Blutwäsche etabliert war, wurde nicht mehr gefastet. Heute heißt es sogar, bei Nierenerkrankungen solle man keineswegs fasten. Der Niere falle dabei als Ausscheidungsorgan eine wichtige Rolle zu und man habe Sorge, dass bei einer eingeschränkten Nierenfunktion Probleme entstünden.

Dem möchte ich entschieden widersprechen. An unserem Zentrum haben inzwischen viele nierenkranke Patienten erfolgreich gefastet, ohne dass sich spezielle Nebenwirkungen gezeigt hätten. Bei einigen Patienten optimierte sich die Nierenfunktion nach dem

Fasten sogar leicht. Vor allem aber besserten sich Blutdruck, Diabetes und Überwässerung. Fasten ist also durchaus zu empfehlen, allerdings nur in einer Klinik und unter regelmäßiger Kontrolle der Blutwerte.

Intervallfasten eignet sich gut bei Nierenerkrankungen und kann selbstständig praktiziert werden, am besten als 16:8-Methode. In Verbindung mit Bluthochdruck empfehle ich salzarme Reis-Entlastungstage, kalorienreduziert oder bei mehreren Tagen in Folge eine Kempner-Diät (siehe S. 256f.) mit bis zu 2000 Kalorien täglich.

Meine Therapie bei Arthrose

Entwickelt sich im Mutterleib bei einem ungeborenen Kind das Skelett, besteht es zunächst aus Knorpel, ehe es vollständig verknöchert. Knorpel bleibt nur an den Gelenkflächen als eine Art elastischer Stoßdämpfer und Schutzschicht für den Knochen übrig.

Die Hauptursache für Arthrose ist das Alter, kaum ein Vierzigjähriger leidet unter Arthrose, mit 80 Jahren sieht das anders aus. Die Knorpelschicht an den Gelenken wird zunehmend dünner, als Ausgleich kommt es zu Verknöcherungen an den Rändern der Gelenke. Überbeanspruchung und Überlastung als Ursache einer Arthrose wie in früheren Zeiten, als noch mehr körperlich und weniger am Bildschirm gearbeitet wurde, sind heute selten. Das trifft höchstens für ehemalige Leistungssportler und sehr schwer körperlich tätige Menschen zu.

Aber auch wenn Arthrose eine Erkrankung des Alters ist, so gibt es noch andere Faktoren, die entscheiden, wie lange unsere Gelenke geschmeidig und schmerzfrei bleiben. Zu nennen sind die genetische Disposition (vor allem bei Arthrose an den Händen) und die Ernährung. Die Beschwerden bei Arthrose sind nämlich oft entzündungsbedingt. Daher werden in der Forschung neue Medikamente erprobt, die als Enzyme und Antikörper die Entzündung blockieren. Auch häufig eingenommene Schmerzmedikamente wie Ibuprofen oder Diclofenac wirken im Gelenk entzündungshemmend. Der Knorpel ist übrigens nicht für den unangenehmen Schmerz verantwortlich, sondern die ihn umgebenden Strukturen (Schleimhaut, Gelenkkapsel, Sehnen und Bänder). Durch den Schmerz wird das Gelenk häufig zu sehr geschont, was wiederum zum Fortschreiten der Arthrose führt.

Bei einer Arthrose sollte unbedingt das Gewicht reduziert werden
Bei Arthrose empfehle ich als Erstes, ein eventuelles Übergewicht anzugehen. Das ist nicht leicht, zumal wenn man durch eine Knie-, Hüft- oder Sprunggelenksarthrose nicht mehr gut laufen kann und Sport nur schwer möglich ist. Neben guter Physio- und Schmerztherapie ist deshalb eine Ernährungsumstellung entscheidend, ob in absehbarer Zukunft eine Operation oder ein Gelenkersatz nötig wird. Der Zusammenhang zwischen Übergewicht und Arthrose insbesondere in den Knie- und Hüftgelenken hat nämlich nicht nur mit der vermehrten Gewichtsbelastung zu tun, sondern durch die zusätzlichen Kilos setzt das Mikrobiom Entzündungsstoffe frei, die den Gelenkknorpel schädigen können.

Neue Materialien und Operationstechniken ermöglichen heute gute Resultate beim Gelenkersatz, allerdings ist er nicht in allen Fällen erfolgreich und gleichermaßen zu empfehlen. Bei »einfachen« Gelenken wie dem Hüftgelenk werden durch einen Ersatz in der Regel hervorragende Ergebnisse erzielt, beim Knie-, Sprung- und Schultergelenk sieht es anders aus. Aufgrund des anatomisch viel komplexeren Gelenkaufbaus sind die Erfolgsquoten weniger erstklassig. In diesen Fällen ist es sinnvoll, auch alle anderen Möglichkeiten maximal auszunutzen.

Durch eine Kombination aus Bewegung und Sport in der richtigen Dosis, Wärme- und Kälteanwendungen, Physiotherapie, Yoga, Fasten und Ernährungstherapie können Sie dafür sorgen, dass Sie Ihre Arthrose – zumindest für längere Zeit – kaum oder nicht (mehr) spüren.

Meine Ernährungsempfehlungen bei Arthrose

- **Vegetarische, laktovegetarische oder vegane Ernährung:** Arachidonsäure ist eine Fettsäure, die nur in tierischen Fetten in relevanter Menge vorkommt. Wenn sie reichlich mit der Nahrung in den Körper gelangt, werden daraus entzündungsfördernde Signalstoffe, die Eicosanoide, synthetisiert. Durch den Verzicht auf Fleisch, Wurst, Eier, Fisch und Milchprodukte können Sie die Arachidonsäure ausbremsen.
- **Omega-3-Fettsäuren:** Sie sind die Gegenspieler der entzündungsfördernden Eicosanoide. Diese sollten also reichlich aufgenommen werden, durch Leinsamen, Lein- oder Rapsöl, grünes Blattgemüse, Soja, Algen sowie Nüsse (Walnüsse).
- **Säure:** Zu viel von ihr schwächt Knochen und Knorpel und kann Entzündungsreize im Bindegewebe und in der Umgebung des Gelenks setzen. Mit einer veganen oder laktovegetarischen Ernährung mit nur geringen Mengen an Milchprodukten ernähren Sie sich basisch und puffern die Säuren ab beziehungsweise halten diese gering.
- **Brot und Getreideprodukte:** Seien Sie damit zurückhaltend, um die Säureaufnahme zu bremsen. Es ist allerdings nicht notwendig, komplett auf diese Dinge zu verzichten.
- **Beschwerdelindernde Nahrungsmittel:** In ersten Studien wurde eine beschwerdelindernde Wirkung bei »aktiver« Arthrose, also einer Arthrose mit Entzündungszeichen, erzielt, wenn Folgendes gegessen wurde:
  - Leinöl
  - Kurkuma
  - Ingwer
  - Granatapfel

- Vitamin C-reiche Gemüse- und Obstsorten wie Zitrusfrüchte, Sanddorn, Hagebutte. Hagebutte nur als Mus, erhitzter Hagebuttentee hat keine nennenswerte Wirkung. Es gibt auch Hagebutte als Nahrungsergänzungsmittel.
- Gewürzmischungen aus Kreuzkümmel, Koriander und Muskat. Fügen Sie aber unbedingt noch Kurkuma und Ingwer hinzu, diese sind wirksamer als die anderen drei. Auch Bockshornklee und Kardamom sind entzündungshemmend.

Auflagen, Wickel & Co.

In der Naturheilkunde werden bei Arthrose mit Erfolg Auflagen eingesetzt: Wickel aus Kohlblättern, Bockshornklee oder Quark.

Ein Kohlwickel ist schnell hergestellt: Einfach drei Blätter eines Weißkohls oder Wirsingkohls mit dem Nudelholz walken, damit durch die Pressung die wirkungsvollen Glucosinolate freigesetzt werden. Legen Sie den Wickel mindestens zwei Stunden auf oder um das Gelenk, eventuell mit einer Mullbinde befestigen.

Bei einer Arthrose in den Fingergelenken benötigen Sie für einen »Wickel« wasserdichte Haushaltshandschuhe oder medizinische Handschuhe. Bereiten Sie einen kleinen Smoothie aus Weiß- oder Wirsingkohl zu, geben Sie diesen dann in die Handschuhe. Bis zu zwei Stunden sollten Sie die Handschuhe tragen.

Heilfasten bei Arthrose

Beim Heilfasten werden die Gelenke durch die Gewichtsabnahme rasch entlastet, zusätzlich wird die entzündungsfördernde Arachidonsäure innerhalb von wenigen Tagen fast vollständig aus dem Körper verbannt. Außerdem werden spezielle entzündungshemmende Effekte initiiert. Je nach Ausgangsgewicht sind ein bis zwei Wochen Fasten sinnvoll, um die Schmerzen maximal zu reduzieren.

Intervallfasten bei Arthrose

Intervallfasten hat keinen oder eher wenig ausgewiesenen entzündungshemmenden Effekt. Es ist aber ideal, um nach dem Heilfasten und zusätzlich zu einer vegetarischen Ernährungsumstellung weiter das Gewicht zu reduzieren.

Meine Therapie bei Rheuma

Die rheumatoide Arthritis, früher Polyarthritis genannt, ist mit schmerzhaften Gelenksentzündungen und -schwellungen verbunden. Sie führt zu schweren Gelenkschäden, wenn sie nicht optimal behandelt wird.

Ursache dieser Erkrankung ist eine Autoimmunreaktion gegen das eigene Knorpelgewebe. Warum das Immunsystem einen solchen Angriff gegen körpereigenes Gewebe fährt, ist nicht klar. Eine genetische Veranlagung wird ebenso vermutet sowie eine Beteiligung des Mikrobioms. Darminfekte, Stress und möglicherweise auch die Ernährung verändern die Zusammensetzung der Darmflora.

Bis vor wenigen Jahrzehnten stand man als Arzt der rheumatoiden Arthritis relativ ohnmächtig gegenüber. Inzwischen gibt es einige wirksame Medikamente, die die Erkrankung zwar nicht heilen, die Entzündung aber insoweit kontrollieren, dass die Gelenkschäden gut eingedämmt werden können. Oftmals verlieren sie aber nach einer gewissen Zeit ihre Wirkung, oder starke Nebenwirkungen limitieren ihre Anwendung. Dann muss zusätzlich Kortison eingenommen werden, mit den bekannten Nebenwirkungen wie Gewichtszunahme, Blutdruckanstieg, Blutzuckererhöhung usw.

Meine Ernährungsempfehlungen bei Rheuma

- **Pflanzenbasierte Kost:** Durch den geringen Arachidonsäureanteil maximiert sie die Entzündungshemmung. Die mediterrane Form der pflanzenbasierten, vegetarischen Ernährung kann besonders gut bei Beschwerden helfen.
- **Eliminationskost:** Viele Patienten haben die Erfahrung gemacht, dass bestimmte Nahrungsmittel einen rheumatischen Schub auslösen können. Häufig ist dies bei Fleisch und Milchprodukten der Fall. Wird mehrfach nach speziellen Lebensmitteln eine Verschlechterung festgestellt, sollten diese gemieden werden. Allerdings kann sich die Reaktion durch Lebensumstände, Alter und Stress wieder ändern. Aus diesem Grund sollten die verdächtigten Lebensmittel nach einiger Zeit erneut getestet werden.
- **Säurearm:** Zu viel Säure kann Entzündungsreize im Bindegewebe und in der Umgebung des Gelenks setzen. Mit einer veganen oder laktovegetarischen Ernährung mit nur wenigen Milchprodukten ernähren Sie sich basisch.
- **Salzarm:** Studien an der Charité konnten zeigen, dass Autoimmunprozesse durch Salz getriggert werden.
- **Ernährung nach den Prinzipien des Ayurveda:**
  Bei dieser individualisierten laktovegetarischen Ernährung habe ich bei unseren Patienten öfter eine nachhaltige Verbesserung ihrer Beschwerden beobachten können. Im Wesentlichen werden antientzündliche Gewürze eingesetzt, zugleich wird auf Nachtschattengewächse wie Tomaten, Auberginen, Paprika und Kartoffeln verzichtet. Die Gerichte werden überwiegend warm zubereitet. Auch helfen die allgemeinen Ernährungsregeln des Ayurveda, so sollte ein bestimmter Essensrhythmus eingehalten werden.

Einzelne Nahrungsmittel, die bei Rheuma helfen können, sind identisch mit denen, die unter »Arthrose« aufgeführt sind.

Heilfasten bei Rheuma

Die wirksamste antirheumatische Methode in der Ernährungsmedizin ist das Heilfasten. Otto Buchinger, Pionier des Heilfastens, erlebte es selbst. Seine rheumatischen Gelenkentzündungen besserten sich durch ein dreiwöchiges Fasten in beeindruckender Weise. Man weiß nicht, um welche Form der rheumatischen Erkrankung es sich bei Buchinger handelte, da zu dieser Zeit die Diagnostik noch nicht so differenziert war wie heute. Bekannt ist nur, dass die Erkrankung ihn massiv beeinträchtigte. Später hat er rheumatische Schübe immer wieder mit Fastenperioden erfolgreich behandelt.

In unserer Klinik beobachten wir bei Patienten mit rheumatoider Arthritis, die mindestens sieben Tage lang fasten, dass schon dies zu einer Schmerzlinderung und Abschwellung der Gelenke führt; die Entzündungsparameter im Blut bessern sich ebenfalls nach dieser kurzen Phase. Am besten lindert das Buchinger-Fasten die Beschwerden.

Es kann durchaus länger gefastet werden, wenn das Ausgangsgewicht des Patienten es erlaubt. Während eine blutdrucksenkende Wirkung des Fastens schon nach zwei bis vier Tagen eintritt, sind bei rheumatischen Entzündungen nämlich manchmal auch zehn bis zwölf Fastentage nötig, ehe die Entzündungshemmung deutlich spürbar wird.

So gut und so schnell die Wirkung des Heilfastens bei Rheuma auch ist, es bleibt die Frage, mit welcher Ernährungsform es nach dem Fasten weitergeht, damit Schmerzlinderung und Besserung der Symptome möglichst lange anhalten. Wird keine besondere Diät gehalten, kehren die Beschwerden relativ schnell wieder zurück.

In der schon erwähnten Studie des Immunologen Jens Kjeldsen-Kragh (siehe S. 192) konnte ein nachhaltiger Erfolg mithilfe eines aufwendigen Ernährungsplans erzielt werden. Nach dem Fasten erhielten die Probanden vier Monate lang eine vegane und glutenfreie Kost. Zusätzlich praktizierte man eine sogenannte Eliminationsdiät: Nach dem Fasten wurde jeweils alle zwei Tage ein neues Lebensmittel eingeführt, zuerst Kartoffeln, nach zwei Tagen Möhren, nach weiteren zwei Tagen Äpfel usw. Verschlechterte sich der Zustand der Gelenke nach der Hinzunahme eines neuen Lebensmittels, wurde es sofort wieder weggelassen; eventuell wurde es zu einem späteren Zeitraum noch einmal probehalber eingeführt. Auf diese Weise identifizierte man die Nahrungsmittel, die die Rheumaschübe auslösten und die man dann »für immer« von der Einkaufsliste strich. Aber wie gesagt: Das ist eine sehr komplexe Vorgehensweise.

Aufgrund weiterer Studiendaten und meiner eigenen Erfahrung empfehle ich Rheumapatienten nach dem Fasten zunächst eine vegane Ernährung. Eine glutenfreie Nahrung kann zu einem anderen Zeitpunkt ausprobiert werden, sie ist aber wohl nicht so wichtig wie der Verzicht auf tierische Produkte. Laufende Studien, auch an der Charité, werden hoffentlich in wenigen Jahren zu noch präziseren Ernährungsempfehlungen führen.

Intervallfasten bei Rheuma

Ein Intervallfasten hat zu wenig entzündungshemmende Effekte, als dass es an die Wirkung des Heilfastens bei Rheuma herankäme. Auch die Fasting-Mimicking-Diät (Scheinfasten) hat bei dieser Erkrankung nach meinen bisherigen Erfahrungen eine schwächere Wirkung als das Heilfasten nach Buchinger.

Meine Therapie bei Reizdarmsyndrom und chronisch entzündlichen Darmerkrankungen (CED)

Unter einem Reizdarmsyndrom leiden in den Industrieländern schätzungsweise bis zu 20 Prozent der Bevölkerung, Frauen häufiger als Männer. Neuere Forschungen weisen auf eine Überempfindlichkeit der Darmwände und eine gestörte Darmflora als Ursache hin. Darminfekte, aber auch Stress sind wichtige Auslöser. Eine Kombination aus einer erniedrigten Schmerzschwelle der Darmschleimhaut und Verdauungsstörungen führen dazu, dass die »normalen« Darmbewegungen Beschwerden verursachen. Auch ist die Verdauung unregelmäßig, mit vermehrt Durchfall, Verstopfung und Blähungen.

Beim Reizdarmsyndrom ist oft auch die Darmschleimhaut leicht entzündet. Bei CED, den chronisch entzündlichen Darmerkrankungen Colitis ulcerosa und Morbus Crohn, sind die Entzündungen schwerwiegend. Bislang gibt es für die Behandlung des Reizdarmsyndroms in der Schulmedizin nur die FODMAP-Diät (Fermentierbare Oligo-, Di-, Monosaccharide und Polyole), siehe S. 123 ff. Bei ihr meidet man als Betroffener konsequent alle Lebensmittel, die blähen und schwer verdaulich sind. FODMAPs finden sich unter anderem in Süßigkeiten, Brot und Getreide sowie im Kohlgemüse. Diese Diät wird über acht Wochen durchgeführt, es werden einzelne Lebensmittel wie bei der Eliminationsdiät auf ihre Verträglichkeit hin ausprobiert. Das FODMAP-Prinzip ist jedoch etwas kompliziert und führt zu einer deutlichen Einschränkung der Ernährungsvielfalt. Zwar ist ihre Wirksamkeit belegt, jedoch eher mittel- und nicht langfristig. Wer sich dafür entscheidet, lässt sich am besten von einer professionellen Ernährungsberatung begleiten.

Beim Reizdarm gibt es ein grundsätzliches Dilemma: Einige Nahrungsmittel, die für die Darmbakterien wichtig und positiv sind, etwa insulinreiches Wurzelgemüse, Hülsenfrüchte oder Vollkornbrot, können die Symptome zunächst verstärken. Zugleich füttern sie die »guten« Bakterien und sorgen für ihre Vermehrung. Was bedeutet: Erst langfristig zeigt sich der Nutzen dieser Lebensmittel. Daher empfehle ich, durchaus auch solche Nahrungsmittel zu essen, die zunächst Beschwerden verursachen – zumindest in kleinen Mengen.

Achten Sie auf die Qualität der Nahrungsmittel, auf die Zubereitung (manche Gewürze schwächen die blähende Wirkung ab) und kauen Sie die Speisen gut und langsam.

Diagnostiziert Ihr Arzt nach der Darmspiegelung ein Reizdarmsyndrom, sollten Sie sich mittels eines Atemtests noch auf spezifische Unverträglichkeiten testen lassen, so auf Laktose- oder Fruktoseintoleranz. Ihre Beschwerden können Sie dann eventuell bessern, indem Sie den Verzehr von Milch- und Milchprodukten sowie von Fruchtzucker einschränken. Bei akuten und starken Symptomen empfiehlt sich zunächst die FODMAP-Diät.

Grundsätzlich sollten Sie Schonkost bevorzugen, und das bedeutet: möglichst keine Rohkost, sondern gedünstetes oder gedämpftes Gemüse. Oder kurz im Wok anbraten. Die asiatische Küche ist das beste Beispiel für eine gesunde, schonende Kost, die vom Darm problemlos verdaut werden kann.

Auch die ayurvedische Ernährung zeichnet sich gerade beim Reizdarmsyndrom durch eine sehr gute Verträglichkeit aus. Ich empfehle sie unbedingt, wenn sich durch die bisherigen Maßnahmen die Beschwerden nicht zufriedenstellend gebessert haben.

Wichtig ist, beim Essen gut zu kauen. Durch die Durchmischung mit Speichel werden alle kohlenhydrathaltigen Speisen schon vorverdaut und können im Darm später besser vertragen werden.

Trinken Sie nichts zu einer Mahlzeit, vor allem nichts Kaltes. Man geht davon aus, dass die verdauenden Enzyme die Nahrung verdünnen und die so entstandene Flüssigkeit die Magenwände stärker dehnen. Dadurch wird die Speise zu früh in den Dünndarm weitergeleitet und verursacht Probleme.

Essen Sie nicht, wenn Sie akut gestresst oder müde sind. Gönnen Sie sich stattdessen zuerst Ruhe oder führen eine Entspannungsübung durch. Essen Sie erst, wenn Körper und Geist sich beruhigt haben, denn dann kann auch der Darm in Ruhe seine Arbeit verrichten.

Verzichten Sie auf Alkohol, er ist ein entzündlicher Reiz für die Darmschleimhaut und kann ein Leaky-Gut-Syndrom verstärken, das heißt, die Darmschleimhaut wird durchlässiger für Nahrungsbestandteile oder Folgestoffe. Normalerweise werden diese von der Darmschleimhaut abgefangen. Gelingt das nicht, verstärken sich Entzündungen.

Geben Sie Ihren Darmbakterien gutes Futter: Essen Sie Präbiotika. Diese ebenfalls bitte gut kauen. Gegebenenfalls kann ein Probiotikum wie Sauerkraut, Brottrunk oder Kefir (auch als Kur) helfen.

Wenn Sie den Eindruck haben, dass Sie Gluten oder Weizen nicht vertragen, obwohl eine Zöliakie ausgeschlossen wurde, empfiehlt sich ein Selbstversuch. Verzichten Sie mehrere Wochen lang auf Gluten und beobachten Sie, ob das Weglassen sich positiv auf Ihren Darm auswirkt.

Meine Ernährungsempfehlungen bei einem Reizdarmsyndrom

- Kurkuma (ein bis zwei Teelöffel am Tag mit Pfeffer, wahlweise ein Fertigpräparat)
- Ingwer
- Beerenblättertee
- Bitterstoffe oder Amara-Tropfen
- Fenchel-, Kümmel- oder Anistee
- Kamillen- oder Melissentee
- Flohsamen, Leinsamen und Leinsamenschleim
- Wermuttee (sehr bitter)
- Heidelbeeren (getrocknet oder als Heidelbeer-Muttersaft)

Fasten beim Reizdarmsyndrom

Wer unter einem Reizdarmsyndrom leidet, empfehle ich ein Heilfasten über sieben bis zehn Tage. Dadurch bessert sich die Zusammensetzung des Mikrobioms. Es helfen hier sowohl die Buchinger-Technik als auch die F.-X.-Mayr-Kur. Durch das ausführliche Kauen und langsame Essen, das die Mayr-Methode lehrt, ist schon viel gewonnen.

Patientengeschichte Reizdarm

Renate S. (66), Pflegefachkraft aus Berlin, überarbeitete sich so sehr, dass sie einen Reizdarm bekam. Eine ayurvedische Ernährungsumstellung half ihr, wieder Ruhe ins Verdauungssystem zu bringen.

»Ich habe mich wieder mit meinem Darm vertragen. Es geht mir richtig gut!«

Mir ist meine Arbeit im wahrsten Sinne auf den Magen geschlagen – und auf den Darm. Ich habe 45 Jahre im Schichtdienst in der Pflege gearbeitet. In den letzten Jahren wurde es so schlimm, dass ich in einer Acht-Stunden-Schicht weder dazu kam, mich hinzusetzen und was Vernünftiges zu essen, noch zur Toilette zu gehen. Mein Körper reagierte mit abwechselnd Verstopfung, teils eine ganze Woche lang, dann extreme, über Stunden anhaltende Durchfälle. Dazu kam heftiges Sodbrennen.

Als ich in Rente ging, musste ich einen kleinen Job annehmen, um mir die Miete weiter leisten zu können. So richtig zur Ruhe kam ich also auch nicht. Ich spürte aber, dass ich grundsätzlich etwas verändern musste, weil mein Darm mich quälte, egal, wie oft ich versuchte, meine Ernährung umzustellen. Dann sah ich Prof. Michalsen im Fernsehen und merkte, dass er alle Symptome beschrieb, die ich hatte. Ich ging zu meinem Hausarzt und fragte, ob die Klinik des Professors etwas für mich sei – aber er tat die Beschwerden ab und verschrieb mir einen Protonenpumpenhemmer. Also rief ich selbst in der Klinik an. Es gab eine Studie, die genau richtig für mich war, aber keine Plätze. Nach einigen Wochen meldete sich die Schwester aber zurück und sagte, man könne mich aufnehmen.

Ich hatte ein Startgespräch und wurde gewogen. 80,7 Kilo stand da, was mir unheimlich peinlich war mit meinen 1,64 Metern. Ich musste dann über mehrere Wochen aufschreiben, was und wann ich esse und wie mein Stuhlgang sich verhält. Danach bekam ich eine naturheilkundliche ayurvedisch ausgerichtete Ernährungsberatung und der Arzt erklärte mir, dass ich viel besser und gesünder essen könnte. Ich aß beispielsweise oft Hühnchen und Salat, weil ich das für gesund hielt. Das ist es auch – aber nicht für mich. Ich bin ein hitziger sogenannter »Pitta«-Typ und das müsse gedämpft werden. Ich bekam einen Ess-Plan. Morgens beispielsweise Porridge oder Haferbrei mit Obst. Mittags Couscous oder Bulgur mit Linsen, Süßkartoffeln, Gemüse, Mungobohnen. Abends eine Suppe mit Hanfsamen, Tofu oder Seitan. Ich soll drei Mal am Tag warm essen, keine Salate oder kalten Speisen, dazwischen nichts, keine Snacks. Wenn mir nach Süßem ist, gibt es nach dem Mittagessen gedünstetes Obst mit Zimt und Rosinen. Und ich halte mich an feste Uhrzeiten: Frühstück um sieben, Mittag um 12, Abendessen um 18 Uhr.

Ich dachte erst, dass ich das nicht durchhalte. Man ist quasi ständig mit Kochen beschäftigt, aber das hat mich irgendwann total runtergebracht. Das Schnippeln von Obst und Gemüse ist fast meditativ. Ich habe viele neue Lebensmittel kennengelernt wie Erdmantel-Lupine und Sojageschnetzeltes. Scharfes ist tabu, dafür koche ich jetzt viel mit Gewürzen wie Kümmel, Fenchel, Koriander und Kurkuma. Irgendwann hatte ich totale Lust auf Hühnchen – habe aber gemerkt, wie schnell beim Essen die Lust darauf verflog. Ich brauche jetzt einfach nicht mehr so viel Fleisch oder Fisch wie vorher.

Ich habe zu Hause keine Waage, deshalb erfuhr ich erst nach den drei Studienmonaten, dass ich über 8 Kilo abgenommen hatte! Meine Fettmasse ist von 44,5% auf 35,3% gefallen, meine Muskelmasse ist dank Rehasport von 23,9% auf 28,5% gestiegen. Mein Body mass index liegt jetzt bei 27 Statt 30, meine Taille schrumpfte von

112 auf 89 Zentimeter und mein Bauchumfang von 118 auf 109. Das sind doch Zahlen, die sich sehen lassen können! Wobei für mich viel wichtiger ist, dass ich mich wieder mit meinem Darm vertragen habe. Ich habe kaum noch Beschwerden, weder Durchfall noch Verstopfung noch Sodbrennen, nehme nur noch eine der verschriebenen Tabletten täglich. Es geht mir richtig gut!

Ich habe aber auch gelernt, mir Ruhe zu gönnen. Ich habe den Job gekündigt – und um nicht mehr darauf angewiesen zu sein, bin in einen anderen, günstigeren Stadtteil gezogen. Das hat viel Druck genommen. Ich arbeite jetzt ehrenamtlich, gehe mit älteren Menschen spazieren oder einkaufen. Das bringt Bewegung, Kontakte und eine positive Grundeinstellung, weil ich anderen helfen und dabei auf mich selbst achten kann.

Meine Empfehlungen bei entzündlichen Darmerkrankungen

Bei Colitis ulcerosa und Morbus Crohn gelten im Wesentlichen die gleichen Empfehlungen wie beim Reizdarmsyndrom. Da CED in entzündlichen Schüben verläuft, werden bei einem solchen oft nur einige wenige, zudem sehr milde Nahrungsmittel vertragen. Ich empfehle zunächst nur Reis, Kartoffeln, pürierte Suppen, Schleimsuppen und Weißbrot, also keine oder wenig Ballaststoffe. Dies entspricht einer klassischen Schonkost.

Wer bei CED heilfasten möchte, sollte dazu eine Klinik aufsuchen. Man sollte auch sehr vorsichtig sein und keine stärker abführenden Maßnahmen vornehmen.

Verstopfung

Viele Menschen leiden unter Verstopfung und/oder Völlegefühl, wenn mehrere Tage lang kein Stuhlgang erfolgt ist.

Regelmäßiger Stuhlgang (täglich ein- bis zweimal) ist ohne Frage gesund. Allerdings ist Verstopfung weitaus weniger bedrohlich als oft angenommen wird. Als Faustregel gilt: Je ballaststoffreicher gegessen wird, je regelmäßiger und natürlicher sind Art und Anzahl der Stuhlgänge. Ballaststoffe erhöhen die sogenannte Transitzeit, also die Schnelligkeit, mit der das Essen verstoffwechselt und seine Endprodukte als Stuhl ausgeschieden werden. Optimal ist eine Transitzeit von ein bis zwei Tagen. Vegetarier sind hier klar im Vorteil, da Fleisch sehr viel länger vom Darm verdaut werden muss.
Finden Sie mit dem Rote-Bete-Test heraus, wie schnell Ihr Darm arbeitet: Essen Sie Rote Bete und beobachten Sie, wann sich Ihr Stuhlgang rötlich verfärbt. Wenn dies innerhalb von 24 bis 48 Stunden passiert, ist Ihr Darm gut und flott unterwegs.

Meine Therapie bei Hauterkrankungen

In unserer Klinik behandeln wir viele Patienten mit Hauterkrankungen – Schuppenflechte (Psoriasis), Neurodermitis und Rosacea –, bei denen durch Fasten sowie durch eine Ernährungsumstellung stets eine deutliche Besserung eintritt, häufig ein beginnender Heilungsprozess.

Heilfasten wirkt bei Hauterkrankungen mindestens in zweifacher Hinsicht: Es entlastet Stoffwechsel und Leber und reduziert Stress. Dadurch beruhigt sich das vegetative Nervensystem; Puls, Blutdruck und Atemfrequenz sinken.

Schuppenflechte (Psoriasis)

Die Psoriasis ist eine Erkrankung, die Haut, Nägel und oftmals auch Gelenke befällt. Charakteristisch sind rote, schuppende Entzündungen und Verdickungen. Bei einem Schub kommt es zu einer entzündlich bedingten beschleunigten Zellerneuerung. Während Abschuppung und Erneuerung der Hautzellen bei Gesunden vier Wochen benötigen, ist der Zyklus bei Psoriasis auf wenige Tage beschleunigt. Obwohl die Psoriasis eine starke erbliche Komponente aufweist, berichten die meisten Betroffenen, dass Auslöser wie Stress und eine falsche Ernährung die Symptome verschlechtern können. Übergewicht, gesättigte Fette und Alkohol können eindeutig Schübe triggern.

Alkohol, gesättigte Fette und arachidonsäurereiche Nahrungsmittel (Fleisch, Wurst, Eier und Milchprodukte) sollten vermieden werden. Patienten mit Zöliakie leiden häufiger unter Psoriasis. Es wird daher diskutiert, ob eine glutenfreie Ernährung auch die Psoriasis bessern kann. Ich rate zu einem Versuch mit glutenfreier Ernährung nur dann, wenn Zöliakie-Antikörper im Blut positiv sind. Diese beweisen zwar nicht allein eine Glutenunverträglichkeit, aber in der Praxis hat sich gezeigt, dass Psoriasis-Patienten mit positivem Antikörperbefund von einer glutenfreien Diät profitieren.

Meine Ernährungsempfehlungen bei Psoriasis

Bei dieser Hauterkrankung helfen folgende Nahrungsmittel:

- Kurkuma
- Leinöl, Leinsamen, Walnüsse (Omega-3-Fettsäuren)
- Algen
- Grüner Tee
- Weizenkeimöl, Schwarzkümmelöl
- Borretsch (auch enthalten in der Frankfurter Grünen Soße)

- Granatapfel
- Ingwer
- Quercetinhaltige Lebensmittel wie Äpfel, Kapern, rote Trauben, Zwiebeln, Brokkoli, Grünkohl, Beeren und Sanddorn
- Ballaststoffe (bei Menschen mit Psoriasis ist häufig das Mikrobiom im Ungleichgewicht, durch Ballaststoffe kommt es wieder ins Lot).

Weitere Maßnahmen
Äußerlich wirken Solebäder (Salzgehalt bis zu 6 Prozent) lindernd.

Heilfasten bei Psoriasis
Ein sieben- bis zehntägiges Heilfasten führt bei der Mehrzahl der Psoriasis-Patienten mit Haut- und/oder Gelenkbeschwerden zu einer deutlichen Besserung. Studien belegen, dass eine Gewichtsabnahme bei dieser Hauterkrankung hilft. Heilfasten, gefolgt von Intervallfasten und einer Ernährungsumstellung, kann langfristig das Gewicht normalisieren.

Patientengeschichte Schuppenflechte

Mona N. (48) aus Berlin, Fahrzeugverkaufsleiterin bei einem großen Automobilunternehmen, litt seit Jahrzehnten unter Schuppenflechte – bis sie ihre Ernährung komplett umstellte.

»Für mich der Beginn eines neuen Lebens …«

Dass der Höhepunkt erreicht war, wurde mir klar, als mir in der Verkaufshalle ein Aktenordner mit Lackfarben herunterfiel, weil mir einfach die Kraft in der Hand fehlte. Und das als Führungsfrau in einer Männerdomäne, der Autowelt. Ich leide seit 30 Jahren unter

Schuppenflechte (Psoriasis), habe jahrelang mit Kortisoncremes hantiert, bis meine Haut dünn war wie Papier. Vor 23 Jahren bekam ich die Diagnose Psoriasis-Arthritis. Übersetzt bedeutet das, dass meine Haut brennt und zwar nicht nur die äußere, sondern auch die innere, also Häute an Gelenken und Knochen. Dadurch habe ich nicht nur stark juckende und schmerzende Schuppen, sondern auch Gelenkbeschwerden – bis hin dazu, dass sich meine Hände so versteiften, dass ich kaum noch etwas festhalten konnte.

Ich war schon seit Jahren bei Heilpraktikern auf der Suche nach Möglichkeiten, die Erkrankung auch ohne Medikamente zu behandeln. Seit ich 12 Jahre alt bin, ernähre ich mich vegetarisch, ohne dass ich es wusste, war das wohl ein großes Glück, denn Fleisch hätte die Entzündung noch weiter angefacht. Über einen guten Freund erfuhr ich von der Naturheilkunde-Klinik am Wannsee. Für mich der Beginn eines neuen Lebens.

Fasten gehört in der Klinik fest ins Programm. Mir ging es dabei super. Ich habe das berühmte Fastenhoch erlebt, war total euphorisiert und meine Beschwerden gingen stark zurück. Eine Ärztin sagte aber, ich solle das nicht überbewerten, es könne auch nach dem Krankenhaus ein Rückschlag folgen – und so war es auch. Diesen nutzte ich aber, um meine Ernährung umzustellen und an meiner Einstellung zur Krankheit zu arbeiten. Bisher war sie immer mein Feind, etwas, das ich bekämpfen musste. Durch Yoga begriff ich, dass die Schuppenflechte zu mir gehört und ich achtsam mit ihr und mir umgehen muss. Dass ich nicht sie bekämpfen, sondern mir etwas Gutes tun muss. Ich hörte auf die Empfehlung von Prof. Michalsen und probierte, mich möglichst pflanzlich, also vegan zu ernähren. Mit derselben Philosophie: ich legte den Fokus nicht auf das, was ich nun alles nicht mehr durfte, sondern auf die spannenden neuen Rezepte, die es auszuprobieren galt und wie gut sie mir tun würden.

Außerdem habe ich Hinweise zur Ernährung aus der ayurvedischen Medizin befolgt, lasse beispielsweise Zwischenmahlzeiten weg. Den Obstteller, den ich mir früher oft am Nachmittag gemacht habe, gibt es jetzt direkt nach dem Mittagessen. So hat mein Darm Zeit sich auch mal zu entspannen. Und eine dritte Empfehlung befolge ich: Ich esse keine Nachtschattengewächse mehr wie Paprika, Tomaten oder Kartoffeln. Darin sind Lektine, die bei manchen Menschen wohl ebenfalls Entzündungen fördern.

Mein Mann und meine siebenjährige Tochter haben zunächst etwas erschreckt geguckt, als ich mit dem Projekt aus der Klinik kam, aber schnell haben sie alle möglichen Sachen, die ich gekocht habe, gern gegessen. Sicher, mein Mann isst auf der Arbeit oder auf Terminen mal ein gutes Steak und meine Tochter in der Schulkantine auch Joghurt und Käse, aber abends speisen wir alle gemeinsam etwas Gemüsig-Gesundes und ich freue mich richtig, wenn mein Mann die Tür aufschließt und sagt, dass es verlockend riecht. Letzte Tage habe ich Mungobohnen-Pasta gemacht, bei der meine Lieben nicht einmal gemerkt haben, dass es keine »echten« Nudeln waren. Und haben Sie mal lauwarmen Linsensalat auf Spinat probiert? Ein Gedicht!

Das Beste für mich ist, dass ich nicht nur Spaß an dieser neuen Ernährung habe, sondern auch spüre, wie gut sie mir tut. Meine Gelenkschmerzen sind bis auf wenige Momente weg! Und die Schuppenflechte reduziert sich auf einzelne, kleine Hautstellen. Das habe ich seit 30 Jahren nicht erlebt. Ich habe mich jetzt getraut, meinen gut dotierten Job zu kündigen, um mehr Zeit für mich und die Familie zu haben und mich neu zu entwickeln – ich habe vor, eine Ausbildung zur Heilpraktikerin zu machen. Wer wenn nicht eine selbst Betroffene, die einen Weg aus ihrer Gesundheitskrise gefunden hat, kann andere motivieren, dasselbe zu versuchen? Angefangen habe ich mit der neuen Leidenschaft schon: Ich gebe vegane Kochkurse für andere Patienten.

Neurodermitis

Die Neurodermitis ist schwieriger zu behandeln als die Psoriasis. Bei vielen Patienten bessern sich zwar die Beschwerden im Rahmen eines sieben- bis vierzehntägigen Heilfastens, oft kehren diese aber später zurück. Darum empfiehlt sich nach dem Fasten eine individuelle Eliminationsdiät. Viele Patienten berichten, dass der Zustand der Haut sich deutlich verbessert, wenn sie zum Beispiel weitestgehend auf Zucker und Fruchtzucker verzichten.

Aktuelle Daten deuten darauf hin, dass Pro- und Präbiotika, welche das Mikrobiom unterstützen, hilfreich sind. Daher empfehle ich Ballaststoffe und fermentierte Lebensmittel wie rohes Sauerkraut, Brottrunk, Tempeh oder Bio-Joghurt. In vielen Fällen helfen auch Extrakte aus Gamma-Linolensäure (eine ungesättigte Omega-6-Fettsäure, vorkommend in Nachtkerzenöl, schwarzen Johannisbeerkernen, Borretsch) sowie pflanzliche Omega-3-Fettsäuren (Leinöl).

In der ayurvedischen Ernährungstherapie wird bei Hautleiden wie der Psoriasis und Neurodermitis der Verzicht auf Nachtschattengewächse empfohlen (Tomaten, Auberginen, Kartoffeln und Paprika). Zwar sind mögliche Toxine bei den heutigen reifen Nachtschattengewächsen nicht mehr das Problem, und diese Gemüsesorten sind ja auch sehr gesund. Dennoch kenne ich einige Patienten, deren Haut sich bei ihrem Verzicht deutlich verbesserte. Meine Empfehlung: Probieren geht über Studieren.

Rosacea

Die Rosacea, auch Gesichtsrose oder Kupferrose genannt, zeigt sich durch Erröten und Aufblühen der Gesichtshaut. Diese Hautirritationen treten charakteristischerweise über Nase und Wangen wie ein Streifen mitten im Gesicht auf. Oft ist die Haut rot gefleckt und man erkennt feine Hautäderchen. Als Ursache wird eine Störung der Gefäßnerven in diesen Bereichen vermutet. Auslöser wie Stress,

Wärme, Kälte, Sonneneinstrahlung, Alkohol (Wein) und scharfe Gewürze können eine Rosacea verstärken oder triggern.

Es gibt keine gesicherten Daten aus der Ernährungstherapie für Rosacea. Ich beobachte bei unseren Patienten aber immer wieder deutliche Erfolge mit Heilfasten und Intervallfasten. Beim längeren Heilfasten kommt es für gewöhnlich in den ersten Tagen zu einer leichten Zunahme der Rötung, ab dem dritten oder vierten Fastentag bessert sich dann jedoch die Haut. Nach dem Heilfasten (eine oder zwei Wochen) sollten sich Intervallfasten und eine mediterrane oder vegetarische Ernährung anschließen.

Meine Therapie bei Allergien und Asthma

Immunerkrankungen wie Allergien, Heuschnupfen und allergisches Asthma nehmen seit Jahren zu. In einer großen Beobachtungsstudie mit mehr als 140 000 Kindern korrelierte eine erhöhte Allergierate mit hohen Mengen an Fast Food und gesättigten Fetten, während Obst und Gemüse vor Allergien schützten. Weitere Untersuchungen haben nachgewiesen, dass eine mediterrane und eine vegetarische Ernährung mit wenig gesättigten Fetten das Allergie- und Asthmarisiko reduzieren können. Der Schutz beginnt schon im Mutterleib, wenn Mütter sich in diesem Sinne ernähren. Ein gestörtes Mikrobiom und ein hoher Stresslevel sind weitere auslösende Faktoren.

Von unserem Immunsystem wird viel verlangt. Zum einen soll es schnell und tatkräftig feindliche Angriffe abwehren, gleichzeitig aber nicht dem eigenen Körper schaden. Ein allergischer Schock ist das Paradebeispiel für eine Überreaktion, bei der das Immunsystem diese Balance nicht halten kann und extrem auf einen Auslöser (zum Beispiel Bienengift) reagiert. Die Immunabwehr kann dann tödlich enden.

Nur wenige Nahrungsmittel sind bekannt, mit denen man zugleich das Immunsystem stimulieren und eine Überreaktion vermeiden kann. Dazu gehören Bierhefe und Hafer, sie enthalten Beta-Glucane (siehe S. 131 f.). Hefe oder Haferflocken können als Nahrungsergänzung in der Allergiezeit unter das Essen gemischt werden. Auch ein Versuch mit Präbiotika und Ballaststoffen kann sinnvoll sein, um das Mikrobiom zu unterstützen. Essen Sie weniger Getreide, vor allem weniger Brot.

Die meisten Allergiker reagieren auf Frühblüher wie Birkenpollen, im Sommer auf Gräser- und Roggenpollen. Achten Sie bei einer Pollenallergie und bei Heuschnupfen auf eine mögliche Kreuzallergie. So können Kern- und Steinobst sowie Karotten bei einer Birkenpollenallergie ebenfalls Symptome auslösen, analog ist es mit Sellerie bei einer bestehenden Beifußpollen-Allergie. Versuchen Sie aber Ihre Ernährung nicht zu sehr einzuschränken. Gerade bei allergischem Asthma kann eine vielseitige gemüse- und obstreiche Ernährung Beschwerden lindern.

Interessant ist eine neue Sichtweise auf Nahrungsmittelallergien. Schwere Reaktionen treten am häufigsten bei Kuhmilch, Hühnerweiß und Erdnüssen auf. Bisher gab es nur zwei anerkannte Strategien: erstens das Vermeiden der Allergene und zweitens das Mitführen eines Notfallsets. Inzwischen empfiehlt man wie bei der Pollen- und Hausstauballergie eine Desensibilisierung. Statt der Vermeidung wird also eine kontrollierte »Begegnung« mit dem Allergen als Therapie durchgeführt. Aufgrund möglicher Nebenwirkungen sollte die Desensibilisierung aber nur zusammen mit einem erfahrenen Allergologen durchgeführt werden und niemals auf eigene Faust.

Gerade bei einer Erdnussallergie scheint es die beste Prävention zu sein, zumindest in Ländern wie England oder den USA, in denen Erdnussallergien recht häufig sind. Hier wird Kleinkindern regelmäßig eine geringe Menge Erdnüsse zu essen gegeben. Für Deutschland gilt eher, dass man Kinder schon von klein auf an mit einem gesunden, abwechslungsreichen Essen »verwöhnt«.

Fasten bei Allergien und Asthma

In unserer Klinik haben wir gute Erfahrungen bei Allergikern mit regelmäßigem Heilfasten gemacht. Da diese Therapiemethode einen starken Einfluss auf das Mikrobiom hat, ist der Effekt nicht verwunderlich.

Patienten haben mir auch berichtet, dass sich ihre Allergien auch durch Intervallfasten (16:8) gebessert haben. Vor allem bei allergischem Asthma hat sich Heilfasten, gefolgt von Intervallfasten, bewährt.

Meine Therapie bei Migräne

Migräne wird im Umfeld von Betroffenen oft nicht genügend ernst genommen. Dabei handelt es sich um eine mit großen Schmerzen verbundene und äußerst quälende Erkrankung. Immerhin: Durch die Einführung der sehr wirkungsvollen Medikamentengruppe namens Triptane sind die Betroffenen dem anfallartigen Kopfschmerz nicht mehr so schutzlos ausgeliefert wie früher. Triptane heilen aber die Migräne nicht, im Gegenteil: Bei langfristiger und intensiver Einnahme (zehn bis zwölf Tabletten pro Monat) können sie genauso wie andere Schmerzmittel die Erkrankung sogar verschlimmern. Im Fachjargon spricht man dann von einem Analgetika-induzierten Kopfschmerz oder einem Medikamentenkopfschmerz.

Es gibt eine genetische Komponente bei Migräne und familiäre Häufungen. Unbestritten ist, dass zusätzlich Umweltfaktoren und der Lebensstil als Auslöser eine entscheidende Rolle spielen. Das erklärt, warum in unserer schnelllebigen Welt die Zahl der Migräne-Patienten in den letzten Jahrzehnten stark zugenommen hat. Wichtige ursächliche Faktoren sind Schlafmangel, Stress, hormonelle Faktoren und die Ernährung.

Vielen Migräne-Patienten ist diese Tatsache vertraut: Sie essen ein bestimmtes Nahrungsmittel – und prompt tritt ein Anfall auf. Versuchen Sie die Lebensmittel zu identifizieren, die bei Ihnen eine Migräne auslösen. Ein Kopfschmerz-Tagebuch kann hierbei helfen. Ich empfehle aber nicht nur, eine solche Trigger-Nahrung zu meiden, sondern generell eine Ernährung zu wählen, welche die Migräne bessern kann.

Meine Ernährungsempfehlungen bei Migräne

- Vermeiden Sie Lebensmittel, die den Migräneanfall auslösen können.
- Vermeiden Sie histaminhaltige Lebensmittel wie Käse (Hartkäse), Geräuchertes, Fisch in Dosen, Hülsenfrüchte, Schokolade, Kakao und Rotwein (überhaupt Alkohol). Je frischer ein Lebensmittel ist, desto weniger Histamin enthält es.
- Vermeiden Sie tyraminhaltige Lebensmittel. Tyramin – wie Histamin ein biogenes Amin – blockiert das Enzym Diaminoxidase (DAO), das für den Histaminabbau zuständig ist. Entsprechend sollte man die eben aufgeführten Nahrungsmittel weglassen und die Liste gegebenenfalls noch durch folgende ergänzen: Zitrusfrüchte, Bananen, Erdbeeren, Avocado, Nüsse, Hefe, Würzmittel wie Brühwürfel, Sojasauce.
- Kaffee kann ein Migräneauslöser sein.
- Wählen Sie eine pflanzenbasierte Ernährung und achten Sie auf vollwertige Kohlenhydrate.
- Machen Sie einen großen Bogen um reinen Zucker, überhaupt Süßes und Weißmehl: Es wird vermutet, dass eine Zuckerbelastung und der danach abfallende Insulinspiegel eine Migräne hervorrufen kann.

- Omega-3-Fettsäuren wirken schützend, daher empfehle ich Lein-, Raps- und Sojaöl sowie Walnüsse.
- Magnesium kann prophylaktisch wirken, das Mineral findet sich in Hülsenfrüchten, Nüssen, Getreidekeimen und magnesiumreichem Mineralwasser.
- Folsäure scheint bei der Migräneprophylaxe wirksam zu sein: Folsäure (lat. *folia* = Blätter) kommt im Blattgemüse und vielen anderen Gemüsesorten vor.
- Bevorzugen Sie Bio-Produkte, sie enthalten wenig bis gar keine Konservierungsstoffe und Geschmacksverstärker, die ebenso im Verdacht stehen, Migräneanfälle mitauszulösen.

Meine Empfehlung, wenn sich Migräne ankündigt

- Ingwerextrakte können bei einem Migräneanfall ähnlich wirksam sein wie Triptane. Trinken Sie bei beginnender Migräne einen starken Ingwertee (ein bis zwei Zentimeter einer Ingwerwurzel in dünne Scheiben schneiden und mit heißem Wasser übergießen).
- Bitterstoffe und bittere Nahrungsmittel werden in der Naturheilkunde traditionell bei sich ankündigender Migräne eingesetzt.
- Ebenso ist ein heißes Fußbad zu empfehlen.

Heilfasten bei Migräne

Ein Heilfasten (bis 14 Tage) kann zu einer deutlichen Verbesserung der Migräne führen. Hierzu gibt es zwar keine größeren Studien, aber es ist die Erfahrung fast aller Fastenärzte. Allerdings kann zu Beginn des Heilfastens eine schwere Migräneattacke auftreten. Selbsthilfemaßnahmen und naturheilkundliche Mittel überbrücken diesen Zustand (siehe S. 240f.). Für Patienten ist es oft besser, keine stark abführenden Maßnahmen zu Anfang des Fastens vorzunehmen: kein Glaubersalz, sondern nur ein wenig Bittersalz einnehmen. Besonders wichtig ist es, während des Fastens ausreichend zu trinken.

Ich empfehle Heilfasten bei Migräne in regelmäßigen Abständen ein- bis zweimal im Jahr, bei den meisten Patienten verringern sich Anfallshäufigkeit sowie Kopfschmerzintensität. Danach kann die Ernährung umgestellt werden, indem alle Lebensmittel eliminiert werden, die einen Anfall auslösen könnten.

Intervallfasten bei Migräne

Für das Intervallfasten existieren bislang keine Daten zur Therapie und Prävention von Migräne. Allerdings berichten mir immer wieder unsere Patienten, dass sich ihre Migräne gebessert habe, seitdem sie intervallfasten.

Meiner Erfahrung nach wird Migräne, genauso wie chronischer Spannungskopfschmerz, vor allem aber durch übermäßigen Stress ausgelöst. Darum ist es absolut wichtig, neben der Ernährung unbedingt auf die Stressreduktion zu achten.

Meine Therapie bei Depression

Mittlerweile sucht hierzulande jeder Fünfte bis Sechste seinen Hausarzt auf, weil er unter einer leichten bis mittelschweren Depression leidet. Depressionen sind auf dem Vormarsch in allen Industrienationen. Die Ursachen sind vielfältig und noch nicht vollständig erforscht.

Schulmedizinisch wird die Depression psychotherapeutisch und medikamentös mit trizyklischen Antidepressiva und Serotonin-Wiederaufnahmehemmer behandelt. Wissenschaftliche Arbeiten zeigen jedoch, dass deren Wirkung, wenn man sie mit Placebo-Tabletten kontrolliert, eher bescheiden sind. Bei schweren Depressionen ist die medikamentöse Therapie dennoch unverzichtbar.

Leichtere Formen der Depression können hingegen mit Naturheilverfahren wie Johanniskraut, Bewegung und Thermotherapie behandelt werden. Eine häufige Nebenwirkung der Antidepressiva ist eine starke Gewichtszunahme. Allein schon deshalb empfehle ich die Ernährungstherapie als wichtige Alternative. In der Tat kann Ernährung die Depression beeinflussen, diese Erkenntnis wird seit einigen Jahren auch in der Psychiatrie angewandt.

Der Verzehr von Obst und Gemüse kann das Risiko für Depression deutlich verringern. Der Hintergrund: Wichtige Botenstoffe im Gehirn wie Serotonin oder Dopamin, die für eine positive Stimmung sorgen, werden durch das Enzym MAO (Monoaminooxidase) abgebaut. MAO-Hemmer werden aus diesem Grund bei Depression verordnet.

Diese Hemmstoffe sind natürlicherweise in Obst (Beeren, Trauben, Äpfel) und Gemüse (Zwiebeln) enthalten sowie in grünem Tee und zahlreichen Gewürzen. Australische Forscher teilten Patienten mit mittlerer bis schwerer Depression in zwei Gruppen. Eine Gruppe erhielt eine mediterrane Ernährung, die andere psychologische Unterstützung im Rahmen von Gruppentreffen. Drei Monate später zeigte sich in der Ernährungsgruppe eine deutliche Besserung der Symptome, bei 32 Prozent sogar eine Remission, das heißt, die Depression hatte sich zurückgebildet. In der Kontrollgruppe war dies nur bei acht Prozent der Probanden der Fall. Bei leichter bis mittelschwerer Depression ist also eine vegetarische oder eine mediterrane Ernährung sehr zu empfehlen.

Wichtig: Setzen Sie bei einer Depression Ihre Medikation nicht ohne vorherige Absprache mit Ihrem behandelnden Arzt eigenmächtig ab! Eventuell kann die Ernährung eine medikamentöse Therapie oder Psychotherapie sinnvoll ergänzen.

Meine Ernährungsempfehlungen mit antidepressiven Effekten

- **Tomaten und Tomatenprodukte:** In einer Beobachtungsstudie halbierte der regelmäßige Verzehr von Tomaten das Depressionsrisiko. Vermutlich liegt dies an dem reichlich in Tomaten enthaltenen Lycopin, einem sekundären Pflanzenstoff.
- **Safran:** Extrakte aus dem teuersten Gewürz der Welt scheinen bestimmte Rezeptoren im Gehirn zu hemmen, die mit für eine Depression verantwortlich sind.
- **Chili und Ingwer:** Diese scharfen Gewürze sind wohl in der Lage, die hirneigene Serotoninproduktion und die Stimulierung der körpereigenen Endorphine anzukurbeln, die ebenfalls die Stimmung heben.
- **»Mood food« Tryptophan:** Tryptophan ist eine Vorstufe des Serotonins, das aufgrund der Blut-Hirn-Schranke (eine Schutzbarriere, um Gift- und Schadstoffe abzuwehren) nicht aus der Nahrung ins Gehirn gelangen kann. Tryptophan hingegen kann diese Schranke passieren, es ist in Walnüssen, Kakao, Soja, Cashewnüssen und Milch enthalten.

Bei Depression empfehle ich eine gesunde Basisernährung inklusive regelmäßiger Superfoods, denn die aktuelle wissenschaftliche Datenlage lässt vermuten, dass sekundäre Pflanzenstoffe unsere Stimmung und Psyche positiv beeinflussen können.

Fasten bei Depression

Fasten hat meist eine stimmungshebende, nicht selten sogar euphorisierende Wirkung. Zurückzuführen ist dies aller Wahrscheinlichkeit nach auf die erhöhte Freisetzung von Serotonin und weiteren Neurotransmittern im Gehirn.

Eine Depression ist oft ein Begleitsymptom bei Menschen, die unter einem Schmerz- oder dem metabolischen Syndrom leiden. In diesen Fällen wird durch das Fasten eine Beschwerdelinderung erzielt sowie eine verbesserte Lebensqualität. Und dies wiederum wirkt sich positiv auf die Stimmung aus.

Meine Therapie bei neurologischen Erkrankungen

Multiple Sklerose

Die Multiple Sklerose (MS) ist eine chronische Autoimmunerkrankung, die zumeist in Schüben verläuft. Die Symptome sind sehr vielfältig, die Erkrankung ist durchaus schwer zu diagnostizieren. Man spricht auch von der Krankheit mit den tausend Gesichtern. Leider nimmt die Häufigkeit der MS wie auch anderer Autoimmunerkrankungen in den Industriestaaten zu. Die Ursachen sind bislang noch ungeklärt, man hält aber auch hier einen Zusammenhang mit der Ernährung und dem Mikrobiom für sehr wahrscheinlich. In der medikamentösen Therapie gab es in den letzten Jahren große Fortschritte durch neue Antikörpertherapien und Biologika (biotechnologische Arzneimittel), eine Heilung ist aber noch nicht in Sicht.

Bisher existieren nur wenige Studien über Ernährung und MS, die meisten Erkenntnisse stammen aus Laborversuchen. Wissenschaftliche Daten weisen auf einen Vorteil der mediterranen und pflanzenbasierten Ernährung hin. Das betrifft vor allem die Prävention. Auf eine aktive MS hat sie nur geringe Heilwirkung.

Patienten berichten mir immer wieder über ihre guten Erfahrungen mit einer ketogenen Ernährung. Die ketogene Diät versetzt den Körper in einen Teil-Fastenstoffwechsel, versorgt ihn dabei aber langfristig mit genügend Kalorien. Das wird vorwiegend über Fleisch und Milchprodukte erreicht. Ich würde lieber eine vegetarische Variante empfehlen, die ist allerdings nicht so ganz einfach umzusetzen. In einer ersten Studie konnten wir aber zeigen, dass eine vegetarisch betonte, ketogene Ernährung über mehrere Monate – ähnlich wie ein Heilfasten – die Lebensqualität bei MS erhöht.

Eine andere Diät, die seit Jahrzehnten bei Multipler Sklerose immer wieder propagiert wird, ist die Evers-Diät. Der US-amerikanische Arzt Joseph Evers machte Umweltfaktoren für die MS verantwortlich und entwickelte eine pflanzliche, rohkostreiche Diät. Von dieser möchte ich abraten. Rohkost ist schwer verdaulich und belastet den Körper bei einer bestehenden chronischen Erkrankung zusätzlich.

Meine Ernährungsempfehlungen bei Multipler Sklerose

Verzichten Sie auf diese Nahrungsmittel oder reduzieren Sie sie:

- Gesättigte Fette und arachidonsäurehaltige Lebensmittel (Fleisch, Wurst, Käse)
- Milch und Milchprodukte (Wegen ihrer ungünstigen Fette; außerdem stehen sie im Verdacht, für die Entstehung von MS ein Risikofaktor zu sein.)
- Salz (Eine Studie der Charité zeigte einen Zusammenhang zwischen Salzverzehr und Autoimmunprozessen bei Multipler Sklerose.)

Essen Sie bei einer Multiplen Sklerose vermehrt

- Ballaststoffe aus Vollkorn und Gemüse
- Präbiotika wie Chicorée, Wurzelgemüse, Topinambur, Fermentiertes
- Omega-3-Fettsäuren (Lein- und Rapsöl, Walnüsse)
- Längerkettige Omega-3 Fettsäuren aus Algen
- Kurkuma
- Blaubeeren

- Schafgarbe (In einer Studie aus dem Iran zeigten sich überraschend gute Effekte eines Extrakts mit 250 Milligramm Schafgarbe. In der Naturheilkunde wird diese Pflanze traditionell als Krampflöser bei Magen-Darm-Beschwerden und schmerzhafter Regelblutung eingesetzt. Schafgarbe enthält Flavonoide.)
- Weihrauch (Nach den Ergebnissen einer Charité-Untersuchung kann dieser Extrakt bei MS möglicherweise ergänzend wirken.)

Wichtig: Die Einnahme von Extrakten sollte immer mit dem behandelnden Neurologen abgesprochen werden.

Heilfasten bei Multipler Sklerose

Der Hirnforscher Mark Mattson hat in zahllosen Laborversuchen die präventive Wirkung des Fastens, vor allem des Intervallfastens, auf chronisch-neurologische Erkrankungen untersucht. Er fand immer wieder die gleichen beeindruckenden Effekte: Intermittierendes Fasten schützte die Tiere deutlich vor neurodegenerativen Erkrankungen, also vor Multipler Sklerose, Parkinson und Demenz. Nur sind diese Ergebnisse nicht so einfach auf den Menschen übertragbar.

Jedoch konnten wir in unserer ersten vergleichenden Ernährungsstudie zur MS zeigen, dass sowohl die ketogene Ernährung als auch das Heilfasten, gefolgt von mediterraner Ernährung, die Lebensqualität nach drei bis sechs Monaten mittelgradig erhöhen.

Heilfasten sollte bei diesen Erkrankungen nur unter ärztlicher Überwachung durchgeführt werden.

Intervallfasten bei Multipler Sklerose

Ein Intervallfasten scheint zusätzlich zum Heilfasten sinnvoll. Nach zwölf Stunden Nahrungskarenz kommt es zum Anstieg der Ketonkörper, die vermutlich eine günstige Wirkung auf erkrankte

Nervenzellen ausüben. In einer aktuell laufenden größeren Studie untersuchen wir momentan die Wirkungen des Fastens und Intervallfastens, der mediterranen Ernährung und der ketogenen Ernährung hinsichtlich der Auswirkungen auf MS-Herde im Hirn.

Parkinson

Beim Morbus Parkinson kommt es zu einer langsam fortschreitenden Zerstörung von Nervenzellen in einer Struktur im Mittelhirn, der Substantia nigra. In ihr wird Dopamin produziert. Der zunehmende Mangel an Dopamin führt zu Bewegungsstörungen, Zittern und einer allgemeinen Bewegungsverarmung und Verlangsamung.

Als Ursache werden vorwiegend Veränderungen im Darm sowie Umweltgifte diskutiert. Schon dem Namengeber der Erkrankung, dem britischen Arzt James Parkinson (1755–1824), fiel auf, dass Jahre vor Ausbruch der Erkrankung bei seinen Patienten Verdauungsstörungen wie Verstopfung auftraten. Dass der Darm und das Mikrobiom bei der Entstehung von Parkinson eine Rolle spielen, wird seit Langem vermutet. Marburger Neurologen konnten jetzt aber zeigen, dass sich schon zehn Jahre vor dem ersten Auftreten von Parkinson-Symptomen die Bakterienzusammensetzung des Stuhls deutlich von der von Gesunden unterscheidet.

Interessanterweise existieren die für die Krankheit verantwortlichen dopaminergen Nerven auch in unserem »Bauchhirn«. Man kann heute die für die Parkinson-Erkrankung typischen Zellstörungen, die sogenannten Lewy-Körperchen, auch in Darmzellen nachweisen. Es scheint also, als ob Morbus Parkinson tatsächlich im Darm seinen Ursprung hat und erst dann das Gehirn befällt. Dazu passt, dass Menschen seltener an Parkinson erkranken, denen der Vagusnerv, der Gehirn und Magen-Darm-Trakt miteinander verbindet, durchtrennt wurde (das geschieht im Rahmen einer Magengeschwür-OP).

Dass die Krankheit im Darm beginnen könnte, erklärt auch ein anderes Kuriosum in der Parkinson-Forschung: Bei Menschen, denen in jungen Jahren der Blinddarm entfernt wurde, besteht ein auffallend geringeres Risiko, an Morbus Parkinson zu erkranken. Man fand inzwischen ein Protein namens Alpha-Synuclein, das sich sowohl im Blinddarm als auch in der Substantia nigra bei Parkinson-Patienten in einer krankhaften Form anreichert. Eine mögliche Theorie geht davon aus, dass dieses Protein aus dem Blinddarm ins Hirn wandert und dort die Nervenzellen schädigt, insbesondere wenn weitere Störfaktoren wie etwa Pestizide aus unserem Essen hinzukommen. Das wiederum würde verständlich machen, warum gerade bei der Landbevölkerung das Entfernen des Blinddarms besonders gut vor Parkinson schützt. Diese ist nämlich – außer wenn in der Nähe Bio-Landwirtschaft betrieben wird – vermehrt Pestiziden ausgesetzt. US-amerikanische Forscher fanden zudem heraus, dass eine Ernährung mit mehr pflanzlichen Fetten den negativen Einfluss der Pestizide bei den Landbewohnern in Bezug auf ein Parkinson-Risiko mindern kann. Besser wäre jedoch, erst gar nicht so viele Pestizide einzusetzen, sondern mehr Bio-Landwirtschaft zu betreiben!

Umweltgifte wie Pestizide und Schwermetalle sind Nervengifte, im Fachjargon Neurotoxine genannt. Dazu gehören Dioxin, Arsen, Blei, Quecksilber etc. Das alles sind Stoffe, die wir in unserem Körper nicht haben möchten.

Wird ein Morbus Parkinson diagnostiziert, empfehle ich auf jeden Fall, die Zufuhr dieser Toxine über die Nahrung zu reduzieren. Am einfachsten gelingt das, wenn man auf Fisch, Fleisch, Eier und Milchprodukte verzichtet. Die Schadstoffbelastung in Fischen habe ich im Kapitel »Ernährung« ausgeführt (siehe S. 73 ff.). Die Schadstoffbelastung im Fleisch von Tieren wie Rindern ist deshalb erhöht, weil sie in ihrem Leben 1 bis 2 Tonnen Pflanzenfutter fressen, bevor sie geschlachtet werden. Die Pestizide, die sich im Futtermittel finden, reichern sich teilweise im Fleisch an.

Meine Ernährungsempfehlungen bei Morbus Parkinson

- **Kaffee:** Bekannt ist, dass Kaffee mit seinem Koffein Morbus Parkinson vorbeugt, jedoch ist eine heilende Wirkung bei bereits bestehender Erkrankung bislang unklar.
- **Nachtschattengewächse:** Der Verzehr von Tomaten, Paprika und Auberginen wirkt präventiv.
- **Beeren und Äpfel:** Menschen, die größere Mengen und regelmäßig Beeren und Äpfel essen, sind besser vor Parkinson geschützt.

Fasten bei Morbus Parkinson

Siehe hierzu meine Ausführungen zum Fasten bei Multipler Sklerose.

Meine Therapie bei Demenz und Alzheimer

Alzheimer ist die häufigste Form der Demenz. Die weltweit niedrigsten Alzheimerraten weisen die ländlichen Regionen Indiens auf, in denen sich die Menschen überwiegend laktovegetarisch ernähren. Dazu passt die rasant wachsende Zahl von wissenschaftlichen Veröffentlichungen, die auf die Rolle der Ernährung zur Vorbeugung vor Demenz hinweisen.

Das Risiko, an Alzheimer zu erkranken, erhöht sich deutlich mit dem Anstieg des Cholesterinspiegels. Ein weiterer Faktor ist Alkohol. Studien beweisen, dass schon kleine Mengen (etwa 100 ml Wein, also weniger als ein Glas), täglich genossen, Hirnbereiche schädigen. Dazu zählt der Hippocampus, eine Hirnregion, in der Kurzzeitwissen ins Langzeitgedächtnis überführt wird. Auch eine Einschränkung der sprachlichen Fähigkeiten, die ein feiner Gradmesser für eine beginnende Demenz ist, konnte bei diesen Untersuchungen beobachtet werden.

Besonders die mediterrane Ernährung mit ihrem hohen Gemüse- und Obstanteil schneidet hinsichtlich der Demenzprävention gut ab. Laut einer Studie soll die speziell gegen Demenz entwickelte MIND-Diät (Mediterranean-DASH Intervention for Neurodegenerative Delay) das Risiko für Alzheimer um über 50 Prozent senken. Die Faustregel von MIND lautet: täglich drei Vollkornprodukte plus Gemüse und Salat.

Bemerkt man bei sich selbst, einem Verwandten oder Bekannten, dass Gedächtnis- und Konzentrationsleistung mit zunehmendem Alter nachlassen – man spricht hier von kognitiven Einschränkungen –, kann eine strikte mediterrane oder vegetarische/vegane Diät wieder zu einer Verbesserung führen. Drei Portionen Beeren (Blaubeeren oder Erdbeeren) sowie regelmäßig einige Gläser Gemüsesaft verzögerten in einer Untersuchung deutlich den weiteren Abbau der Hirnleistung.

Vor allem echter Safran hat eine lindernde Wirkung auf Alzheimer-Symptome. In einer Vergleichsstudie entsprach diese Linderung sogar derjenigen des häufig verordneten Alzheimer-Medikaments Donepezil. Allerdings ist dessen Effekt auch nicht überragend. Safran hat dann immerhin keine bekannten Nebenwirkungen. Lediglich der Preis für das »Gold unter den Gewürzen« schlägt zu Buche.

Im Rahmen der mediterranen oder pflanzenbasierten Kost empfehle ich Bio-Lebensmittel. Diese enthalten keine Pestizide und auch weniger Schwermetalle. Beide Giftstoffe sind weitere Risikofaktoren für eine Demenz. Verzichten Sie auch auf Seefisch, da er mit Schwermetall belastet ist.

Ernährung zur Steigerung kognitiver Fähigkeiten (Anti-Alzheimer-Diät)

- **Apfel:** Der Wirkstoff Quercetin in der Schale beugt Demenz und Gedächtnisschwäche vor.
- **Dunkle Schokolade:** Die im Kakao vorkommenden sekundären Pflanzenstoffe verbessern die kognitiven Fähigkeiten.
- **Grüner Tee:** Das Antioxidans Epigallocatechingallat scheint Gedächtnisverlust und Nervenschädigung vorzubeugen.
- **Walnüsse:** Die in ihnen enthaltenen Antioxidantien können aller Wahrscheinlichkeit nach die für Alzheimer typischen Eiweißablagerungen im Gehirn verhindern.
- **Blaubeeren:** Sie stimulieren Gehirnareale, die für die kognitiven und motorischen Fähigkeiten sowie das Lernen zuständig sind.
- **Safran:** Eine pflanzliche Hilfe gegen das Vergessen.
- **Brokkoli und andere Kreuzblütler:** Der im Brokkoli enthaltene Wirkstoff Sulforaphan kann die Therapie von Alzheimer unterstützen.

Fasten bei Alzheimer

Fasten unterstützt eine Therapie bei milden Vorstufen der Demenz und wirkt auch präventiv vor Alzheimer. Eine Arbeitsgruppe der Demenzforscherin Agnes Flöel von der Charité konnte in einer ersten kleineren Studie am Menschen nachweisen, dass sich leichte Gedächtniseinschränkungen bei Übergewichtigen nach einem modifizierten Fasten (mit Flüssignahrung und Gewichtsabnahme) besserten. Eventuell werden beim Fasten vermehrt nervenstärkende (neurotrophe) Faktoren ausgeschüttet und/oder die für Alzheimer typischen Eiweißplaques, die sich auf die Nervenzellen legen, werden verstärkt abgebaut. Bei stärkerer Demenz kann und sollte nicht mehr gefastet werden.

Krebserkrankungen durch Ernährung und Fasten vorbeugen

Krebserkrankungen unterscheiden sich, was Risikofaktoren, Ursachen und Verlauf betrifft, erheblich voneinander. Gemeinsam ist allen Krebsformen das unkontrollierte Zellwachstum.

Bei der Entstehung bestimmter Krebsformen ist der Lebensstil ursächlich, so zum Beispiel bei Lungenkrebs durch Rauchen. Andere Krebsarten wie eine Leukämie oder Hirntumore treten unabhängig vom Lifestyle auf. Eine familiäre Disposition und andere genetische Faktoren wie Spontanmutationen im Lauf des Lebens sind weitere Ursachen. Grundsätzlich spielt auch die Art der Ernährung eine Rolle, allerdings nicht im gleichen Maße wie bei Herzinfarkt oder Bluthochdruck. Der Anteil der Ernährung als Auslöser wird auf etwa 30 Prozent für alle Krebsarten geschätzt. Natürlich plädiere ich dafür, diesen nicht ungenutzt zu lassen.

In den *Blue Zones* sind es vor allem die mediterrane und die MediterrAsian-Ernährung, die mit einem niedrigen Krebsrisiko einhergehen. Auch klinische Studien konnten eine verminderte Krebshäufigkeit für die mediterrane Ernährung nachweisen. Das wundert nicht, da tierisches Eiweiß die Krebsentstehung fördert, während Gemüse und Obst sie mindern. Fleisch und Wurst enthalten in der Regel zusätzlich krebsstimulierende Substanzen wie Nitrosamine oder AGEs (Advanced Glycation Endproducts; sie entwickeln sich beispielsweise beim Grillen und erhöhen die Schadstoffbelastung). Für Milch ist die fördernde Wirkung auf Prostatakrebs bewiesen (siehe S. 92).

Besonders für die häufigen Krebsformen (Darm-, Prostata- und Brustkrebs) ist der vorbeugende Effekt einer gesunden Ernährung wissenschaftlich erbracht. So schützt eine fettarme Ernährung neben viel Gemüse und Obst präventiv vor Brustkrebs und verhindert Rezidive.

Zur Prävention von Darmkrebs lohnt der Verzicht auf Fleisch und der vermehrte Verzehr von Ballaststoffen. Wer an Darmkrebs erkrankt ist, reduziert nach neueren Studiendaten sein Rückfallrisiko deutlich, indem er viel Ballaststoffe und Nüsse isst.

Prostatakrebspatienten ernähren sich optimal vegan. Wer das nicht schafft, sollte wenigstens Eier und Geflügel links liegen lassen. Einer Studie zufolge vervierfachen drei bis fünf Portionen Geflügel pro Woche die Wachstumsraten von Prostatakrebsgewebe.

Alkoholverzicht oder zumindest eine Einschränkung von alkoholischen Getränken reduziert ganz klar das allgemeine Krebsrisiko. Rotwein scheint aufgrund des in der Schale der Rotweintraube enthaltenen Resveratrols am wenigsten krebsfördernd zu sein. Ich empfehle, lieber die roten Trauben zu essen, am gesündesten sind sie mit Kernen. Leider werden diese immer öfter weggezüchtet.

Eine konstante Zufuhr krebshemmender Substanzen über die Nahrung stärkt das Immunsystem und damit seine Fähigkeit, Krebszellen auszubremsen. In ihrem Bestseller *Krebszellen mögen keine Himbeeren* haben die kanadischen Forscher Richard Béliveau und Denis Gingras 2017 einige entsprechende Nahrungsmittel zusammengestellt. So verlockend auch die Aussicht ist, sich allein durch Zwiebeln, Tomaten oder Apfelsinen vor Krebs zu schützen, so sehr muss man vor falschen Hoffnungen warnen. Kein isoliert gegessenes Nahrungsmittel ist eine Wunderwaffe, die gegen Krebs schützt. Die meisten bisher erhobenen Daten stammen aus Laborversuchen mit Krebszellen und Krebsgewebe. Es steht also noch der Nachweis aus, was dies für die Krebsprävention im realen Leben bedeutet. Da die meisten im Labor untersuchten Lebensmittel aber auch bei vielen anderen Erkrankungen vorbeugend und unterstützend wirken, empfehle ich sie unbedingt.

Ernährung zur Prävention von Krebs

Folgende Nahrungsmittel kann ich Ihnen zur Krebsprävention sehr empfehlen. Sie alle sind durch ihre sekundären Pflanzenstoffe möglicherweise in der Lage, das Wachstum der Mikrotumore im Körper zu bremsen oder gar zu verhindern. Kleine Zellwucherungen entstehen immer wieder von ganz alleine. Es ist die Aufgabe des Immunsystems – und für gewöhnlich klappt das auch hervorragend –, deren Wachstum zu bremsen:

- Kreuzblütler (Brokkoli, Brokkolisprossen, Grünkohl, Rosenkohl, Blumenkohl, Kresse, Rettich)
- Grüner Tee
- Rote Trauben mit Kernen sowie Traubensaft
- Knoblauch und Zwiebeln (vor allem rote Zwiebeln)
- Pilze (Maitake, Shiitake, Austernpilze, Champignons)
- Leinsamen (besonders die Lignane, die als Phytoöstrogene wirken, beeinflussen auch das Mikrobiom positiv)
- Olivenöl und Oliven
- Kurkuma
- Beeren (Blaubeeren, Brombeeren, schwarze Johannisbeeren)
- Sojaprodukte
- Petersilie
- Kaffee
- Nüsse
- Vollkorngetreide
- Äpfel und Birnen (mit Schale)

Fasten bei Krebs

Heilfasten und das intermittierende Fasten sind vermutlich die beiden einzigen biologischen Möglichkeiten, das Leben zu verlängern und Alterskrankheiten zu vermeiden. Zu diesem Ergebnis kommen alle Studien zur Altersforschung. Die meisten Krebserkrankungen entstehen dadurch, dass die körpereigenen Abwehrmechanismen altersbedingt nicht mehr so lückenlos funktionieren.

Fast alle Daten zur Krebsforschung und zum Fasten stammen aus Zell- und Tierstudien. Dennoch gehen die meisten Forscher davon aus, dass sich vor allem das regelmäßige Fasten auch beim Menschen zur Krebsprävention eignet. Erste Studien am Menschen scheinen dies zu bestätigen. So zeigte sich, dass es die maßgeblichen Wachstumshormone und andere Stoffe, die das Krebszellwachstum anregen, reduziert und gleichzeitig die Sekretion wichtiger Schutzfaktoren fördert.

Es ist nicht entscheidend, wie die Essenspausen gestaltet werden, Hauptsache ist, dass der Körper diese nutzen kann. Eine erste große Beobachtungsstudie hat ergeben, dass Frauen, die nach einer Brustkrebserkrankung täglich mindestens 13 Stunden intermittierend fasteten, ein um 30 Prozent verringertes Rezidivrisiko aufwiesen. Diese Zusammenhänge müssen nicht zwingend ursächlich sein, die vielen Daten aus der Laborforschung weisen inzwischen jedoch stark darauf hin. Ich halte sie für ausreichend, um ein moderates Intervallfasten (14:10) nach einer Krebsoperation zu empfehlen. Ähnliche Wirkungen für regelmäßiges Heil- oder Scheinfasten sind nicht bekannt.

Fasten während der Chemotherapie

Noch ist nicht wirklich belegt, ob ein kurzzeitiges Fasten während der Chemotherapie das Befinden bessert, Nebenwirkungen reduziert oder gar den Therapieerfolg verstärkt. Die Ergebnisse der bisher größten, von unserer eigenen Arbeitsgruppe durchgeführten Studie legen nahe, dass durch ein Buchinger-Heilfasten 36 bis 48 Stunden vor und bis 24 Stunden nach der Chemotherapie zumindest die Lebensqualität verbessert werden kann. Für eine klare Einschätzung ist es aber zu früh, da sind die Ergebnisse der laufenden Studien abzuwarten.

Schwieriger ist das begleitende Fasten während einer wöchentlichen Chemotherapie. Ein starker Gewichtsverlust oder gar Untergewicht sollte vermieden werden. Daher führen wir bei unseren laufenden Studien bei einer wöchentlichen Chemotherapie nur ein 24-Stunden- Fasten vom Vorabend bis zum Abend der Chemotherapie durch.

	Periodisches Fasten/Heilfasten	Scheinfasten	Ketogene Diät (zuckerfrei)
Methode	Buchinger mit weniger süßen Säften	Fasting-Mimicking-Diät	–
Kalorien/ pro Tag	250 bis 500 kcal	700 bis 1100 kcal	uneingeschränkt
Nahrung	Säfte, Suppen, vegan	vegan, zuckerarm	protein- und fettreich
Dauer/ Stunden	48 vor und bis 24 Stunden nach Chemotherapie	48 vor und bis 24 Stunden nach Chemotherapie	dauerhaft

Ich empfehle auch die Fasting-Mimicking-Diät während der klassischen Chemotherapie. Sie beginnt 48 Stunden vor der Chemotherapie und endet 24 Stunden danach; es ist eine kalorienreduzierte (700 bis 1100 Kalorien), vegane und zuckerfreie Diät. Das heißt, es wird auf Haushaltszucker, zugesetzten Fruchtzucker und gesüßte Produkte verzichtet; Obst ist erlaubt. Aber warum sollte die Diät 24 Stunden nach der Chemotherapie beibehalten werden? So wird vermieden, dass die gesunden Zellen, während das Chemotherapeutikum sich noch im Blut befindet, wieder aktiv werden und dadurch Schaden erleiden könnten.

Viele Patienten sprechen mich auf die ketogene Diät an (siehe S. 201f.), da es Hinweise gibt, dass diese bei Gehirnerkrankungen und Tumoren einen günstigen Effekt haben könnte. Die meisten Wissenschaftler bezweifeln allerdings, dass sie dem Fasten ebenbürtig ist, weil sie nur einen Teil der Fastenwirkung ausmacht. Wer sie ausprobieren möchte, sollte darauf achten, keine oder zumindest wenig tierische Produkte zu sich nehmen. Diese Variante ist zwar schwerer in der Umsetzung, aber so wird verhindert, dass tierische Eiweiße das Krebswachstum wiederum fördern.

Neues Wissen aus der Altersforschung

Auf seinem Gemälde »Der Jungbrunnen« hat Lucas Cranach d. Ä. 1546 die ewige Sehnsucht des Menschen, für immer jung, schön und vor allem unsterblich zu sein, dargestellt. Knapp 500 Jahre später, genauer gesagt 2013, gründete Google das Biotechnologieunternehmen Calico (California Life Company), das den Alterungsprozess erforschen und stoppen soll. Investiert wurde fast eine Milliarde US-Dollar; die Forschung soll zusammen mit »Big Data« eines Tages die Zauberformel finden. So kommerziell erfolgreich Google auch ist, ich glaube nicht, dass sich der »Jungbrunnen« auf diese Weise finden lässt.

Der Körper ist ein hochkomplexes System. Milliarden Signale werden in Bruchteilen von Sekunden von Zelle zu Zelle hin und her geschickt. Innerhalb dieses ständig kommunizierenden Wunderwerks der Biologie finden Alterungsprozesse statt – und das von Geburt an. Die Vorstellung, durch ein Supermolekül das ewige Leben zu finden, halte ich für naiv. So lange und so gesund wie möglich zu leben, können wir nur erreichen, wenn wir mit unserem Körper und seinen Programmen in Resonanz gehen. Das gelingt am besten, wenn wir unsere Gesundheit durch Ernährung und Fasten erhalten. Denn Gesundheit ist ein Garant für Autonomie und Mobilität im Alter und damit für mehr Lebensqualität und mehr Freude in dieser Lebensphase.

Spermidin

Gesunde Hundertjährige haben auffallend hohe Konzentrationen von Spermidin im Blut. Es regeneriert die Erbsubstanz, die Mitochondrien (die Kraftwerke unserer Zellen) und verschiedene Gewebe, siehe S. 280 f. Es wirkt entzündungs- und krebshemmend und fördert die Autophagie. Eine erste Beobachtungsstudie und eine klinische Studie belegten inzwischen eine positive Wirkung auf die Lebenserwartung und auch auf die Gedächtnisleistung.

Viele Superfoods enthalten Spermidin, und auch wenn ich für das Gesamtpaket gesunde Ernährung plädiere und nicht für eine einzelne Substanz, so möchte ich Ihnen doch spermidinreiche Lebensmittel empfehlen. Dazu zählen:

- Amarant
- Apfel
- Brokkoli und Blumenkohl
- Gereifter, würziger Käse
- Pilze (Shiitake)
- Salat
- Soja und Sojaprodukte
- Vollkornprodukte
- Weizenkeime

Unsere Darmbakterien produzieren übrigens Spermidin, wenn sie reichlich mit Ballaststoffen und Präbiotika gefüttert werden.

Grünes und gelbes Gemüse hält jung

Wissenschaftler beobachteten, dass der Verzehr von grünem und gelbem Gemüse mit einer geringeren Ausprägung der Lidfalten (»Krähenfüße«) verbunden ist. Einen ähnlichen Effekt haben Milchsäurebakterien (Laktobazillen) im Joghurt.

Obst und Gemüse mit reichlich Beta-Carotin wie Möhren, Tomaten oder Süßkartoffeln sorgen für einen gesünderen und frischeren Teint. Das ist nun keine direkte medizinische Anti-Aging-Wirkung, aber durchaus ein angenehmer Nebeneffekt.

Sirtfood-Diät

Die Verlockung war groß, aus den Kenntnissen der lebensverlängernden Wirkung des Fastens eine Trend-Diät wie die Sirtfood-Diät zu generieren. Sirt ist eine Abkürzung für »Sirtuin«. Dabei handelt es sich um Proteine, die den Zellstoffwechsel bremsen beziehungsweise auf Sparflamme herunterfahren und dadurch einen Anti-Aging-Effekt bewirken. Durch Fasten wird Sirtuin verstärkt im Körper produziert.

Sirtuinhaltige Nahrungsmittel sollen den Effekt imitieren, ohne dass man fasten muss. In diesem Buch sind Sie ihnen schon oft begegnet: grüner Tee, Grünkohl, Äpfel, Zitrusfrüchte, Kapern, Beeren, Kurkuma, Chili, Bitterschokolade, rote Trauben. Für eine spezielle Sirtuin-Diät brauchen Sie also kein Geld auszugeben. Aber: Diese Nahrungsmittel ersetzen nicht die umfangreichen Wirkungen des Fastens auf den Körper.

Ein Wort zum Schluss

Wir wissen heute mehr über Ernährung als je zuvor. Wenn wir uns gut ernähren – besser essen und einfach fasten –, haben wir das Wichtigste, was in unserer Macht steht, unternommen, um uns gesund zu erhalten, und können verschiedensten Krankheiten und ihren Verläufen hochwirksam gegensteuern.

Natürlich bleibt eine gewisse Unwägbarkeit, da im Leben eben nicht alles allein in unseren Händen liegt – und von der US-amerikanischen Baseballlegende Lawrence Peter »Yogi« Berra (1925–2015) stammt das schöne Zitat *»Predictions are difficult, especially about the future.«* – »Vorhersagen sind schwierig, vor allem über die Zukunft.«

Wenn Sie aber die neuesten Studienergebnisse und Empfehlungen aus meiner naturheilkundlichen Erfahrung für sich umsetzen, Ihre Ernährungsweise ändern und Ihren individuellen Bedürfnissen anpassen *und* das Fasten für sich entdecken, haben Sie das Bedeutendste für den Schutz und Erhalt Ihrer Gesundheit getan. Und: Sie werden erfahren, wie viel Ernährung für die Gesundheit zu leisten imstande ist.

Da Fasten und Ernährung sich so ideal ergänzen, sind sie der Schlüssel für unsere Gesundheit und für ein längeres Leben. Die Frage, ob wir durch die Kombination aus gesundem Essen und regelmäßigem Fasten länger leben können, möchte ich daher mit einem eindeutigen Ja beantworten!

Index

Literaturauswahl

Kapitel 1: Die Evolution, der Darm und der Stoffwechsel

DeCasien AR et al. Brain size is predicted by diet but not sociality. Nature Ecology & evolution, 27. März 2017.

Ford ES et al. Healthy living is the best revenge: findings from the European Prospective Investigation Into Cancer and Nutrition-Potsdam study. Arch Intern Med. 2009 Aug 10;169(15):1355–62.

Fung J und Moore J. Fasten. Das große Handbuch. München: Riva; 2018.

Ganten D. Die Steinzeit steckt uns in den Knochen. Gesundheit als Erbe der Evolution. München: Piper; 2011.

Klotter JC. Einführung in die Ernährungspsycholgie. PsychoMed Compact Band 2860. Stuttgart: UTB; 2011.

Liebscher D. Religiöses Fasten im medizinischen Kontext. Essen: KVC Verlag; 2013.

McLean MH et al. Does the microbiota play a role in the pathogenesis of autoimmune diseases? Gut. 2015;64:332–41.

Rotschuh KE. Konzepte der Medizin in Vergangenheit und Gegenwart. Hippokrates 1978.

Sinclair U. The fasting cure. Scholar Select 2015.

Stange R, Leitzmann C. Ernährung und Fasten als Therapie. Berlin: Springer; 2018.

Zmora N, Suez J, Elinav E. You are what you eat: diet, health and the gut microbiota. Nat Rev Gastroenterol Hepatol. 2018 Sep 27.

Kapitel 2: Besser essen, gesünder leben

▸Die gesündesten Orte der Welt

Aboul-Enein BH et al. Ancel Benjamin Keys (1904–2004): His early works and the legacy of the modern Mediterranean diet. J Med Biogr. 2017 Jan 1:967772017727696.

Buettner D. The Blue Zones: Lessons for Living Longer From the People Who've Lived the Longest. National Geographic Books 2008.

Campbell TC. The China Study. Revised and extended edition. Benbella books 2016.

De Lorgeril M et al. Mediterranean diet, traditional risk factors and the rate of cardiovascular complications after myocardial infarction: final report of the Lyon Diet Heart Study. Circulation. 1999;99:779–785.

Donnison CB. Blood pressure in the African native. Lancet 1929213:6–7.

Estruch R et al. Primary prevention of cardiovascular disease with a Mediterranean diet. New Engl J Med. 2013, 368:1279–1290. Eaah4477.

Fraser GE, Shavlik DJ. Ten years of life. Is it a matter of choice? JAMA Intern Med. 2001,230:502–510.

Kalm LM, Semba RDF. They Starved So That Others Be Better Fed: Remembering Ancel Keys and the Minnesota Experiment. J. Nutr. 135:1347–1352,2005.

Kaplan H et al. Coronary atherosclerosis in indigenous South American Tsimane: a cross-sectional cohort study. Lancet. 2017; 389(10080):1730–1739.

Kurotani K et al. Japan Public Health Center-based Prospective Study Group. Quality of diet and mortality among Japanese men and women. BMJ. 2016;352:i1209.

Leitzmann C, Keller M. Vegetarische und vegane Ernährung, Stuttgart: Verlag Eugen Ulmer; 2019.

Murphy M et al. Whole beetroot consumption acutely improves running performance. J Acad Nutr Diet. 2012; 112:548–52.

Swaminathan A et al. Nitrites derived from Foneiculum vulgare (fennel) seeds promotes vascular functions. J Food Sci. 2012;77:H273-9.

Thomas WA et al. Incidence of myocardial infarction. A geographic study based on autopsies in Uganda, East Africa and St. Louis, U.S.A. Am J Cardiol. 1960 Jan;5:41–7.

Trichopoulou A et al. Definitions and potential health benefits of the Mediterranean diet: views from experts around the world. BMC Med. 2014 Jul 24;12:112.

Visoli F et al. Olive oil and prevention of chronic diseases: summary of an international conference. Nutrition, Metabolism and Cardiovacular disease. 2018;28.649–56.

Zhao L et al. Gut bacteria selectively promoted by dietary fibers alleviate type 2 diabetes. Science. 2018;359:1151–6.

▸Die großen Nährstoffgruppen und ihre Lebensmittel

▸Fette

Barnard ND et al. A low-fat vegan diet and a conventional diabetes diet in the treatment of type 2 diabetes: a randomized, controlled, 74-wk clinical trial. Am J Clin Nutr. 2009;89:1588S-1596S.

Burr ML et al. Is fish oil good or bad for heart disease? Two trials with apparently conflicting results. J Membr Biol. 2005;206:155–63.

Dehghan M et al. Prospective Urban Rural Epidemiology (PURE) study investigators. Lancet. 2017;390:2050–2062.

Esselstyn CB Jr, Gendy G, Doyle J, Golubic M, Roizen MF. A way to reverse CAD? J Fam Pract. 2014;63:356–364.

Fodor JG, Helis E, Yazdekhasti N, Vohnout B. »Fishing« for the origins of the »Eskimos and heart disease« story: facts or wishful thinking? Can J Cardiol. 2014; 30:864–8.

Gbinigie O et al. Effect of oil pulling in promoting oro dental hygiene: A systematic review of randomized clinical trials. Complement Ther Med. 2016 Jun;26:47–54.

Jenkins DJ et al. Effects of a dietary portfolio of cholesterol-lowering foods vs lovastatin on serum lipids and Creactive protein. JAMA. 2003;230:502–510.

Khaw KT et al. Randomised trial of coconut oil, olive oil or butter on blood lipids and other cardiovascular risk factors in healthy men and women. BMJ Open. 2018;8:e020167.

Kwok CS, Umar S, Myint PK, Mamas MA, Loke YK. Vegetarian diet, Seventh Day Adventists and risk of cardiovascular mortality: a systematic review and meta-analysis. International Journal of Cardiology. 2014;176:680–6.

Ludwig DS: Dietary fat: From foe to friend? Science 2018; 362: 764–770

Ornish D et al. Intensive lifestyle changes for reversal of coronary heart disease. JAMA. 1998;280:2001–2007.

Rodriguez-Leyva D et al. Potent antihypertensive action of dietary flaxseed in hypertensive patients. Hypertension. 2013;62:1081–9.

Wu A et al. Curcumin boosts DHA in the brain: Implications for the prevention of anxiety disorders. Biochim Biophys Acta. 2015;1852:951–61.

▸ *Proteine*

Bäckhed F. Meat-metabolizing bacteria in atherosclerosis. Nature Medicine. 2013;19:533–5.

Feskanisch D et al. Milk consumption during teenage years and risk of hip fractures in older adults. JAMA Pediatr. 2014;168:54–60.

Fontana L, Partridge L. Promoting health and longevity through diet: from model organisms to humans. Cell. 2015;161:106–18.

IARC Working Group on the Evaluation of Carcinogenic Risk to Humans. Red Meat and Processed Meat. Lyon (FR): International Agency for Research on Cancer; 2018.

Le Couteur DG et al. New Horizons: Dietary protein, ageing and the Okinawan ratio. Age Ageing 2016;45:443–7.

Levine ME et al. Low protein intake is associated with a major reduction in IGF-1, cancer, and overall mortality in the 65 and younger but not older population. Cell Metab. 2014;19:407–417.

Li XS et al. Gut microbiota-dependent trimethylamine N-oxide in acute coronary syndromes: a prognostic marker for incident cardiovascular events beyond traditional risk factors. Eur Heart J. 2017;38:814–824.

Lorenz M et al. Addition of milk prevents vascular protective effects of tea. Eur Heart J. 2007;28:219–23.

Michaëlsson K et al. Milk intake and risk of mortality and fractures in women and men: cohort studies. BMJ. 2014; 349:g6015.

Nguyen DD et al. Formation and Degradation of Beta-casomorphins in Dairy Processing. Crit Rev Food Sci Nutr. 2015;55:1955–67.

Pietrocola F, Madeo F, Kroemer G. Coffee induces autophagy in vivo. Cell Cycle. 2014;13:1987–94.

Remer T, Dimitriou T, Manz F. Dietary potential renal acid load and renal net acid excretion in healthy, free-living children and adolescents. Am J Clin Nutr. 2003;77:1255–60.

Shim HS, Longo VD. A protein restriction-dependent sulfur code for longevity. Cell. 2015;160:15–17.

Solon-Biet SM et al. The ratio of macronutrients, not caloric intake, dictates cardiometabolic health, aging, and longevity in ad libitum-fed mice. Cell Metab. 2014;19:418–30.

Song M et al. Association of Animal and Plant Protein Intake With All-Cause and Cause-Specific Mortality. JAMA Intern Med. 2016;176:1453–1463.

Viguiliouk E et al. Effect of replacing animal protein with plant protein on glycemic control in diabetes; systematic review and meta-analysis of randomized trials. Nutrients 2015;7:9804–24.

▸ *Kohlenhydrate*

Aaron DG, Siegel MB. Sponsorship of national health organizations by two major soda companies. Am J Prev Med. 2016:1–11.

Aune D et al. Whole grain consumption and risk of cardiovascular disease, cancer, and all-cuse mortality. BMJ. 2016;353:i2716.

Cantley L. BMC Biology. 2014;12:8.

Hoch T et al. Fat/carbohydrate ratio but not energy density determines snack food intake and activates brain reward areas. Sci Rep. 2015;5:10041.

Keenan MJ et al. Role of resistant starch in improving gut health, adiposity, and insulin resistance. Adv Nutr. 2015;6:198–205.

Reig-Otero Y et al. Amylase-Trypsin Inhibitors in Wheat and Other Cereals as Potential Activators of the Effects of Nonceliac Gluten Sensitivity. J Med Food. 2018;21:207–214.

Seidelmann SB et al. Dietary carbohydrate intake and mortality: a prospective cohort study and meta-analysis. Lancet Public Health. 2018 Sep;3(9):e419–e428.

Softic S et al. Role of Dietary Fructose and Hepatic De Novo Lipogenesis in Fatty Liver Disease. Dig Dis Sci. 2016;61:1282–93.

Romo-Romo A et al. Sucralose decreases insulin sensitivity in healthy subjects: a randomized controlled trial. Am J Clin Nutr. 2018;108:485–491.

Wojcicki JM et al. Increased Cellular Aging by 3 Years of Age in Latino, Preschool Children Who Consume More Sugar-Sweetened Beverages. Child Obes. 2018;14:1.

▸ **Essen als Heilmittel und meine Superfoods**

Amalraj A et al. Novel Highly Bioavailable Curcumin Formulation Improves Symptoms and Diagnostic Indicators in Rheumatoid Arthritis Patients: J Med Food. 2017;20:1022–1030.

Aune D et al. Nut consumption and risk of cardiovascular disease, total cancer, all-cause and cause-specific mortality. BMC Med. 2016;14:207.

Axxelson AA et al. Sulforaphane reduces hepatic glucose production and improves glucose control in patients with type 2 diabetes. Science Transl Med. 2017;9.

Di Y et al. Flaxseed Lignans Enhance the Cytotoxicity of Chemotherapeutic Agents against Breast Cancer Cell Lines MDA-MB-231 and SKBR3. Nutr Cancer. 2018;70:306–315.

Fadelu T et al. Nut Consumption and Survival in Patients With Stage III Colon Cancer: Results From CALGB 89803 (Alliance). J Clin Oncol. 2018;36:1112–1120.

Fiolet T et al. Consumption of ultra-processed foods and cancer risk: results from NutriNet-Santé prospective cohort. BMJ. 2018;360:k322.

Forouhi NG. Consumption of hot spicy foods and mortality-is chilli good for your health? BMJ 2015;351:h4141.

Greger M. How not to die: Discover the Foods Scientifically Proven to Prevent and Reverse Disease. Macmillan 2015.

Hooper L et al. Effects of chocolate, cocoa, and flavan-3-ols on cardiovascular health: a systematic review and meta-analysis of randomized trials. Am J Clin Nutr. 2012;95:740–51.

Mills CE et al. It is rocket science – why dietary nitrate is hard to ›beet‹! Part II: Br J Clin Pharmacol. 2017;83:140–151.

Park E et al. Effect of Avocado Fruit on Postprandial Markers of Cardio-Metabolic Risk: A Randomized Controlled Dose Response Trial. Nutrients. 2018;10(9).

Rodriguez-Mateos A et al. Intake and time dependence of blueberry flavonoid-induced improvements in vascular function. Am J Clin Nutr. 2013;98:1179–91.

Schwingshackl L et al. Food groups and risk of all-cause mortality: a systematic review and meta-analysis of prospective studies. Am J Clin Nutr. 2017;1051:462–1473.

Ukhanova et al. Effects of almonds and pistachio consumptions on gut microbiota composition in a randomized cross-over study. Br J Nutr. 2014;111:2146–52.

Wolever TM. Second-meal effect Am J Clin Nutr. 48:1041–47.
Zeevi D et al. Personalized Nutrition by Prediction of Glycemic Responses. Cell. 2015;163:1079–1094.

▸*Getränke und Salz*

Boschmann M et al. Water-induced thermogenesis. J Clin Endocrinol Metab. 2003;88:6015–9.
Clark WF et al. Effect of Coaching to Increase Water Intake on Kidney Function Decline in Adults With Chronic Kidney Disease: The CKD WIT Randomized Clinical Trial. JAMA. 2018;319:1870–1879.
Global Burden of Disease Alcohol Collaborators. Alcohol use and burden for 195 countries and territories, 1990–2016: a systematic analysis for the Global Burden of Disease Study 2016. Lancet. 2018;392:1015–1035.
Hooton TM et al. Effect of Increased Daily Water Intake in Premenopausal Women With Recurrent Urinary Tract Infections: A Randomized Clinical Trial. JAMA Intern Med. 2018;178:1509–1515.
Loftfield E et al. Association of Coffee Drinking With Mortality by Genetic Variation in Caffeine Metabolism: Findings From the UK Biobank. JAMA Intern Med. 2018 Aug 1;178(8):1086–1097.
Poole R et al. Coffee consumption and health: umbrella review of meta-analyses of multiple health outcomes. BMJ. 2017 Nov 22;359:j5024.
The Lancet. Alcohol and cancer. Lancet. 2017;390:2215. doi:10.1016/S0140-6736(17).
Topiwala A et al. Moderate alcohol consumption as risk factor für adverse brain outcomes. BMJ. 2017;357:j2353.
Wilck N et al. Salt-responsive gut commensal modulates T(H)17 axis and disease. Nature. 201;551:585–589.

Kapitel 3: Einfach fasten, länger leben

▸**Heilfasten und Scheinfasten**

Brandhorst S et al. A Periodic Diet that Mimics Fasting Promotes Multi-System egeneration, Enhanced Cognitive Performance, and Healthspan. Cell Metab. 2015;22:86–99.
Buchinger O. Das Heilfasten und seine Hilfsmethoden als biologischer Weg. Stuttgart: Georg Thieme Verlag; 2005.
Cahill G et al.The consumption of fuels during prolonged starvation. Advances in enzyme regulation. 1968;6:143–50.
Choi IY et al. A Diet Mimicking Fasting Promotes Regeneration and Reduces Autoimmunity and Multiple Sclerosis Symptoms. Cell Rep. 2016;7:2136–2146.
Di Francesco A et al. A time to fast. Science 2018;362:770–775.
Fond G, Michalsen A. Fasting in mood disorders: neurobiology and effectiveness. Psychiatry Res. 2013;209: 253–258.
Fontana L, Partridge L. Promoting health and longevity through diet: from model organisms to humans. Cell. 2015;161:106–118.
Goldhamer A et al. Medically supervised water-only fasting in the treatment of hypertension. Journal of manipulative and physiological therapeutics. 2001;24:335–9.
Huether G et al. Long-term food restriction down-regulates the density of serotonin transporters in the rat frontal cortex. Biological psychiatry. 1997;41:1174–1180.
Li C et al. Metabolic and psychological response to 7-day fasting in obese patients with or without metabolic syndrome. Res Compl Med. 2013;20:413–20.
Longo VD, Panda S. Fasting, Circadian Rhythms, and Time-Restricted Feeding in Healthy Lifespan. Cell Metab. 2016 Jun 14;23(6):1048–1059.
López-Otín C, Galluzzi L, Freije JMP, Madeo F, Kroemer G. Metabolic Control of Longevity. Cell. 2016;166:802–21.
Matt K et al. Influence of calorie reduction on DNA repair capacity of human peripheral blood mononuclear cells. Mech Ageing Dev. 2016;154:24–9.
Mattson MP, Arumugam TV. Hallmarks of Brain Aging: Adaptive and Pathological Modification by Metabolic States. Cell Metab. 2018;27:1176–1199.
Michalsen A, Li C. Fasting therapy for treating and preventing disease – current state of evidence. Res Compl Med. 2013;20(6):444–53.
Michalsen A et al. Incorporation of fasting therapy in an integrative medicine ward: evaluation of outcome, safety, and effects on lifestyle adherence in a large prospective cohort study. JCAM. 2005;11:601–7.
Michalsen A. Prolonged fasting as a method of mood enhancement in chronic pain syndromes: a review of clinical evidence and mechanisms. Current pain and headache reports. 2010;14:80–87.
Muller H, de Toledo FW, Resch KL. Fasting followed by Vegetarian diet in patients with rheumatoid arthritis: a systematic review. Scandinav J Rheumtol. 2001;30:1–10.
Remely et al. Increased gut microbiota diversity and abundance of Faecalibacterium prausnitzii and Akkermansia after fasting: a pilot study. Wiener klinische Wochenschrift. 2015;127:394–8.
Walford RL et al. Calorie restriction in biosphere 2: alterations in physiologic, hematologic, hormonal, and biochemical parameters in humans restricted for a 2-year period. The Journals of Gerontology Series A: Biological Sciences and Medical Sciences. 2002;57(6):B211–B24.
Wei M et al. Fasting-mimicking diet and markers/risk factors for aging, diabetes, cancer, and cardiovascular disease. Sci Transl Med. 2017;9(377).
Wilhelmi de Toledo F et al. Fasting therapy – an expert panel update of the 2002 consensus guidelines. Forschende Komplementärmedizin/Research in Complementary Medicine. 2013;20:43443.
Wilhelmi de Toledo F et al. Safety, health improvement and well-being during a 4 to 21-day fasting period in an observational study including 1422 subjects. PLoS One 2nd Jan 2019.

▸**Intervallfasten**

Bauersfeld SP et al. The effects of short-term fasting on quality of life and tolerance to chemotherapy in patients with breast and ovarian cancer: a randomized cross-over pilot study. BMC Cancer. 2018;27:476.
Carter S. Effect of intermittent compared with continuous energy restricted diet on glycemic control in patients with type 2 diabetes. JAMA Network open 2018;e180756.
Catterson JH et al. Short-Term, Intermittent Fasting Induces Long-Lasting Gut Health and TOR-Independent

Lifespan Extension. Curr Biol. 2018;28:1714–1724.
Chaix A et al. Time-restricted feeding is a preventative and therapeutic intervention against diverse nutritional challenges. Cell Metab. 2014;20:991–1005.
Cignarella F et al. Intermittent Fasting Confers Protection in CNS Autoimmunity by Altering the Gut Microbiota. Cell Metab. 2018;27:1222–1235.
Dewey E. The no-breakfast plan and the fasting cure: Meatville 1900.
Gill S und Panda S. A Smartphone App Reveals Erratic Diurnal Eating Patterns in Humans that Can Be Modulated for Health Benefits. Cell Metab. 2015;22:789–798.
Harvie MN et al. The effects of intermittent or continuous energy restriction on weight loss and metabolic disease risk markers: a randomized trial in young overweight women. Int J Obes. 2011;35:714–27.
Kahleova H et al. Eating two larger meals a Day is more effective than six smaller meals in a reduced-energy regimen for patients with type 2 diabetes. Diabetologia. 2015;58:205.
Longo VD et al. Interventions to Slow Aging in Humans: Are We Ready? Aging Cell. 2015;14:497–510.
Madeo F et al. Spermidine in health and disease. Science. 2018 Jan 26;359(6374).pii:eaan2788.
Marinac CR et al. Prolonged Nightly Fasting and Breast Cancer Prognosis. JAMA Oncol. 2016;2:1049–55.
Martinez-Lopez et al. System-wide Benefits of Intermeal Fasting by Autophagy. Cell Metab. 2017;26:856–871.
Mattson MP, Longo VD, Harvie M. Impact of intermittent fasting on health and disease processes. Ageing Res Rev. 2017 Oct;39:46–58.
Mattson MP et al. Intermittent metabolic switching, neuroplasticity and brain health. Nature Reviews Neuroscience. 2018;19:63–80.
Nencioni A et al. Fasting and cancer: molecular mechanisms and clinical application. Nat Rev Cancer. 2018;18:707–719.
Patterson RE, Sears DD. Metabolic Effects of Intermittent Fasting. Annu Rev Nutr. 2017;37:371–393.
Raffaghello L et al. Starvation-dependent differential stress resistance protects normal but not cancer cells against high-dose chemotherapy. PNAS 2008;105::8215–20.
Schübel R et al. Effects of intermittent and continuous calorie restriction on body weight and metabolism over 50 wk Am J Clin Nutr 2018;108:933–945.
Sutton EF et al. Early Time-Restricted Feeding Improves Insulin Sensitivity, Blood Pressure, and Oxidative Stress Even without Weight Loss in Men with Prediabetes. Cell Metab. 2018;27:1212–122.
Wirth M et al. The effect of spermidine on memory performance in older adults at risk for dementia: A randomized controlled trial. Cortex. 2018;109:181–188.

Kapitel 4: Mit Ernährung und Fasten heilen

Chen L und Michalsen A. Management of chronic pain using complementary and integrative medicine. BMJ. 2017;357:j1284.
Cheng CW et al. Fasting-Mimicking Diet Promotes Ngn3-Driven β-Cell Regeneration to Reverse Diabetes. Cell. 2017;168:775–788.
Global BMI Mortality Collaboration et al. Body-mass index and all-cause mortality: individual-participant-data meta-analysis of 239 prospective studies in 4 continents. Lancet. 2016;388:776–86.
Greger M. How not to die: Discover the Foods Scientifically Proven to Prevent and Reverse Disease. Macmillan 2015.
Huber R, Michalsen A. Checkliste Komplementärmedizin. Stuttgart: Thieme/Haug; 2014.
Jacka FN et al. A randomised controlled trial of dietary improvement for adults with major depression (the ›SMILES‹ trial). BMC Med. 2017;15:23.
Klemmer P et al. Who and what drove Walter Kempner? The rice diet revisited. Hypertension. 2014;64:684–8.
Kiechl S ez al. Higher spermidine intake is linked to lower mortality: a prospective population-based study. Am J Clin Nutr. 2018;108:371–380.
Killinger BA et al. The vermiform appendix impacts the risk of developing Parkinson's disease. Sci Transl Med. 2018 Oct 31;10(465).pii:eaar5280.
Kjeldsen-Kragh J et al. Controlled trial of fasting and one-year vegetarian diet in rheumatoid arthritis. Lancet. 1991;338:899–902.
Kokkinos et al. Eating slowly increases the postprandial response of the anorexigenic gut hormones, peptide YY and glucagon-like peptide-1. J Clin Endocrinol Metab. 2010;95:333–7.
Lean ME et al. Primary care-led weight management for remission of type 2 diabetes (DiRECT): an open-label, cluster-randomised trial. Lancet. 2018;391:541–551.
Lelong H et al. Individual and Combined Effects of Dietary Factors on Risk of Incident Hypertension: Prospective Analysis From the NutriNet-Santé Cohort. Hypertension. 2017;70:712–720.
Michalsen A. Fasten und Ernährung bei Multipler Sklerose. Zschr Komplmed. 2017;5:1–7.
Michalsen A, Stange R. Naturheilkunde und Komplementärmedizin bei Herz-Kreislauf-Erkrankungen – Teil 1 und Teil 2: Bluthochdruck. Zschr Komplmed. 2018;5:12–17.
Michalsen A. Anti-Aging durch Heilfasten. Zschr Komplmed. 2015;6:26–29.
Shishehbor F et al. Vinegar consumption can attenuate postprandial glucose and insulin responses; a systematic review and meta-analysis of clinical trials. Diabetes Res Clin Pract. 2017;127:1–9.
Sotos-Prieto M et al. Association of changes in diet quality with total and cause-specific mortality. New Engl J Med. 2017;377:143–53.
Uzhova I et al. The Importance of Breakfast in Atherosclerosis Disease: Insights From the PESA Study. J Am Coll Cardiol. 2017;70:1833–1842.
Zhang X et al. The oral and gut microbiomes are perturbed in rheumatoid arthritis and partly normalized after treatment. Nat Med. 2015;21:895–905.
Ziv A et al. Comprehensive Approach to Lower Blood Pressure (CALM-BP): a randomized controlled trial of a multifactorial lifestyle intervention. J Hum Hypertens. 2013;27:594–600.

Danksagung

Mein erster Dank gilt meiner Frau Ileni, die mir inmitten unseres lebendigen Familienlebens den Raum und Rückhalt gab, dieses Buch zu schreiben.

Dem gesamten Ärzte- und Therapeutenteam der Naturheilkunde am Immanuel Krankenhaus Berlin und insbesondere dem Leitungsteam mit Dr. Ursula Hackermeier, Dr. Christian Kessler, Dr. Barbara Koch, Dr. Susanne Frank und Dipl.-Psych. Chris von Scheidt für die gemeinsame Arbeit am Thema der gesunden Ernährung und des Heilfastens.

Dem Fasten- und Ernährungsforschungsteam mit Dr. Daniela Liebscher, Barbara Kunz, Dr. Michael Jeitler, Dr. Nico Steckhan und weiteren Mitarbeitern für die wunderbare gemeinsame Arbeit bei den Forschungsprojekten; besonderer Dank gilt Alexandra Prüß für die Zusammenstellung der Fastenfahrpläne und Einkaufslisten sowie für die kritische Durchsicht des Manuskripts.

Den Kliniken Buchinger-Wilhelmi und insbesondere Françoise Wilhelmi de Toledo für die jahrzehntelange Pionierarbeit auf dem Gebiet der Fastentherapie.

Der Ärztegesellschaft für Heilfasten und Ernährung (ÄGHE) für den jahrzehntelangen Einsatz für die Fastentherapie, auch zu Zeiten, als diese noch von vielen abgelehnt wurde.

Den Forschern Valter Longo, Frank Madeo, Satchin Panda, Rafael de Cabo, Michael Boschmann, Michelle Harvie und Krista Varady für ihre Forschungsarbeiten, den wissenschaftlichen Austausch und die vielen anregenden Gespräche zum Fasten.

Der Geschäftsführung des Immanuel Krankenhauses Berlin und der Immanuel-Albertinen Diakonie für die fortwährende Unterstützung der Abteilung und des Zentrums für Naturheilkunde.

Den vielen bei der Fasten- und Ernährungsforschung kooperierenden Kliniken und Kollegen der Charité Berlin und vieler weiterer Berliner Krankenhäuser.

Den Stiftern und Stiftungen, die durch ihre finanzielle Förderung die Forschung zum Fasten und zur pflanzenbasierten Kost ermöglicht haben.

Prof. Claus Leitzmann für seine jahrzehntelange Pionierarbeit auf dem Gebiet der pflanzenbasierten Vollwerternährung.

Den Initiatoren, Organisatoren und Unterstützern des wissenschaftlichen Kongresses VEGMED, allen voran Dr. Christian Kessler und Elmar Stapelfeldt, dem Verband Proveg Deutschland sowie Rainer Plum (Stiftung Reformhaus-Fachakademie). Der Kongress ist eine fortwährende Inspiration für gesunde Ernährung!

Meinen Patientinnen und Patienten, die mich jeden Tag aufs Neue mit ihren Therapieerfolgen dank Fasten und Ernährungsumstellung inspirieren und die die wichtigste Quelle der Fasten- und Ernährungsforschung sind.

Und nicht zuletzt möchte ich meinem verlegerischen Herausgeber Friedrich-Karl Sandmann, der dieses Buch konzipiert und bei dessen Verwirklichung mit höchstem Engagement Regie geführt hat, und seinem Team danken: Dr. Suzann Kirschner-Brouns, Eva Römer, Regina Carstensen, Florian Frohnholzer und Viktoria Kaiser.